Das Herz und seine heilenden Pflanzen

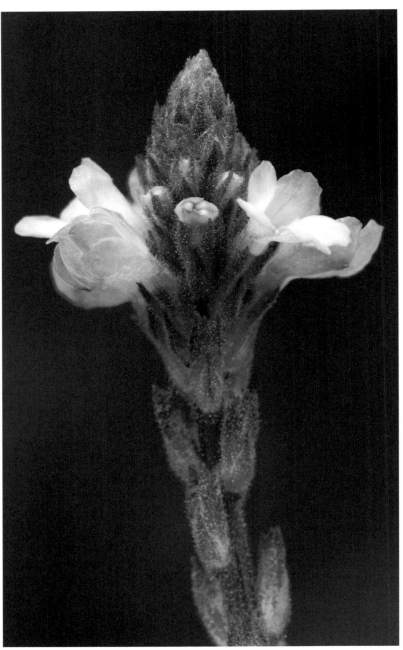

Eisenkraut (Verbena officinalis).

Wolf-Dieter Storl

Das Herz
und seine
heilenden Pflanzen

Mit Fotos von Frank Brunke

AT Verlag

Inhalt

Hinweis
Die in diesem Buch wiedergegebenen Informationen sind nach bestem
Wissen und Gewissen dargestellt und wurden mit größtmöglicher
Sorgfalt geprüft.
Da sie den Rat einer kompetenten Fachperson nicht ersetzen, sondern
lediglich ergänzen können, ist es gegebenenfalls empfehlenswert, sich
an den Arzt oder Heilpraktiker Ihres Vertrauens zu wenden. Autor und
Verlag übernehmen keinerlei Haftung für Schäden oder Folgen, die
sich aus dem Gebrauch oder Missbrauch der hier vorgestellten Infor-
mationen ergeben.

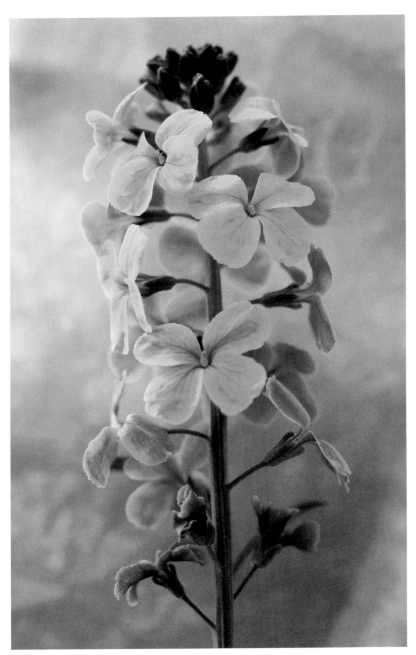

Goldlack (Cheiranthus cheiri).

Vorwort

Die Krise der technologisierten westlichen Welt – unterschwellige Lebens-
angst, aufgestaute Wut, das Gefühl der Machtlosigkeit angesichts zuneh-
menden sozialen Unfriedens, Sorgen um sichere Arbeitsplätze, finanzieller
Turbulenzen, knapper werdender Rohstoffe, immer neuer behördlicher
Maßregelungen, Bevormundungen und Überwachung – all dies findet seinen Niederschlag nicht nur auf emotionaler Ebene, sondern durchdringt
auch das Physisch-Somatische des Menschen. Unsicherheit, Angst und
Stress rauben vielen die Lebensfreude, die – wie man einst wusste – ihren
Sitz im Herzen hat. Anders gesagt: Herz-Kreislauf-Beschwerden sind nicht
vorrangig ein Problem fehlgeleiteter biologischer Körperfunktionen, die es
zu korrigieren gilt, sondern sie stellen im Grunde genommen ein gesell-
schaftlich-kulturelles Problem dar.

Koronare Herz-Kreislauf-Erkrankungen sind – einmal abgesehen von
iatrogenen (ärzteverursachten) Erkrankungen[1] – der Killer Nummer eins in
den modernen Industrienationen. An zweiter Stelle stehen Krebserkrankungen, an dritter Schlaganfall. Die Herzmedizin ist inzwischen zu einer
kapitalintensiven Industrie geworden.

In diesem Buch stellen wir uns die Fragen: Wie wird das Herz in verschiedenen Kulturen, auch in den europäischen Frühkulturen, definiert?
Was verstand man dort unter Herzkrankheiten? Welche Heilmittel gab es,
wie und warum wurden sie angewendet? Dieses Buch soll kein medizini-

1 »Ja, liebe Kollegen, wir wissen, was die größte Todesursache in der heutigen Welt ist«,
sagte einer der vortragenden Ärzte im Oktober 2007 auf dem Ethnomedizinischen Kongress an der
Maximilian-Universität in München. Allen war klar: eindeutig Herz-Kreislauf-Versagen. »Nein, wir
Ärzte sind es selbst!«, fuhr der Redner fort. Tatsächlich deutet alles darauf hin. Nach dem *Journal
of the American Medical Association* sterben in den USA jährlich 106 000 Patienten an Nebenwirkungen ordnungsgemäß verschriebener Medikamente; bei 2 216 000 kommt es zu ernsthaften, oft lang
anhaltenden Schäden. Nicht aufgezählt waren in der Studie Fehldiagnosen, Fehler bei der Dosierung oder Medikamentenmissbrauch (Lazarou et al. 1998: 1200). Prof. Jürgen Frölich, Direktor der
Abteilung Klinische Pharmakologie der Medizinischen Hochschule Hannover, hat errechnet, dass
allein in den internistischen Abteilungen deutscher Kliniken jährlich 58 000 Patienten an den Folgen
unerwünschter Medikamentennebenwirkungen sterben (Studie »Todesfälle durch Arzneimittel un-
terschätzt«, 3.11.2003 (Schnurrer/Frölich 2003: 889–895). Hinzu kommen Behandlungsfehler,
Krankenhausinfektionen und weitere Ursachen, die für Hunderttausende Todesfälle pro Jahr verantwortlich sind. Prof. Vernon Coleman dazu: »Nicht einmal Mitglieder des medizinischen Establish-
ments können bestreiten, dass Ärzte eine Hauptursache für Krankheit und Tod sind – in größerem
Umfang als alle Unfälle zusammengenommen und gleichauf mit Krebs und Herz-Kreislauf-Erkrankungen« (Coleman 2006: 30).

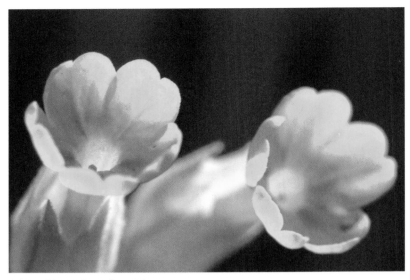

Schlüsselblume (Primula veris).

scher Ratgeber sein. Auch wenn es dafür relevante Themen streift, ist es nicht sein Anliegen, den Medizinern ins Handwerk zu pfuschen oder Ratschläge zu erteilen, welches Kraut man etwa bei Bluthochdruck, Herzrhythmusstörungen, Angina pectoris oder Herzschwäche verwenden könnte. Bücher dieser Art gibt es genug. Hier geht es vor allem um ethnomedizinische und ethnobotanische Streifzüge, in der Hoffnung, dadurch unseren Horizont in Bezug auf die »Herzproblematik« zu erweitern und zugleich etwas vom Wesen und der Kulturgeschichte der »Herzpflanzen« aufzuzeigen.

Wenn man alle Brücken hinter sich abgebrochen hat und an der Schwelle zu einem völlig neuen Leben steht, dann schickt die Seele Wahrträume oder Visionen. Einem inneren Ruf folgend, kehrte ich mit meiner Frau vor Jahren nach Deutschland zurück, in ein Land, in dem ich seit meinem elften Lebensjahr nicht mehr gelebt hatte. Fast drei Jahrzehnte Amerika lagen hinter mir, und nach zwei weiteren Jahren im Götterland Indien befand ich mich nun wieder im Land meiner Ahnen. Die Ankunft war eine sanfte Landung im weichen Moor von Ostfriesland. Wir standen praktisch vor dem Nichts, kein Einkommen war vorhanden und die Ersparnisse fast aufgebraucht. Woher sollten wir auch wissen, dass es hier im Gegensatz zu Amerika, wo wir lange gewohnt hatten, ein sogenanntes soziales Netz gab? Da waren wir nun und hatten nicht die geringste Ahnung, was das Schicksal mit uns vorhatte.

Aber die wegweisenden Träume kamen. In einem der wichtigsten dieser Träume sah ich ein modernes Haus im Bauhausstil aus Glas und Kunststoff. Es war hell beleuchtet, mit jedem elektrischen Luxus ausgestattet, und wichtige Persönlichkeiten gingen ein und aus. Dann wurde mir ein dunkles, eher primitives altes Haus im Wald gezeigt. Ein warmes Feuer knisterte dort im Herd. Ein Engel oder eine Gottheit – war es Wotan? – ließ mich wissen, dass ich die Wahl hätte, in welches Haus ich einziehen wolle; dieses würde dann unsere Zukunft werden.

Ich wählte das Haus mit der Feuerstelle. Der Herd in der Mitte der Stube – irgendwie wusste ich das – symbolisiert das Herz. Ich würde den Weg des Herzens gehen, nicht den Weg, in dem Äußerlichkeiten so wichtig sind. Im Herzen wohnt das göttliche Selbst. Wer den anderen Weg – den Weg der äußeren Welt – geht, wird unweigerlich von der Hast und Hetze, die dem weltlichen Treiben eigen ist, eingeholt. Früher oder später wird er den inneren Rhythmus verlieren. Sein eigenes Herz wird da nicht mithalten können, irgendwann wird es verhärten, schmerzen, stocken, brechen. Dann wird das Herzleiden ihn zum Umdenken zwingen.

Mit solchen Belangen des Herzens wollen wir uns in diesem Buch befassen und sehen, was für Heilkräfte die Pflanzen für unser Herz bereithalten. Denn die Pflanzen müssen es wissen, leben sie doch Tag und Nacht im Einklang mit dem kosmischen Herzen, der Sonne.

Die menschliche Mitte – eine Pumpe?

»Die Arzneikunst wurzelt im Herzen.
Ist dein Herz falsch, so ist auch dein Arztsein falsch.
Ist dein Herz gerecht, so ist auch der Arzt in dir gerecht.«
Paracelsus (1530)

Das Herz – so steht es in einem populärwissenschaftlichen medizinischen Wörterbuch – ist das muskulöse Zentralorgan des Blutkreislaufs; beim erwachsenen Menschen ein faustgroßer, etwa 300 Gramm schwerer Hohlkörper aus Muskelgewebe, der im Kreislauf die Funktion einer Druck- und Saugpumpe hat (Minker 1992: 124). Der kleine Hochleistungsmotor, diese »580-PS-Maschine« – so bezeichnet der Herzchirurg Prof. Dr. Waldenberger das Herz –, wirft sechzig bis achtzig Mal in der Minute das Blut aus seinen Hohlräumen aus. Das dazugehörige Kanal-, Röhren- und Röhrchensystem erstreckt sich über eine Länge von rund 100 000 Kilometern – das ist das Zweieinhalbfache des Erdumfangs. Etwa 100 000 Mal schlägt das Organ täglich; über vier Millionen Mal im Jahr und um die drei Milliarden Mal im ganzen Leben. Der Durchfluss beträgt vier bis sieben Liter pro Minute oder 7000 Liter pro Tag. Während des gesamten Lebens pumpt das Herz so viel Blut, wie in zwei oder drei Öltanker passen würde (Waldenberger 2003: 15).

Dieses beeindruckende Pumpsystem erweist sich aus heutiger Sicht als recht labil:

• Der Muskel kann schwach werden (Herzinsuffizienz).

• Die Klappen, die die Vorhöfe und Schlagadern ventilartig abschließen und so den Rückfluss des Blutes verhindern, können versagen (Herzklappeninsuffizienz).

• Die »Röhren« können verkalken, verfetten und sich verengen (Arteriosklerose).

• Ein Blutpfropf (Thrombus) kann sie gänzlich verstopfen, sodass es zu einem Herzinfarkt (Myokardinfarkt)[2] und plötzlichem Tod kommen kann.

---

2 *Infarkt*, von neulateinisch *infarctus* (»hineinstopfen, vollfüllen«), bezeichnete in der Medizinersprache des 18. Jahrhunderts eine Darmverstopfung, im 19. Jahrhundert eine Blutstauung und im 20. Jahrhundert das durch Gefäßverstopfung hervorgerufene Absterben des Herzgewebes.

Es kann also mit der »kleinen Maschine« allerhand schiefgehen. Zum Glück haben wir eine regelrechte Herzindustrie, mit hochqualifizierten Gesundheitsingenieuren und -mechanikern, die dieses Pumpsystem in Gang halten können. Modernste Messverfahren, wie Elektrokardiografie (EKG), Kernspintomografie, Computertomografie (CT), Radionuclid-Angiokardiografie, und Reparaturmaßnahmen wie die Herzkatheter-Ballistografie und weitere Verfahren sorgen für eine gute Wartung und das optimale Funktionieren bei angegriffenen Körpermaschinen.

• Für den abflauenden Muskeltonus und gefährlich überhöhten Blutdruck gibt es Betablocker, Kalziumantagonisten, ACE-Hemmer, die den Blutdruck senken, sogenannte Antiarrhythmika, die die Herzrhythmusstörungen lindern sollen und vieles mehr. Noch besser für müde Herzen ist der Herzschrittmacher, ein implantiertes elektronisches Gerät, das elektrische Impulse zur Anregung des Herzschlags abgibt. Auch Präparate pflanzlichen Ursprungs sollen helfen, wie etwa aus Fingerhut *(Digitalis)*, Maiglöckchen *(Convallaria)*, Nieswurz *(Helleborus)*, Ginster *(Genista; Cytisus)* oder Hundsgiftgewächsen wie Strophantus oder Rosenlorbeer *(Nerum oleander)*. Viele von ihnen enthalten inotrope[3] Herzglykoside, die so giftig sind, dass sie dem Organismus sozusagen einen gehörigen Schreck einjagen, der das Herz veranlasst, kräftiger zu pumpen, um über Leber und Niere die Gifte wieder loszuwerden. Diese herzwirksamen Glykoside werden inzwischen synthetisch hergestellt und stellen einen Milliardenmarkt dar.

• Bei Herzklappenproblemen kann der Spezialist eine künstliche Herzklappenprothese oder eine Bioprothese, etwa die Klappe eines menschlichen Spenderherzens oder eines Schweineherzens, einbauen.

• Auch bei einer Verengung der Blutgefäße wird nachgeholfen, zum Beispiel mittels Bypass (englisch für »Umleitung«, wie etwa bei einem Verkehrsstau): Dabei wird die verengte Stelle am Herzkranzgefäß durch eine Vene aus dem Bein oder der Brust überbrückt. In den USA bekommen jährlich etwa 300 000 Patienten einen Bypass. Daneben gibt es noch die perkutane transluminale koronare Angioplastie (PTAC): Dabei wird ein winziger Gummischlauch bis in die Herzkranzgefäße vorgeschoben und dort aufgeblasen, um das verengte Gefäß zu erweitern. Auch »Stents«, Röhrchen aus Kunststoff oder Metall, können eingesetzt werden. Pro Jahr wird in Deutschland dieses 3600 Euro teure Verfahren an einer Viertelmillion Menschen durchgeführt.

---

3 Inotrop, die Schlagstärke oder Kontraktionskraft des Herzmuskels beeinflussend.

• Bei drohendem Herzversagen kann das Herz operativ entfernt und durch ein Spenderherz ersetzt werden – etwa so, wie beim Auto mit ausgebranntem Kolben ein neuer Motorblock eingebaut werden kann.

Das klingt alles schön und gut, und man hat das Gefühl, die Experten hätten alles im Griff. Und dennoch zeigen sich immer wieder »Pferdefüße«: Auch wenn sie effektiv sind, haben viele Herzmedikamente unerwünschte Nebenwirkungen. Betablocker können zum Beispiel die Blutgefäße verengen, Schlafstörungen und Impotenz hervorrufen; Antiarrhythmika können Ohrensausen, Sehstörungen, Sonnenempfindlichkeit und andere Probleme verursachen und sogar den Herzmuskel schwächen (Maxen et al. 2005: 343).

Herzschrittmacher sind zwar heute nicht mehr so anfällig auf elektromagnetische Störfelder, wie sie etwa vom Mikrowellenherd ausgehen. Trotzdem gilt bei starken elektrischen Feldern immer noch Vorsicht. Das Handy sollte eine Entfernung von mindestens 30 Zentimeter zum Schrittmacher haben, der meistens unter dem rechten Schlüsselbein implantiert ist.

Künstliche Herzklappen halten höchstens ein paar Jahre, und sie haben zur Folge, dass bei jedem Schließen etliche rote Blutkörperchen zerquetscht werden, was bei den natürlichen Herzklappen nicht der Fall ist. Wenn eine Bioprothese als Herzklappe eingesetzt wird, muss der Empfänger ständig Medikamente mit starken Nebenwirkungen schlucken; er bleibt Dauerpatient.

Bypassoperationen kosten in Europa zwischen 50 000 und 100 000 Euro. Wer es sich ausrechnet, erkennt, dass das ein Milliardengeschäft ist (Chopra 2001: 19). In Deutschland werden pro Jahr 70 000 derartige Eingriffe vorgenommen. Ein Aufwand, der in keinem Verhältnis zu den Kosten steht, denn der Bypass selbst ist bei 10 bis 15 Prozent der Patienten nach einem Jahr wieder verstopft, und Untersuchungen zeigen zudem, dass diese teuren Therapieverfahren kaum das Leben zu verlängern vermögen (Blech 2005: 179).

Trotz der Milliarden, die für die gesunde Funktion des Pump- und Röhrensystems ausgegeben werden, sind und bleiben Herz- und Kreislauf-Versagen die erste Todesursache in der modernen Welt. Sie machen in der westlichen Zivilisation rund die Hälfte der Todesfälle aus. Schon 1996 sprach die *Ärztezeitung* von schätzungsweise einer Million Herzanfälle pro Jahr allein in der Bundesrepublik Deutschland, 200 000 der Betroffenen starben dabei. In den USA starben 1997 fast eine Million Menschen an Herz- und Gefäßkrankheiten (Schmertzing 2002: 72). Und rund 600 000 Bundesbürger erkranken jährlich neu an schweren Durchblutungsstörungen der Herzkranzgefäße (Geesing 2003: 14).

Herzmittel bei den Naturvölkern

Das war nicht immer so, weder bei unseren Vorfahren noch bei den Naturvölkern. Dort kannte man kaum koronare Herzerkrankungen. Selbstverständlich konnte das Herz bei drohender Gefahr wild pochen, bei Leid und Kummer schmerzen, vor Schreck stillstehen oder gar »brechen«. Es konnte auch gestohlen, verzaubert oder verhext werden. Aber Herzkrankheiten, wie wir sie heute kennen, gab es eigentlich nicht. Wenn Ethnomediziner die Heilmittelschätze, die Pharmakopöen, der Eingeborenenvölker durchstöbern, finden sie nicht viel in Bezug auf Herzmittel.

Die Naturvölker, die Jäger und Sammler sowie die einfachen Hackbauern besaßen oder besitzen einen reichhaltigen Arzneimittelfundus an pharmakologisch wirksamen Kräutern, Rinden und Wurzeln. Die verwendeten Heilpflanzen widerspiegeln die gesundheitlichen Probleme, die diese Menschengruppen plagen oder plagten. Dabei sind vor allem viele blutstillende und wundheilende Mittel zu finden, die bei Verletzungen, Blutverlust und Wundinfektionen wirksam sind. Ebenfalls gibt es viele Heilmittel für Magen-Darm-Beschwerden, Bauchkrämpfe, Durchfall, Wurmbefall, Hautausschläge sowie ausleitende Kräuter (Purgiermittel), die Erbrechen, Durchfall, Harndrang oder starken Schweißfluss auslösen und dadurch dem Kranken helfen, sich schnell von Toxinen – auch von »magischen Pfeilen« (Intrusionen), »Würmern« und »bösen Geistern« – zu entledigen.

Die Völker in den kalten nördlichen Ländern kannten verschiedene Lungenkräuter – etwa Huflattich, Sanikel, Engelwurz, Hamamelis, Quendel oder Bibernelle – für Atemwegserkrankungen, die durch verrauchte Wohnräume und ein rauhes Klima begünstigt werden. Auch salizinhaltige Pflanzen, etwa Weidenrinde oder Mädesüß, halfen bei Krankheiten wie Rheuma und Gicht, die durch das Schlafen auf kalten, feuchten Böden bedingt sind. Auch an schmerzstillenden, harntreibenden, entzündungshemmenden oder Knochenbrüche heilenden Mitteln bestand bei den traditionellen Völkern kein Mangel. Zudem kannte man vielerorts bewusstseinsverändernde oder -erweiternde Pflanzendrogen, für die vor allem die Männer zuständig waren und die in sakral-rituellem Kontext verwendet wurden. Die Frauen wiederum waren in Besitz von wirksamen gynäkologischen Mitteln zur Hilfe bei Menstruationsbeschwerden und verschiedenen Unterleibsproblemen, zur Unterstützung der Fruchtbarkeit und der Geburten (Lipp 1996: 21; Wolters 1999: 79). Auch Mittel zur Bezirzung von Männerherzen gab es zur Genüge.

Nur »Herzmittel« finden sich kaum in den indigenen Heilmittelschätzen. Wenn darin überhaupt Kardiaka auftauchen, handelt es sich vor allem um Pflanzen mit herzwirksamen Glykosiden, die als Pfeilgift benutzt wurden. Dazu zählte bei den Kelten die Nieswurz *(Helleborus)*, mit deren giftigem Saft die zur Hirschjagd benutzten Pfeile und Lanzen präpariert wurden. Für die Elefantenjagd benutzten die afrikanischen Pygmäen Jagdpfeile, die in einem Sud aus den Samen und Wurzeln des Hundsgiftgewächses Strophanthus getränkt waren. Egal an welcher Körperstelle der Pfeil traf, das Tier starb an Starrkrampf und Herzinfarkt. Strophanthus gilt in der modernen Herzmedizin als Wundermittel; es wird bei akuter Herzinsuffizienz mit Brachykardie (schwerer Dekompensation) gespritzt.

Dass die indigenen Völker kaum Mittel für koronare Herzbeschwerden kennen, wurde mir wieder vor Augen geführt, als ich mit dem Cheyenne-Medizinmann Tallbull in den Bergen der Big Horns in Wyoming und Montana auf ethnobotanischen Exkursionen unterwegs war. Den Cheyenne-Indianern war nach ihrer Niederlage ein karges, enges Reservat zugewiesen worden, in dem das Leben alles andere als einfach war (siehe dazu auch Storl 2008: 10 sowie 2006a: 166). Die Behörden machten kaum erfüllbare Auflagen, evangelistische Sektenprediger, Schul- und Gesundheitsbehörden, schnüffelnde Sozialarbeiter und Ratschläge erteilende Gutmenschen stellten die traditionellen Wege und Werte der indianischen Kultur in Frage und verwirrten insbesondere die junge Generation. Hinzu kam der tägliche Kampf ums Überleben, das Fehlen sinnvoller Erwerbsmöglichkeiten und die Unverschämtheit der mächtigen Kohlekonzerne, die mit gigantischen ratternden Maschinen gnadenlos das sakrale Land wegbaggerten. Hoffnungslosigkeit, Gewalt, Verlust der Sprache, Alkoholismus und Verwahrlosung bedrohten das einst stolze Volk von Büffeljägern. Das nahm sich der alte Medizinmann so sehr zu Herzen, dass ihm das Herz im Körper schmerzte.

»Ihr Indianer kennt doch so viele Heilpflanzen. Habt ihr denn nicht auch ein Mittel gegen Herzbeklemmung?«, fragte ich ihn.

»Ehe wir ins Reservat gezwungen wurden und ehe wir den Lebensstil und die Ernährungsgewohnheiten der Weißen annehmen mussten, gab es bei uns keine Herz-Kreislauf-Probleme«, antwortete er, »auch nicht die Zuckerkrankheit, die uns heute heimsucht, Zahnfäule, Krebs oder extreme Fettsucht. Das gab es alles nicht. Deswegen haben wir auch noch keine Heilmittel für diese Leiden. Wir trinken zwar die Hirschminze[4] als kalten

---

4 Als Hirschminze (englisch *Blue Giant Hyssop*, Cheyenne *Mó é'- émokh shin, Elk mint*) wird *Agastache anethiodora* oder *A. foeniculum* bezeichnet.

Tee, wenn die Brust wegen heftigem Husten schmerzt, oder wenn jemand ein schwaches entmutigtes Herz hat, aber das ist etwas anderes als die heutigen Herzleiden. – Wir beten um Hilfe. Manchmal jedoch dauert es lange, ehe sich die Pflanzengeister erbarmen und ihre Heilkraft offenbaren.«

Herzkrankheiten in der indigenen europäischen Volksheilkunde

Ebenso wenig wie bei den Indianern gab es bei den alten Völkern Europas, denen des Mittelmeerraums wie auch denen der nördlichen Wälder, den Kelten, Germanen und Slawen, Herz-Kreislauf-Erkrankungen, wie wir sie heute kennen und fürchten. Für sie galt das Herz als Sitz der Lebenskraft und des Mutes – als mechanische Pumpe hat man es bei ihnen nie begriffen. Sein rhythmischer Schlag war der Puls des Lebensgeistes selbst, so wie in der Natur Tag und Nacht oder Ebbe und Flut das pulsierende Leben darstellten.

Nach altgermanischer Anschauung ist das Herz groß oder klein; der Feige hat ein kleines, der Mutige ein großes Herz. Es ist warm oder kalt, hart oder weich; der Geizhals, der Stolze, Hochmütige, Gnadenlose hat ein kaltes, verhärtetes Herz, der Gütige dagegen ein weiches, warmes Herz, er hat Mitleid, Mitgefühl, ist barmherzig. Herzkrankheiten waren demnach vor allem Krankheiten der Seele, nicht organische oder funktionelle Leiden.

Herzkrankheiten entstehen nach Ansicht der alten, auf keltisch-germanisch-slawischen Wurzeln beruhenden Volksmedizin auf übernatürliche Weise. Wenn Brust und Zwerchfell tatsächlich schmerzten – Sodbrennen (englisch *heartburn*), Magendruck (französisch *mal de cœur*) und Rippenfellentzündung wurden ebenfalls dem »Herzen« zugeordnet[5] –, wenn das Herz heftig pochte, sich verkrampfte oder wenn man Stiche verspürte, dann waren nagende oder pissende »Würmer«, andere Krankheitsdämonen oder unsichtbare Unholde und unfreundlich gesinnte Elfen (Alben, Elben) im Spiel. Auch Hexerei oder Zauberei konnten die Ursachen sein. Hier einige der gängigen »Diagnosen« der alten europäischen Volksheilkunde.

Die menschliche Mitte – eine Pumpe?

5 Heute würde man diesen gastrokardialen Symptomkomplex, bei dem das Zwerchfell nach oben drückt und Herzschmerzen verursacht, als Roemheld-Syndrom bezeichnen.

Stroh im Herzen

Wenn das Herz immer schwächer wurde, sodass der Betroffene schließlich kaum noch über Kraft oder Lebensfreude verfügte, vermutete man, dass Hexen[6] oder Truden sich nachts am Herzen ihres Opfers zu schaffen machten. Manchmal schnitten sie es heraus, fraßen es und stopften an seiner Stelle Stroh oder Holz in den Brustkorb (Bächtold-Stäubli III 1987: 1811; Grimm 2003: 875). Im Buß- und Beichtbuch des Bischofs Burchard von Worms (gestorben 1025) steht unter den Beichtfragen, die bestimmte von der Kirche missbilligte Praktiken im südgermanischen Raum umfassen, unter anderem auch die Frage: »Glaubtest du, was viele Frauen glauben und für wahr halten, die wieder dem Satan abgefallen sind? Nämlich, dass du in der Stille unruhiger Nächte, obwohl du im Bette liegst und der Mann dir am Busen schläft, während du körperlich hinter verschlossenen Türen bist, imstande seiest, dich zu entfernen und mit anderen im selben Irrtum Befangenen weite Strecken des Raumes zu durchmessen und getaufte Menschen, die durch Christi Blut erlöst sind, ohne sichtbare Waffen zu töten, ihr Fleisch zu kochen und zu verzehren und anstelle ihres Herzens Stroh oder Holz oder anderes zu stopfen und die Gegessenen wieder beleben und ihnen Lebensfrist zu verleihen.« Dieser Glaube ist sehr alt und schon bei den Nordgermanen, etwa in der Laxdoela Saga, bezeugt (Hasenfratz 1992: 86).

Herzwurm

Wenn ein Mensch fortwährend hustet, japst und schwer atmet, hieß es, ein Herzwurm sei am Werk. Herzklopfen oder Herzjagen (Tachykardie), glaubte man, entstehe wegen der »Zähigkeit des Blutes«, durch einen Herzwurm, der am Herzen nagt, oder auch wegen eines Steins, der am Herzen hängt. Den Lachsnern (von althochdeutsch *lachi*, angelsächsisch *laeca*), den germanischen Besprechern und Heilern, erschien dieser Wurm in der Vision als ein Wesen mit hirschgeweihähnlichen Hörnern auf dem Kopf. Auch Sodbrennen, das brennende Gefühl in der Speiseröhre, galt als Folge des »Seichens« des Herzwurms. Dieser Herzwurm konnte auch ein Hasswurm, ein Neidwurm oder ein sonstiger »ätherischer« Wurm sein, der den Menschen »wurmt« (Storl 2005b: 115). Um ihn zu vertreiben, benutzte der Lachsner

6 Unter Hexen verstand man dabei etwas anderes als die emanzipierten, aufgeklärten weiblichen Persönlichkeiten, wie sie heute in der Frauenbewegung dargestellt werden. Es waren auch nicht unbedingt die von der Kirche verdammten kräuterkundigen weisen Frauen, heidnischen Priesterinnen oder Hebammen. Unter Hexen verstand man die unsichtbaren Astralleiber, die von Schadzauberinnen ausgesandt wurden, um anderen zu schaden. Dank dieser alten schamanischen Fähigkeit, in Trance die Seele von ihrem Körper zu lösen und auf Reise zu schicken, konnten solche Hexen in die Körper von Katzen oder Nachtvögeln eintreten oder sich etwa »zwischen Borke und Holz« verstecken.

verschiedene »wurmtreibende Wurze«, wie dämonenwidrige Laucharten, etwa den Bärlauch oder den Allermannsharnisch *(Allium victorialis)*; auch Räucherungen mit Beifuß, Wacholder oder Nachtschattengewächsen wie Bilsenkraut kamen in Frage. Baldrian, Brombeeren, Brennnesseln, Enzian, Fichtennadeln, Gundelrebe, Johanniskraut, Möhre, Rainfarn, Sauerklee, Wegerich, Wurmfarn und Wermut waren weitere »Wurmmittel«, die später noch in der Volksmedizin und alten handschriftlichen Kräuterbüchern eine Rolle spielten. Aufgeklärte Ärzte in späteren Zeiten machten sich lustig über den dummen ländlichen Aberglauben, denn es war offensichtlich, dass diese Kräuter gegen Maden, Spul- oder Bandwürmer meistens nichts ausrichten konnten. Aber es waren eben Geisterwürmer oder »elbische Würmer« gemeint, die man damit vertreiben konnte. Kommt bei schwerer Krankheit der Herzwurm zum Mund heraus, ist der Tod nahe.

Albdrücken

Wenn sich in der Nacht der Alb (Alp, Elb, Trud, Druckerle, das alemannische *Toggeli* oder *Doggi*, der friesische *Walriderske*, der bayrische *Schratt* oder *Hockauf*, der elsässische *Letzekäppel*, der fränkische *Trempe*) auf die Brust setzt, wird der Atem schwer und Beklommenheit bemächtigt sich des Menschen. Das sind Zustände, die sich aus heutiger Sicht möglicherweise auf Herz-Kreislauf-Probleme zurückführen lassen könnten. Auch erschreckende Albträume werden durch solche elbischen Geister verursacht. Manchmal reitet der Alb als Nachmahr den Schlafenden wie ein Pferd, sodass der Gerittene schweißgebadet, erschöpft, keuchend und mit wild pochendem Herzen aufwacht. Der Alb raubt ihm die Lebenskraft, im schlimmsten Fall kann der Angegriffene sogar einen Schlagfluss *(Apoplexia,* Schlaganfall) erleiden und sterben. Alben sind Geistwesen, die in vielerlei und wechselnden Gestalten erscheinen können: in Tiergestalt als Kater, Marder, schwarzer Hund, feuriges Pferd oder Vogel; in Menschengestalt als Frau mit Vogel- oder Krötenfüßen oder als Männlein mit Glotzaugen und dickem Kopf. Die Volksmedizin hielt viele Mittel gegen diese Wesen bereit. Man schnitzte Drudenfüße (Sterne mit fünf Zacken) ins Bettgestell, baute in Tirol »Schrattlgatterl«, um den Truden den Eintritt zu verwehren, legte eine Schere ins Bettstroh oder ins Schlüsselloch[7], durch das die Schratten schlüpften, stellte ein Beil

---

7   Ein alter Mann erschien eines Tages vor unserem Einödhof und erzählte, dass er als Kind hier gelebt habe. Plagegeister hätte es da gegeben, die nachts die Bewohner, insbesondere Besucher zwickten. Die alte Großmutter habe aber gewusst, was zu tun war. Sie habe einen Topf Urin in den offenen Kamin gehängt, sodass das ganze Haus nach Harn stank, und danach eine Schere mit der Spitze nach außen gekehrt ins Schlüsselloch gesteckt. Die zwickenden Geister seien von dem Tag an verschwunden gewesen.

mit nach oben gerichteter scharfer Klinge auf, deckte den Angegriffenen mit einem Wolfsfell zu und sprach Zaubersprüche wie diesen »Albsegen« aus Böhmen:

>»Alb, Alb, du bist geboren wie ein Kalb,
>Alle Wasser musst du waten,
>Alle Bäume musst du blaten [beblättern?],
>Alle Berge musst du steigen,
>Alle Kirchen musst du meiden,
>Und ob du das wirst tun,
>derweil will ich gut ruhn.«

Man konnte den Geist also vor unmögliche Aufgaben stellen. In Baden etwa hieß es: »Doggeli, wenn du chunnst, so bätt!« (Geist, wenn du es kannst, so bete!) Nicht nur bannen konnte man den Alb, sondern auch versöhnen, indem man ihm Speiseopfer brachte, wie angeräucherte (in Rauch gehaltene) Speisen, ein kleines Schüsselchen Öl oder Milch oder »drei weiße Gaben« (Salz, Mehl und Ei).

Dem von den Alben angefallenen oder gerittenen Menschen konnte man mit Alb- oder Alpkräutern, entweder als Tee getrunken oder als Anhängsel getragen, helfen. Als »Alpkraut« bezeichnete man die Schafgarbe *(Alchemilla vulgaris),* den Wasserdost oder das Kunigundenkraut *(Eupatorium cannabinum),* den Schwarzen Nachtschatten *(Solanum nigrum),* den Alpenziest *(Stachys alpinum),* den auch als »Alp-Ranken« bekannten Bittersüßen Nachtschatten *(Solanum ducamara),* die Mistel *(Viscum album),* die »Alpmehl« genannten Sporen des Kolbenbärlapps *(Lycopodium clavatum),* den auch »Alp-Raute« genannten Eberreis *(Artemisia abrotanum)* und den Erdrauch *(Fumaria officinalis)* (Marzell V 1943–1979: 10).

Herzgespann

Ein weiterer Krankheitsbegriff, der tiefe Wurzeln in der Volksmedizin hat, ist das Herzgespann oder Herzgesperr, das Menschen und Tiere, vor allem Pferde, befallen kann. Der Begriff beschreibt Schmerzen und Beklommenheit, die vom Magen ausgehen und sich bis zum Herzen erstrecken. Oft war das Leiden mit Herzzittern und -klopfen verbunden und mit Verspannungen, die das Atmen und die Zwerchfellbewegung einschränkten. Der Zustand entsteht, wenn die »Herzbänder« oder das »Herzbändel« *(Pericardium),* »das klein Gedärm, worin das Herz im Leibe hanget«, verspannt sind (Hovorka/Kronfeld 1909: 67). Diese Herzbänder können sich auch hemmend vor die Rippen legen. »Bei den menschen, allermeist aber bei kleinen kindern, bestehet dieses in einer aufschwellung des leibes, unter den kurzen ribben, welches eine schwere und ängstliche athem-holung verursachet, so da herrühret von kalter luft, scharfen blehungen im magen und dergleichen dingen mehr, die den motum diaphagmatis verhindern« *(Öcon. Lex.*, 1731; zit. in Grimm X 1877: 1246). Bei dieser Krankheit griff man zu einer Heilpflanze, die selbst Herzgespann oder Löwenschwanz *(Leonurus cardiaca)* genannt wurde.

Das Herz konnte auch vor Liebesschmerz, Enttäuschung oder Schreck brechen oder bis zur Größe einer Bohne zusammenschrumpfen (Bächtold-Stäubli III 1987: 1803). Das Brechen des Herzens konnte man sogar hören: Es krachte wie ein brechender dürrer Ast. In einer niederrheinischen Liederhandschrift des 16. Jahrhunderts heißt es: *»Krach, jungh Hertz, und brich nicht, / Die ich will, begert meiner nicht.*« Das Motiv kommt auch in dem Märchen vom »Froschkönig« vor. Der garstige, kalt-glitschige Frosch, der der Königstochter den goldenen Ball wiederbringt, ist selbst ein verzauberter Königssohn. Als die Hexe den jungen Königssohn in diese Gestalt bannte, ließ sich sein treuer Diener Heinrich drei eiserne Bänder um sein Herz legen, damit es ihm nicht zerspränge. Als sein junger Herr erlöst wurde, brachen die eisernen Ringe auseinander. Dreimal krachte es, und es klang, als zerbreche der Wagen, in dem sie fuhren. Da drehte sich der Königssohn um und rief:

»»Heinrich, der Wagen bricht.‹
›Nein, Herr, der Wagen nicht,
es ist ein Band von meinem Herzen,
das da lag in großen Schmerzen,
als ihr in dem Brunnen saßt,
als ihr eine Fretsche [Frosch] *wast* [wart].‹«

Herzschlag, Elfenschlag

Der Herzschlag, der plötzliche Herztod *(Apoplexia cordis)*, ebenso wie der Schlaganfall oder Schlagfluss *(Apoplexia cerebri*, englisch *stroke*, »Schlag«) galten einst wortwörtlich als ein »Schlag« feindlich gesinnter Anderswelt-licher, insbesondere der Elfen. Bei den Elfen, Alben, Elbbütz, Huldren oder Hollen (»die Verhüllten«) handelt es sich keineswegs nur um die freundli-chen Lichtwesen mit Libellenflügeln, wie sie die romantische Literatur des 19. Jahrhunderts beschreibt und wie sie noch immer von New-Age-Schön-geistern angehimmelt werden. Zwar zeigen diese Übersinnlichen den Menschen oft ihre Gunst, öfter aber führen sie die Sterblichen in die Irre oder verzaubern sie. Elfen sind verführerisch schön, unberechenbar und von luziferischer Intelligenz. Ihrer Zaubermacht ist kaum ein normaler Mensch gewachsen. Martin Luther erzählt in seinen Tischreden, dass seine Mutter unter dem Einfluss einer Zauberei treibenden Nachbarin an »hertzgespan und elben« zu leiden gehabt habe (Luther, *Tischreden* III, 131; zit. in Bächtold-Stäubli II 1987: 759). Einzig Zauberer, Schamanen und Schamaninnen kennen sich im Umgang mit solchen Wesen aus.

Für den Schamanenforscher und Tiefenpsychologen Holger Kalweit sind das keine bloßen Märchen oder primitiven, vorwissenschaftlichen Wahnvorstellungen. Seine Forschungen haben ihn überzeugt, dass die Vorstellungen der vorchristlichen Europäer eine durchaus reale Ebene haben. Elfen sind nach seiner Anschauung Bewohner einer unsichtbaren Parallelwelt, einer zeitlosen, raumlosen, stofflosen, magischen »Plasma-Dimension«. Sie erscheinen den Menschen im Traum und in der Vision. Sie spielen mit den Sterblichen und finden es unterhaltsam, sie zu manipulieren und zu knechten, zu entrücken oder in den Wahnsinn zu treiben, ihnen gelegentlich aber auch Inspirationen für neue Kunstwerke oder mystische Offenbarungen zukommen zu lassen. Sie stiften zu Abenteuern und blutigen Kriegen an, schicken Krankheiten und Seuchen, gelegentlich aber auch Heilung und Heilwissen (Kalweit 2006: 76). So sahen es auch die heidnischen Waldvölker, insbesondere die Kelten und Germanen. Oft bringen die Elfen den Menschen den Tod durch ihre magischen Pfeile, Elfenschüsse (angelsächsisch *ylfa gescot*, norwegisch *alfskud*, dänisch *elveskud*) genannt. Häufig waren sie neidisch auf besonders hübsche Kinder, schöne Jugendliche oder begabte Sänger und Musiker und entführten sie in ihr ätherisches Reich – das heißt, dass solche Menschen oft jung starben[8]. Auch war der krankheits- oder todbringende Hauch der Elfen oder der den plötzlichen Tod verursachende Schlag der Elfenhand gefürchtet (Storl 2005a: 270).

Der Erlenbruch galt bei den europäischen Waldvölkern als beliebter Aufenthaltsort nicht nur von Hexen, sondern auch von Elfenwesen, wie dem Erlkönig[9] und seinen bezaubernden Töchtern. Das ursprünglich dänische Lied »Erlkönigs Tochter«, von Clemens Brentano und Achim von Arnim in die Liedersammlung *Des Knaben Wunderhorn* aufgenommen, er-

---

8 Die iro-schottischen »Hillbillies« im amerikanischen Appalachengebirge sagen immer noch, wenn ein besonders schöner, begabter Mensch stirbt, dass er »zu gut für die Welt war, die Elfen haben ihn geholt«.

9 Eigentlich ist er der *Elverkonge* (Elfenkönig), den Johann Gottfried Herder (1744–1803) fälschlicherweise als »Erlkönig« aus dem Dänischen übersetzte.

zählt von Herrn Oloff, der noch spät durch Wald und Heide reitet, um Gäste zu seiner Hochzeit zu laden. Am Abend auf einer Wiese, da sah er sie:» ... da tanzen die Elfen auf grünem Land.« Die reizende Tochter des Erlkönigs reicht ihm die zarte, weiße Hand und spricht:»Willkommen, Herr Oloff! Was eilst du von hier? Komm her in die Reihen und tanze mit mir!« Aber der junge Bräutigam verzichtet darauf, da früh am nächsten Tag seine Vermählung stattfinden soll. Den Haufen Gold, den die Schöne ihm bietet, die zwei güldenen Sporen und das Hemd von Seide »so weiß und fein, das ihre Mutter bleichte im Mondenschein«, all das schlägt er aus: »Ich darf nicht tanzen, nicht tanzen ich mag. Früh Morgen ist mein Hochzeitstag!« Da antwortet sie:

>>*Und wollt Herr Oloff nicht tanzen mit mir,*
Soll Seuch' und Krankheit folgen dir!‹
Sie tut einen Schlag ihm auf sein Herz.
›O weh, wie wird mir vor Angst und Schmerz!‹
Da hob sie ihn bleichend wohl auf sein Pferd:
›Reit hin und grüße dein Bräutlein wert!‹«

Blass und bleich kommt er zuhause an. Und als es Morgen ward und die Braut mit der singenden Hochzeitsschar ankommt,»da ächzt er, da starb er«. Der Elfenschlag, der Herzanfall, hatte ihn getroffen.

Herzheilsprüche und Heilpflanzen

Gefahren aus der Anderswelt abzuwehren, war die schwierige Aufgabe der Zauberer und Lachsner, der Schamanen und Schamaninnen. Diese waren hellsichtig, konnten in die Anderswelt hineinsehen, konnten nach Elfenheim reisen, das verhüllte Elfenwesen, den »Wurm« oder Krankheitsgeist ausmachen, sie kannten Heilzauber und wussten wirksame Heilgesänge und Heilsprüche. Und manchmal gelang es ihnen, geraubte Seelen wieder zurückzubringen oder Elfenschüsse abzuwehren.

Auch nach der Bekehrung zu der neuen Schuld-und-Sühne-Religion gab es Heiler und vor allem Heilerinnen, die weiterhin – nun unter christlichem Vorwand – auf diese Weise wirkten. Eine wichtige Maßnahme war das Abstreichen oder Abstreifen von Krankheiten. Es gab Frauen, die mit heilenden Händen Angezaubertes (»Angetanes«) abstreichen konnten. Ein Leidender konnte auch durch einen zu diesem Zweck gespaltenen Baum hindurchgezogen werden, um dabei die Krankheit abzustreifen. Der Baum nahm diese dann auf. Überhaupt konnte man sein Siechtum Bäumen, insbesondere dem Holunder »anhängen«. Bei einer solchen magischen Handlung musste ein »Segen« (Zauberspruch) gesprochen werden. In Niederösterreich zum Beispiel sprach der an Blutwallung Leidende – wenn das Blut vom Herzen aus in den Kopf drückte[10] – zu Johanni (24. Juni) mit dem Blick auf einen grünen Baum folgenden Spruch:

»Ich steh' auf Holz und seh' auf Holz,
Auf frische grüne Zweig'.
Du Heiliger Geist, ich bitte dich,
Hilf, dass das Sausen schweig.«

Auch das Herzgespann wurde, um es zu lösen, mit verschiedenen Segen besprochen: »Scher dich los von der Rippe wie das Pferd von der Krippe.« Oder: »Herzgespann, ich tu dich greifen, fünf Finger tun dich kneifen.«

Ebenso wurde der Herzwurm beschworen, den Kranken zu verlassen. Meistens war es kein physischer, sondern ein »elbischer« Wurm, »ein Würmlein klein, ohne Haut und Bein, ohne Corpus und Substanz«, dem man an den Kragen gehen wollte. Ein Beispiel eines Wurmsegens ist der am Tegernsee gefundene Zauberspruch »Gang uz Nesso« (Gehe hinaus, Wurm) aus dem 9. Jahrhundert:

»Geh hinaus, Nesso, mit neun Würmlein,
Hinaus aus dem Mark in die Adern,
Von den Adern in das Fleisch,
Von dem Fleisch in die Haut,
Von der Haut in diesen Pfeil.«

Nachdem der Wurm in den Pfeil hineingezaubert war, wurde dieser ins Nimmerland verschossen. So etwas ist eine echte schamanische Handlung. Spätere Wurmsegen drohen dem Wurm mit ähnlichen Leiden, wie sie Christus oder die Gottesmutter auf sich nehmen mussten. Oder der Wurm wurde vor eine unlösbare Aufgabe gestellt:

»Herzwurm, ich gebiete dir bei Gottes Gericht,
dass dich sollst legen und nimmer regen,
bis die Mutter Gottes ihren zweiten Sohn tut gebären.«

---

10   Eventuell ist damit der Bluthochdruck aufgrund von Herz-Kreislauf-Beschwerden gemeint.

Oder der Wurm wurde weggebannt, wie in diesem Spruch aus Ochsenfurt
(Hovorka/Kronfeld I 1909: 455):

>»*Unsere liebe Frau ging über Land,*
Da begegnete ihr der Herzwurm.
›*Ei, Herzwurm, wo willst du hin?*‹
›*Ich will in das Nibhaus,*
Will ihm sein Fleisch und Blut saugen aus.‹
›*Ei, Herzwurm, das sollst du nicht tun,*
Du sollst gehen in den grünen Wald,
Darin steht ein Brünnlein vor kalt,
Daraus sollst du essen und trinken,
Sollst nimmermehr des [Name] *sein Fleisch und Blut gedenken.*
Amen.‹«

Nach germanischer Auffassung geschieht die Heilung durch »Wort und
Wurz« (Storl 2004a: 15). Unter *Wort* verstand man die Zaubersprüche und
Gesänge, die bis zu dem tief im Körper versteckten Krankheitsdämonen,
Elfenwesen oder »Wurm« vordrangen und ihn bezwangen. Unter *Wurz*
verstand man das Heilkraut, bestehend aus Kraut, Rinde oder Wurzel. Mit
anderen Worten: Nach der schamanischen Behandlung folgte zur Aushei-
lung die praktische Behandlung mit Heilpflanzen. Man suchte pflanzliche
Mittel, um das Nest des Herzwurms zu zerstören und den Wurm zu töten.
Dazu gab es je nach Region viele verschiedene Mittel. In Westböhmen nahm
man dafür zum Beispiel den frischen Saft der Skabiose (Witwenblume, Krät-
zekraut) oder der Brunnenkresse. Bei Herzweh und Herzgespann wurde die
Brust mit einem Brei aus Hafermehl, Malven und Bilsenkrautblättern be-
schmiert (Hovorka/Kronfeld 1909: 68). Umschläge aus Melisse, Tee aus
Ochsenzunge, in Wein eingelegtes Engelsüß oder das Einreiben der Nase
mit Majoranöl sind weitere der unzähligen Mittel bei »Herzleiden«.

Herzkrankheiten in der Klostermedizin

Bis weit über das Mittelalter hinaus, als sich die germanisch-keltische Heilkunde längst mit der antiken Säftelehre der Klostermedizin vermischt
hatte, galt derjenige als herzkrank, der nicht herzhaft essen, herzhaft lachen
oder herzhaft lieben konnte. Herzkrank war auch derjenige, der immer
griesgrämig, missmutig oder mutlos war. Man gab ihm dann Kräuter und
Blumen, die das Gemüt erhellen und aufmuntern.

Eigenständige Medikamente für Herzkrankheiten, wie wir sie heute kennen, sind in der klostermedizinischen Rezeptliteratur vergleichsweise spärlich vertreten (Frohn 2001: 141). Gefährlich fürs Herz galten in der Medizin der Mönche »aufsteigende Dämpfe«, die bewirkten, dass der Puls durch die überwiegende Feuchtigkeit weich und schlaff wurde. Das konnte sich bis hin zur »Synkope« steigern, dem plötzlichen Kräfteverlust mit Ohnmacht, kaltem Schweiß und extrem schwachem Puls. Dann wurde der Kranke auf den Rücken gelegt, geschüttelt, das Gesicht wurde mit kaltem Wasser besprengt, man versuchte ihn zum Niesen zu bringen, verdrehte ihm die Finger und riss ihm Haare aus, um ihn wieder zu sich zu bringen. Wiederkehrendes heftiges Herzklopfen *(Palpitatio cordis)* führte man auf bösartige Dämpfe zurück, die von der Milz aus ins Herz steigen. Diese Dämpfe der Milz versuchte man dann zu beseitigen und stärkende Herzmittel zu verabreichen (Müller, Ingo Wilhelm 1993: 277).

Folgende pflanzliche Mittel empfahl die Klostermedizin bei Störungen in der Mischung der Körpersäfte, die das Herz beeinträchtigen.[11] Nur wenige dieser Heilpflanzen sind in Nord- und Mitteleuropa heimisch. Sie mussten in ummauerten Klostergärten, vor Kälte und Wind geschützt, angebaut werden. Bei anderen handelt es sich um teure Gewürze, die aus dem Orient importiert wurden. Vom heutigen Standpunkt einer Wirkstoffanalyse aus gesehen, sind nur wenige – nämlich Herzgespann, Maiglöckchen und Zitronenmelisse – wirklich koronar wirksam.

Herzpflanzen im Klostergarten

Acetosa (Rumex acetosa). Der kühlende und trocknende Sauerampfer, der die Schärfe der Galle zügelt und das Herz gegen hitzige Krankheiten und fauliges Fieber schützt, wurde im klösterlichen Hortulus (Garten) häufig angepflanzt. Sauerampfersamen sollten, insbesondere wenn sie von keuschen Jungfrauen gesammelt und als Amulett in einem Säckchen getragen wurden, die Mönche vor nächtlichem Samenfluss schützen. In der Pfeilform der Blätter sah man ein Symbol des Martyriums Jesu. Andererseits deutete man sie auch als Herzform und damit als Signatur ihrer Herzwirksamkeit (Gallwitz 1992: 211).

11 Wir folgen hier den Angaben von Ingo Wilhelm Müller. Die Indikationen beruhen auf den Vorstellungen der humoralpathologischen galenischen Heilkunde. In der traditionellen Volksheilkunde sowie in der modernen Phytotherapie werden diese Heilpflanzen anders eingesetzt.

Basilikum (Ocimum basilicum). Das warme, reinigende Basilienkraut wurde seit der Antike als Tonikum bei Angstzuständen, Schlaflosigkeit, Krämpfen und nervösen Beschwerden angewendet; es sollte das Herz stärken und erheitern und die Bösartigkeit von Giften vertreiben.

Bistorta (Polygonum bistorta). Die bis zum dritten Grad[12] kalte und trockene Wurzel des bei uns einheimischen Wiesen- oder Schlangen-knöterichs soll das Herz gegen Gift schützen.

Borago (Borago officinalis). Die Blüten und Blätter des Borretsch oder Gurkenkrauts sollen reinigend wirken. Da sie die melancholischen Säfte ausgleichen und die hitze- und zornerregende gelbe Galle mäßigen, wird durch sie auch das Herz gestärkt und das Gemüt erheitert. Da Borretsch dem Herzen Löwenmut verleiht, sammelte man das Kraut, wenn die Sonne im Tierkreiszeichen des Löwen stand.

Buglossum (Anchusa officinalis). Die Echte Ochsenzunge wirkt ähnlich wie der nah verwandte Borretsch erheiternd auf das Gemüt. Das Raublatt-gewächs stärkt Gedächtnis und Herz und reinigt den Spiritus, die geist-artige, ätherische Substanz, die nach damaliger Ansicht vor allem in der linken Herzkammer, in den Arterien und der Hirnkammer vorhanden ist.

Calendula (Calendula officinalis). Die im Mittelmeergebiet heimische, als warm und trocken geltende Ringelblume öffnet und schließt ihre goldgelb-orangefarbenen Strahlenblüten im zwölfstündigen Tages- und Nachtrhythmus und hat damit einen eindeutigen Bezug zur Sonne. Und da die Sonne wiederum der Planet ist, der das Herz regiert, gilt sie als herzstärkende Pflanze. Mit ihrer gelben Signatur gehört sie ebenfalls zu Jupiter, der die Leber regiert, vor Gift schützt und den Schweiß treibt.

Cardiaca (Leonurus cardiaca). Das warme, trockene Herzgespann, auch Löwenschwanz genannt, gibt dem Herzen die Kraft und den Mut des Löwen. Im *Gart der Gesundheit*[13] wurde es gegen Magendrücken, Herz-krämpfe und bei Engbrüstigkeit verschrieben.

---

12   Die Humoralmedizin des Mittelalters, wie sie auch Hildegard von Bingen kannte, ordnete die Heilmittel nach empirisch-phänomenologischen Kriterien oder »Qualitäten«. Heilpflanzen waren demnach scharf, sauer, fettig, bitter, salzig, süß, herb, geschmacklos und so weiter. Zudem wurden sie als warm oder kalt, feucht oder trocken charakterisiert, wobei man bei diesen Qualitäten vier Grade von Intensität unterschied. So galt der Schlangenknöterich als kalt im dritten Grad und zugleich trocken im dritten Grad. Dagegen galt der Knoblauch als besonders heiß (vierter Grad) und trocken (vierter Grad). Im Gegensatz dazu galten Kürbisse als kalt im zweiten Grad und feucht im zweiten Grad. Diese Heiß-kalt-Unterscheidung ist bis zum heutigen Tag Bestandteil der latein-amerikanischen Volksheilkunde geblieben.

13   *Hortus sanitatis*, gedruckt bei Peter Schöffer, Mainz, 1485.

Carduus benedictus (Cnicus benedictus). Die bittere, gelb blühende Benediktendistel, auch Gesegnete Distel genannt, ist ebenfalls warm und trocken und soll das Herz stärken. Wie die verwandte Mariendistel, die Hildegard von Bingen »Vehedistel« nannte, galt auch diese Pflanze allgemein als gut gegen »Stechen im Herzen«.

Caryophyllus (Syzygium aromaticum). Die aus dem Morgenland eingeführte Gewürznelke, ebenfalls warm und trocken jeweils bis zum dritten Grad, wurde zur Stärkung von Gehirn, Herz, Magen und Uterus eingesetzt.

Cerasus (Prunus spp.*).* Die Kirsche, die in der Säftelehre als eher kalt und trocken galt, stärkt Magen, Herz und Hirn und kühlt Fieber. Eigentlich ein Symbol der Erotik – »die Kirschen in Nachbars Garten« –, wird die Kirsche in der sündlosen Hand Marias zum Zeichen des nüchternen, keuschen Herzens.

Cinnamomum (Cinnamomum verum). Wie die Gewürznelke und andere teuer importierte Gewürze erfreut der Zimt das Herz besonders, wenn er in Lebkuchenteig gegeben wird. Zimt, der fast den Status eines Allheilmittels besaß, sollte den Spiritus verbessern, Herz und Magen stärken und Gift austreiben.

Crocus (Crocus sativus). Dem teuren Safran, aus der Narbe der Blüten dieses Schwertliliengewächses gewonnen, traute man praktisch dieselbe Heilwirkung zu wie Zimt. In der christlichen Ikonografie bedeutete das Safrangelb die himmlische Liebe. Da das Herz der Sitz der Liebe ist, ist Safran gut fürs Herz.

Dictamnus (Dictamnus albus). Diptam, der »brennende Busch« voller ätherischer Öle, wirkt wärmend, trocknend, ausziehend (ausleitend, menstruationsfördernd), stärkt das Herz und schützt gegen Gift.

Lilium convallium (Convallaria majalis). Das Maiglöckchen, das die unbefleckte Empfängnis Marias symbolisierte und zugleich Attribut des Christkinds ist, erfreut das Herz allein schon durch seinen Duft. Noch im 16. Jahrhundert empfahl Hieronymus Bock »Maiblumenwasser« zur Stärkung von Herz und Hirn; es bringe die verlorenen Sinne wieder. Auch ein Niespulver wurde aus der Pflanze zubereitet, das half, die bösen Geister, die sich im Körper verstecken, herauszuniesen.

Malum punicum (Punica granatum). Der adstringierend wirkende Granatapfel sollte Blutungen und »Flüsse« (*flour*, Katarrhe, Ergüsse, Rheuma und Ausflüsse jeglicher Art) stillen, Schärfe mildern, Galle mäßigen und somit auch Herz und Magen stärken.

Melissa (Melissa officinalis). Die Zitronenmelisse war von jeher eine Bewohnerin der Klostergartenbeete und eine Trösterin hysterischer Nonnen. Hildegard, die diese Minze »Binsuga« (Bienensauge) nennt, schreibt: »Innerlich genossen macht die Pflanze fröhlich und erheitert das Herz.« Sie vertreibt die schwarze Galle, neutralisiert Gifte und kräftigt Hirn, Nerven, Gebärmutter und selbstverständlich das Herz.

Nymphaea (Nymphaea alba). Die kühle Seerose vertreibt gemäß humoralpathologischer Lehre Bösartigkeit aus der Seele, kühlt Fieber und stärkt das Herz. In den Klöstern wurde die Seerose als Anaphrodisiakum benutzt, also zur Abtötung der Fleischeslust und zur Vertreibung unkeuscher Träume, die das Herz erhitzen.

Ribes (Ribes nigrum, R. rubrum). Die Wirkung der Blätter der Johannisbeere, deren medizinische Anwendung auf die Araber zurückgeht, wird als kühl und trocken beschrieben. Der Tee stillt »Flüsse«, mildert die Schärfe der Galle und hilft bei Durchfall, Fieber, Fäulnis und Herzleiden.

Rosa (Rosa gallica, R. centifolia, R. corymbifera). Die Rose, Marienattribut und Symbol der Liebe, hatte im damaligen Verständnis durchaus etwas mit dem Herzen zu tun. Rosenöl und Rosenwasser aus den Blütenblättern galten als reinigend, kühlend und stärkend für Herz, Gehirn, Spiritus, Magen, Leber und Milz.

Rosmarinus (Rosmarinus officinalis). Das in den Mittelmeerländern verbreitete stark duftende Rosmarinkraut galt nicht nur als dämonenwidrig, sondern auch als verjüngend, den Geist klärend sowie Herz, Sinne und Gehirn stärkend. Rosmarinwein und -bäder regen tatsächlich den Kreislauf an.

Veronica (Veronica chamaedrys, V. officinalis). Der Ehrenpreis soll gegen Ansteckung schützen, schweißtreibend wirken und das Herz stärken. Die Pflanze der heiligen Veronika, die Jesus das Schweißtuch gab, »räumt das Gift vom Herz und lässt es mit Schwitzen ausfahren«, so hieß es noch bei Hieronymus Bock.

Viola purpurea (Viola odorata). Das kühle Veilchen, für die Mönche Symbol für Demut und Bescheidenheit sowie für die Leiden Christi, treibt die aufgestiegene schwarze Galle (Melancholie) von Herz und Hirn, reinigt den Geist und stärkt das Herz.

Weitere pflanzliche Herzmittel aus dieser Zeit, in der die Viersäftelehre des römischen Arztes Galen das vorherrschende Dogma war, entnehmen wir den Schriften der Hildegard von Bingen (1098–1179). Die begabte Benedik-

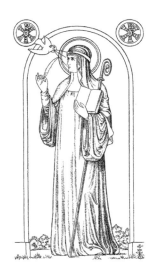

Hildegard von Bingen.

tinernonne betrachtete die Heilmittel *(remedia)* nicht wie heutzutage üblich als Träger bestimmter molekularer Wirkstoffe. Für sie war das *remedium*, die Heilpflanze, immer ein Medium oder Vermittler göttlicher, übernatürlicher Kräfte (Müller, Irmgard, 1993: 18). Als Mittel bei »Herzschmerzen« erwähnt sie Pflanzen, die vom pharmakologischen Gesichtspunkt aus kaum kardiologisch wirksam sind, darunter der wohlriechende Fenchel *(Feniculum)*,[14] der eigentlich vor allem auf Verdauung und Atmungsorgane wirkt, der Bockshornklee *(Fenugraecum)*, eine Schleimdroge, die Süßholzwurzel *(Liquiricuium)*, Rinde, Blätter und Samen der Esskastanie (Kestenbaum) und der Schwarze Nachtschatten *(Nachtschade-Solatrum)*.

Einige der von Hildegard erwähnten Pflanzen, wie das Magenmittel Galgantwurzel *(Galan-Galaga)*, der Gelbe Enzian *(Gentiana)* und der Wermut *(Wermuda-Absinthium)* sind Bitterstoffdrogen. Ein altes Sprichwort besagt: »Was bitter dem Mund, macht das Herz gesund.« Bitterstoffe haben auch im modernen pharmakologischen Sinn tatsächlich eine positive Wirkung auf das Kreislaufsystem. Sie regen nicht nur den Parasympathikus *(Nervus vagus)* an, sondern auch dessen Gegenspieler, den Sympathikus. Vagotone Menschen bekommen dadurch mehr Antriebskraft, sympathikotone Menschen können sich besser entspannen. Der Herzschlag wird etwas kräftiger, die Kapillaren werden erweitert, der Gefäßtonus nimmt zu und die Koronargefäße besser mit Sauerstoff versorgt (Bühring 2005: 80). Bitterstoffdrogen können also stimmungsaufhellend wirken und »warm ums Herz« machen.

---

14 In Klammern jeweils die von Hildegard verwendeten Bezeichnungen in ihrer Schreibweise.

Das Herz als Sitz der Seele und als Wahrnehmungsorgan

»O wie groß ist doch die Leber, drin des Menschen Zorn gelegen,
Und wie klein sein Sitz der Liebe, dieses Handvoll Herz dagegen!«
Justinus Kerner, Anatomische Betrachtung

»Der Mensch muss Erde unter seinen Füßen haben,
sonst verdorrt ihm das Herz.«
Gertrud von le Fort

Unter Seele kann man sich heute kaum mehr etwas vorstellen. Meistens wird Seele durch *Psyche* (von griechisch *psyche*, »Hauch« oder »Atem«, als Träger des Bewusstseins) ersetzt, die irgendwie als eine Hirnfunktion begriffen wird. Die Germanen verglichen die Seele mit einem See (oder auch mit der See im Sinne von »Weltenmeer«), dessen Wasser bewegt, aufgewühlt, brausend, trüb, dunkel oder lauter sein kann, genau wie unser Seelenleben, unsere Gefühle, Triebe, Leidenschaften, Emotionen, Gedanken. Der See kann aber auch still und so glatt sein, dass sich Sonne, Mond und die fernen Sterne darin spiegeln. Genauso können sich in der ruhigen Seele die geistigen Urbilder (Archetypen) und die unsichtbaren Bewohner der »Innenseite« der Welt spiegeln. Die Ahnen, Gottheiten, Elfen, Naturgeister und Dämonen können sich in diesem inneren Spiegel kundtun – er befindet sich im Herzen.

Stets mehr als eine Pumpe

Das Herz empfängt nach Paracelsus astrales Licht. Damit meinte er, dass es die ordnenden Einstrahlungen des Sternenkosmos auffängt, die himmlischen oder spirituellen Impulse, die es dann an das Blut weitergibt. Somit ist das Herz ein wahrnehmendes Organ. Es ist deshalb, wie es schon Aristoteles formulierte, Sitz der Vernunft – im wörtlichen Sinne von »vernehmen, erfassen, begreifen«. Was das Herz vernimmt, muss dann das Gehirn zu verstehen versuchen. Somit ist der Verstand dem Kopf, dem Gehirn zugeordnet, die Vernunft aber dem Herzen. Schon im Altertum galt das Herz als Sitz der Gefühle und der religiösen Empfindungen. Für Empedokles hatte sogar die Denkkraft darin ihren Sitz, und für Aristoteles war es der »unbewegte Beweger«. Nach Auffassung des Kirchenvaters Augustinus hat der Schöpfer sein Gesetz in das Herz des Menschen hineingeschrieben. Das Gewissen, die innere Stimme, sitzt im Herzen. Für Pascal ist das Herz das Organ der inneren Empfindung: »Herzenswissen«, *logique du cœur*, sagte er, gibt unmittelbare Gewissheit in philosophischer wie auch religiöser Erkenntnis (Schmidt/Schischkoff 1978: 267). Und bei Friedrich Schiller heißt es: »Dein Urteil kann sich irren, nicht dein Herz.«[15]

Hildegard von Bingen, deren Weltbild eine glückliche Synthese der christlich-mediterranen und der germanischen Überlieferung war, sah das Herz als das Haus der Seele. Sie verglich das Organ mit dem wärmenden Herdfeuer als Mittelpunkt des Hauses. »So sitzt auch die Seele im Herzen wie in einem Haus; ihre Gedanken schickt sie wie durch eine Tür ein und aus, erwägt hin und her, als wenn sie durch ein Fenster schaute« (Hildegard von Bingen 1957: 167). Die Gedanken steigen vom warmen Herzen wie Rauch durch den Schornstein hinauf zum kühlen Gehirn, wo sie umgeformt werden. Das Feuer des Herzens ergibt mit der Kälte des Hirns erst das Gleichmaß des Gedankens. Anderswo sagte die weise Nonne: »Das Herz ist das Fundament des Lebens und die Wohnstätte des Wissens von Gut und Böse« (Hildegard von Bingen 1957: 91).

»Das Herz hört feiner als die Ohren, sieht schärfer als die Augen«, so ein altes deutsches Sprichwort. Für den inspirierten Dichter Novalis (Friedrich von Hardenberg) ist das Herz der Schlüssel der Welt und des Lebens (Novalis 1980: 60). Und noch für Rudolf Steiner ist das Herz »ein Sinnesorgan zum inneren Wahrnehmen« (Steiner 1961: 38). In dieser Mitte ist die ganze Welt zusammengezogen; was außen rundherum als Universum verstreut liegt, ist hier umgekehrt auf einen Punkt fokussiert (Steiner 1961: 172). Somit ist das ganze Universum im Herzen enthalten. Hier, in der Herzmitte, stößt im pulsierenden Wechsel die von außen einströmende Atemluft auf das im Inneren kreisende Blut; hier begegnen sich im rhythmischen Ausgleich Mikrokosmos und Makrokosmos. Im Herzen, so Steiner, wird der ständig kreisende Blutstrom unterbrochen. Er staut sich, um mit der Atemluft die ätherischen Lebenskräfte und Einflüsse des Sternenkosmos aufzunehmen. Das Herz ist keine Pumpe, sondern es ist der Puls des Kosmos selbst, der das Herz bewegt. Auf diese Weise wird das rein vegetative Leben des Körpers »astralisiert« (von griechisch *aster*, »Stern«), also mit Sternenkräften beseelt, sodass sich Bewusstsein entwickeln kann. Indem das

Herz das kosmische Strömen wahrnimmt, kann man es als »Wahrnehmungsorgan« bezeichnen (Reinhard/Baumann 1992: 257).

Das Herz und der Sitz der Seele

Bei den verschiedenen Völkern gibt es unterschiedliche Auffassungen, wo die Seele – das Traumselbst, der unsichtbare Doppelgänger usw. – im menschlichen Körper lokalisiert ist. Eigentlich kann jeder Körperteil als Sitz der Seele gelten: Milz, Leber, Nieren oder auch der Atem. Meistens jedoch ist es das schlagende Herz und das pulsierende Blut, die zum Seelenmittelpunkt auserkoren werden. Das Herz wird in der rumänischen Sprache *inima* genannt, was auf das lateinische *anima* (Seele) zurückgeht. Im Walisischen heißt das Herz *calon;* wie das lateinische *caldus* bedeutet es »Wärme«, denn nur was beseelt ist, hat Wärme, hat ein warmes Herz. Auch anderswo, bei den Lakandonen etwa, Nachfahren der Maya-Indianer aus dem Regenwald im mexikanischen Bundesstaat Chiapas, gilt das Herz als Wohnung der Seele. Der Ethnologe Christian Rätsch, der lange mit diesem Stamm lebte, schreibt: »Im Herzen wohnt die Seele des Menschen. Sie ist sein nicht-stoffliches Duplikat, das des Nachts den Körper verlässt und in der gewöhnlich unsichtbaren Welt, in der fast alles spiegelverkehrt ist, agiert. Die Erlebnisse seiner Seele nimmt der Mensch als Traum wahr. Die Seele kann aber auch in Krankheitszuständen den Körper verlassen und anderen Menschen sichtbar in Erscheinung treten« (Rätsch 2002: 446). Von einer ähnlichen Erfahrung erzählen die Ojibwa-Indianer, die im Gebiet der Oberen Seen in Nordamerika siedeln: Für sie hat die Seele ihren Sitz im Herzen und kann im Traum den Körper für kurze Zeit verlassen. Wenn sie

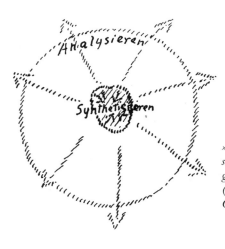

»Das unendliche Universum befindet sich im menschlichen Herzen zusammengezogen, synthetisiert.«
(Kreideskizze von Rudolf Steiner, in Geisteswissenschaft und Medizin, 1920)

nicht rechtzeitig zurückkehrt, folgt Krankheit und let
auch Schwarzmagier, die *Tcitaki*-Mediziner, die di
seele schlafender Menschen zu entführen un
stirbt (Hultkrantz 1992: 32).

Für die Chinesen gleicht der Körper
nischen Landschaft im Wandel der Jah
materiellen Organe, sondern die dynam
miteinander verbunden sind. Das Herz
beherrscht, ist eigentlich leer. Es ist ein
nehmend. Es ist der »Fürst« der Organe
kann es zum Behälter des Geistes *(Shen)*
Junzi) heißt es (Heise 1996: 57):

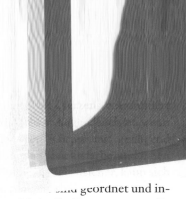

>»Shen – im Himmel ist er Hitze,
>*auf Erden ist er Feuer,*
>*im Menschen ist er Geist.«*

Ein chinesisches Sprichwort sagt: »Der
sich im Gesicht.« Shen ist das Bewusstsein
wir wahrhaft wach sind. Versorgt das I
Energie *(Qi)*, dann hat der Mensch eine
klaren Blick, er hat Kontrolle über seine C
konzentrieren und orientieren, Denken ur   ...u geordnet und in-
haltsvoll (Heise 1996: 10). »Das Herz öffnet sich in die Zunge«, sagen die
Chinesen.[16] Fehlt es an Herzenergie *(Xinqi)*, dann folgen Konzentrations-
schwäche, Vergesslichkeit, Schlaflosigkeit und Herzklopfen. Lässt ein Über-
maß an Schreck, Freude, Furcht oder einer anderen Emotion das Gemüt
entflammen, kommt Unruhe ins Herzbewusstsein. Ruhelosigkeit und eine
ungeordnete Hektik übermannen den Menschen, sein Gesicht färbt sich
scharlachrot, er schwitzt, die Sprache wird unklar, und es kommt zu unkontrollierten bis aggressiven Gefühlsausbrüchen. Als harmonisierendes Mittel
für das Herz verwenden die Chinesen vor allem den Ginseng (*Panax ginseng*,
chinesisch *jen-shen*, »Menschenwurzel« oder »kristallisierte Essenz der
Erde in Menschengestalt«; Fulder 1985: 229). Aber auch andere Mittel gibt
es, etwa Jiaogulan (*Gynostemma pentafolia*), der »Südliche Ginseng«, oder
Xiancao, »Kraut der Unsterblichkeit«, das heute ein Renner in der alternativen Gesundheitsszene ist. Jiaogulan, ein frosthartes Kürbisgewächs, ist

---

16 Auch wir kennen diese Auffassung, indem wir sagen, »jemand trägt sein Herz auf der Zunge«.

praktisch ein Allheilmittel, das aber besonders gut für Herz und Kreislauf sein soll.

Das Herz in der Sprache

Wie unsere heidnischen Vorfahren sich das Herz vorstellten, wissen wir nicht genau, da kaum schriftliche Überlieferungen vorhanden sind. Vieles der ursprünglichen Kultur wurde von eifrigen Missionaren, Priestern und ihren Helfershelfern »gesäubert«. Dennoch können wir manches erahnen, wenn wir in das »morphogenetische Feld« (Sheldrake) einsteigen, wenn wir sozusagen in unser Herz hineinlauschen. Märchen, alte Volkslieder und Sprichwörter enthalten Spuren und Hinweise. Besonders aber Sprache und Redewendungen lassen uns erkennen, dass das Herz stets als Zentrum der Gefühle und Wohnort der Seele angesehen wurde. Hier einige der zahlreichen deutschen Redensarten, von denen sich viele ebenfalls in anderen Sprachen wiederfinden lassen (Röhrich 2001: 704–708):

- Wen man sehr lieb hat, der ist einem *ans Herz gewachsen*, man *schließt ihn ins Herz*.
- *»Du liegst mir im Herzen, du liegst mir im Sinn«*, heißt es im Volkslied.
- Die schwangere Frau trägt *ein Kind unter dem Herzen*.
- Ein *Herz entflammt* in Liebe.
- Ein kleines Kind ist *herzig*, es wird *geherzt*.
- Das *Herz springt vor Freude*. Man ist *herzensfroh*. Man schickt *herzliche Grüße*.
- Man kann *sein Herz verschenken, sein Herz an jemanden hängen, jemanden an sein Herz drücken, viel Herz haben, ein großes Herz haben, ein Herz für Kinder* oder *ein Herz für Tiere* haben.
- Man kann *etwas im Herzen bewegen*, das heißt, es immer wieder überlegen. Man kann *sein Herz verstricken*, unlösbar in Leidenschaft, Hass oder Schuld verwickeln. Dagegen der Rat, man solle *sich nicht alles so zu Herzen nehmen*.
- Man kann etwas *nicht übers Herz bringen* oder etwas *drückt einem fast das Herz ab*. Manchmal muss man *seinem Herzen Luft machen, seinem Herzen einen Stoß geben, das Herz in die Hand nehmen*, sich *ein Herz fassen*.
- Um die wahren Gefühle zu erkennen, muss man *jemandem ins Herz sehen* oder ihn *auf Herz und Nieren prüfen*. Die *Hand aufs Herz legen* tut man, wenn man die Wahrheit sagt oder etwas ehrlich meint.
- Der Offenherzige *trägt sein Herz auf der Zunge* oder wie es in der Bibel (Prediger 21: 29) heißt: »Die Narren haben ihr Herz im Maul, aber die Weisen haben ihren Mund im Herzen.«

- Es ist wichtig, sein *Herz auf dem rechten Fleck zu haben*. (Alle Menschen haben zwar das Herz an derselben Stelle, aber nicht alle auf demselben Fleck.) Dem Feigling *rutscht das Herz in die Hosen*.
- Das Herz ist wie ein Gefäß der Gefühle: Man kann *sein Herz ausschütten*.
- Man kann viel Kummer oder eine Last *auf dem Herzen haben* oder jemandem eine Sache *ans Herz legen*, damit er sich darum kümmert. Ist man die Sorge los, dann *fällt einem ein Stein vom Herzen*.
- Man kann jemandem *das Herz schwer machen*. Nachdem Doktor Faust ihr das Herz gebrochen hat, singt Gretchen ein trauriges Lied in der Spinnstube: »Meine Ruh' ist hin, mein Herz ist schwer; ich finde sie nimmer und nimmermehr.«
- In dem Schlager »Ich *brech' die Herzen* der stolzesten Frauen« brüstet sich Heinz Rühmann, ein Herzensdieb und Herzensbrecher zu sein. Große Liebhaber *erobern die Herzen im Sturm*.
- Jemandem *blutet das Herz*, er ist schmerzlich getroffen, zum Beispiel der Geizhals, der etwas bezahlen muss. Und manches Buch wird *mit Herzblut* geschrieben.
- Jemand hat ein *kaltes Herz* oder ein *Herz aus Stein*.
- Jemandem *geht das Herz auf, das Herz lacht ihm im Leibe*. Dem Sänger *fliegen die Herzen zu*, sie schlagen ihm entgegen.
- *Die Herzen schlagen höher*, sie sind voller freudiger Erwartung.
- *Die Liebenden sind ein Herz und eine Seele*.

In all diesen Redewendungen erkennen wir, dass das Herz auch für unsere Vorfahren der Mittelpunkt der Gefühle und der Sitz der seelischen Regungen war.

Herztransplantation und Cyborg-Herzen

Vor kurzem zeigte das Fernsehen eine Herztransplantation. Man sah, wie das schlagende Herz auf dem Operationstisch herausgetrennt wurde. Gleichzeitig war ein Spenderherz – stark heruntergekühlt und mit einer Kaliumchlorid-Injektion vorübergehend zur Ruhe gebracht – mit Eilfracht auf dem Weg. Würde der Hubschrauber rechtzeitig ankommen? Die Sorge der Spezialisten war, dass zu viele Herzzellen in der Zeitspanne während des Transports absterben könnten. Der Patient, ein neunjährige Junge, lag derweil im Tiefkoma, sein Kreislauf an eine künstliche Herzmaschine angeschlossen. Er war wortwörtlich herzlos.

Endlich kam das gekühlte Herz an. Die Chirurgen verloren keine Zeit, es einzupflanzen. Das Spenderherz fing an zu pulsieren. Die Operation verlief erfolgreich. Ein älterer Arzt brachte den im Warteraum harrenden, verzweifelt hoffenden, zermürbten Eltern die erlösende Botschaft:»Das Kind lebt«, sagte der Gnadenengel in Weiß mit einem mitfühlenden Lächeln auf den dünnen Lippen. Das beste medizinische System aller Zeiten hatte auch diesmal nicht versagt.

Wer kann sich noch an das Medienereignis erinnern, als am 2. Dezember 1982 in der Universitätsklinik von Utah einem 61 Jahre alten Zahnarzt namens Barney Clark in einer siebenstündigen Operation ein künstliches Herz – genannt Jarvik 7 – eingesetzt wurde. 112 Tage überlebte der arme Barney ohne sein Herz. Die Schläuche in seiner Brust, die an einen Luftkompressor, so groß wie eine Waschmaschine, angeschlossen waren, verursachten ständige Entzündungen. Zudem bildeten sich Blutgerinnsel und -pfropfen im Pumpmechanismus, sodass der Patient zahlreiche Schlaganfälle erlitt. Inzwischen ist die Herztechnologie, nicht zuletzt mit Hilfe von Nasa-Wissenschaftlern, vorangeschritten. Das Kunstherz (Incor®), das im Dezember 2006 in Berlin einem 41-jährigen Patienten eingepflanzt wurde, hat eine externe Stromversorgungs- und Steuereinheit in der Größe einer Umhängetasche. Zwei auswechselbare Akkus und ein Computeranschluss gehören dazu.

Künstliche Herzen sind wesentlich bei der Überbrückung der Wartezeit auf ein Spenderherz. Überlebensraten von bis zu 18 Monaten wurden schon mit künstlichen Herzen erreicht. Da das Angebot an Spenderherzen immer knapper wird, spielen diese Kunstherzen eine zunehmend wichtige Rolle. Die neusten Modelle werden für eine Tragezeit von bis zu sieben Jahren konzipiert.[17] Allein in den USA wurden im Jahr 2005 2192 Spenderherzen verpflanzt, im Jahr 2006 waren es 2125. Die Überlebensrate nach einem Jahr liegt bei rund 86 Prozent, nach fünf Jahren bei rund 70 Prozent.[18]

Genau betrachtet sind Herzverpflanzungen und Kunstherzen der schlagende Beweis, dass das Herz nicht Sitz der Seele, der Intelligenz oder der Gefühle sein kann. Es ist lediglich ein vergleichsweise einfaches Organ oder ein Hohlmuskel, der, wenn defekt, ausgetauscht werden kann. So sieht die Realität aus. Da ist kein Platz für unnötige Sentimentalität oder schöngeistige Projektionen. Oder doch?

17 www.wikipedia.org/wiki/Kunstherz.
18 www.americanheart.org/presenter.jhtml?identifier=4588.

Das Herz als Sitz der Seele und als Wahrnehmungsorgan

Das Herz erinnert sich

Zwei Ärzte, die sich mit herztransplantierten Patienten beschäftigten, wurden auf ein merkwürdiges Phänomen aufmerksam. Der Psychoneuroimmunologe Dr. Paul Pearsall und der Professor für Psychologie und Neurologe an der Universität Arizona, Dr. Gary Schwartz, bemerkten unabhängig voneinander, dass viele der Patienten mit einem neuen Herzen einen Persönlichkeitswandel durchmachten. Sie nahmen viele der seelischen Eigenschaften ihrer Spender an. Es scheint, als ob es eine »Herzintelligenz« gibt, als ob das Herz irgendwie ein Erfahrungsspeicher ist. Hier einige Beispiele:[19]

• Pearsall berichtete von einer Frau, die vor ihrer Operation relativ kühl und leidenschaftslos im Bett war, danach aber regelrecht nymphoman wurde. Es stellte sich heraus, dass die bei einem Unfall umgekommene Spenderin eine Prostituierte war.

• Ein Mädchen, dessen Herzspender ermordet worden war, träumte immer wieder von »ihrem« Mord, und zwar in solch klaren Details, dass mit ihrer Hilfe der Mörder ausfindig gemacht werden konnte.

• Ein Mann mit Spenderherz nannte beim Sex seine Frau zärtlich bei einem anderen Namen; es stellte sich heraus, dass es der Name der Frau des Spenders war.

• Eine ehemalige Vegetarierin entwickelte nach der Operation eine Vorliebe für Bier, Chilipfeffer und Chicken Nuggets. Wie sich später zeigte, waren das die Lieblingsspeisen des Herzspenders gewesen. Eine andere Frau, eine militante Lesbe, die bei McDonalds Hamburger grillte, liebte nach dem Erhalt eines neuen Herzens plötzlich Männer und wurde Vegetarierin.

• Bill W., ein Geschäftsmann aus Phoenix, war vor seiner Herzoperation sportlich völlig uninteressiert. Als er nach dem Eingriff wiederhergestellt war, entwickelte er sich zu einem begeisterten Extremsportler. Der Herzspender war ein bei einem Unfall ums Leben gekommener Stuntman gewesen, dessen Freizeitvergnügen Freestyle-Climbing (Klettern ohne Seil und Sicherheitsvorkehrungen) und Fallschirmspringen gewesen war.

• Ein englischer Lastwagenfahrer namens Jim, der mit Lesen und Schreiben nicht viel anfangen konnte und seinen Schulabschluss mit schlechten Noten gerade eben geschafft hatte, begann mit einem neuen Spenderherzen lange Gedichte zu schreiben. Der Herzspender war Schriftsteller gewesen.

• Eine Frau hatte vor ihrer Herztransplantation weder Gewalt noch gewalttätige Sprache ertragen; es war sogar so weit gegangen, dass sie das Zimmer verließ, wenn ihr Mann Fußball schaute. Nach ihrer Herzopera-

19 www.jimcofer.com/personal/?p=44.

tion schaute sie nicht nur mit Begeisterung Fußball, sondern benutzte dazu auch ordinäre Kraftausdrücke. Ihr Herzspender war Berufsboxer gewesen.

• Nach seiner Herzoperation fing ein 47-jähriger Mann an, sich für klassische Musik zu begeistern und summte oft spontan klassische Melodien, die er zuvor nie gehört hatte. Sein Herzspender war ein 17-jähriger Geiger gewesen, der nach einem Konzert bei einem Unfall überfahren worden war.

• Jerry war 16 Monate alt, als er starb und sein Herz dem fast gleichaltrigen Carter verpflanzt wurde. Als Carter sechs Jahre alt war, kam es zu einer Begegnung mit Jerrys Eltern. Es war, als würde er sie kennen. Er rannte auf Jerrys Mutter zu, drückte sie und rieb seine Nase an ihrer, genau so wie es einst Jerry getan hatte. Als sie anfing zu weinen, flüsterte er ihr zu:»Es ist alles gut, Mama!« Dann umarmte er Jerrys Vater und nannte ihn»Daddy«.

• Ein Junge, der das Herz eines Ertrunkenen bekommen hatte, entwickelte eine Angst vor Wasser. Vor der Operation war er eine ausgesprochene Wasserratte gewesen.

Das sind nur einige der vielen Beispiele von merkwürdigen Veränderungen von Verhaltensweisen sowie Zu- und Abneigungen bei Organtransplantierten. Die behandelnden Ärzte versuchen derartige»mystische« Angelegenheiten, die natürlich überhaupt nicht in das materialistische Konzept passen, zu ignorieren. Inzwischen gibt es aber Forscher, wie Paul Pearsall, Gary Schwartz oder Linda Russek, die diese merkwürdigen Phänomene genauer untersuchen (Pearsall et al. 2002: 191–206). Bei einem von sieben Transplantierten haben sie derartige unerklärliche Übertragungen beobachten und gut dokumentieren können. Die Organempfänger kannten ihre Spender nicht. Anders als nach den in Europa geltenden Gesetzen darf die Identität des Spenders in den USA (je nach Bundesstaat gelten hier unterschiedliche Gesetze) bekanntgegeben werden. In den USA hatten die Forscher es deshalb leichter, ihre Recherchen durchzuführen. Pearsall, Schwartz und Russek kamen zu dem Schluss, dass es sich bei den beobachteten Verhaltens- und Vorliebensveränderungen nicht um Zufälle handeln könne; es geschehe einfach zu häufig und die Einzelheiten seien zu präzise. Manchmal entdeckten die Organempfänger die Identität des Spenders auf fast magische Art und Weise, durch ungewöhnliche»Zufälle« oder luzide Träume.

Wie aber lassen sich solche Übertragungen von seelischen Mustern der verstorbenen Spender auf die Empfänger erklären? Die konventionelle Antwort ist: Das Trauma einer derart groß angelegten Operation und die Medikamente zur Immunsuppression, welche die transplantierten Patienten schlucken müssen, damit ihr Körper das Fremdorgan nicht abstößt, führen zu tiefgreifenden Veränderungen in der Persönlichkeit. Dass sich beim Organempfänger Verhaltensmuster – Vorlieben und Gewohnheiten beim Essen, beim Sex, in der Unterhaltung bis hin zur Erinnerung an Namen – herausbilden, die mit denen des verstorbenen Spenders übereinstimmen, ist reiner Zufall. Man weiß doch, dass Gedächtnisfunktionen ihren Sitz im zentralen Nervensystem haben, im Kopf und nirgendwo anders. Obwohl auch dem Immunsystem eine Art Erinnerung an eindringende Keime (Antigene) zugesprochen werden kann, widerspricht es der wissenschaftlichen Vernunft, dass transplantierte Organe ein Gedächtnis besitzen sollen. Pearsall und Schwartz können dieses Dogma nicht akzeptieren. Sie neigen eher zu der Theorie, dass es sich um eine Art »zellularen Erinnerungsvermögens« handeln könne oder dass auch andere Körpersysteme möglicherweise an Informations- und Energierückkoppelungsschleifen *(feedback loops)* teilhaben können (Pearsall et al. 2002: 191–206). Das sagt noch nicht viel aus, ist aber dennoch insofern bedeutend, als man zögerlich von der Vorstellung abrückt, dass Erinnerung und Gedächtnis allein mit dem Gehirn verbunden sind. In der Zeit der Aufklärung im 17. und 18. Jahrhundert stellte man sich das Gehirn als eine Art Notariatsschrank vor, in dessen Kästchen Akten mit Erinnerungsspuren aufbewahrt werden. Inzwischen ist man weitergekommen, man vergleicht das zentrale Nervensystem mit der Festplatte eines Computers, auf dem Informationsbits gespeichert sind.

Aber ist das wirklich zutreffend? Rupert Sheldrake, der international bekannte Biologe, erwähnt den Frust der Neurowissenschaftler, die seit Jahrzehnten ohne Erfolg versuchen, das Gedächtnis in den Gehirnen von Labortieren zu lokalisieren. Selbst wenn man große Teile des Gehirns entfernt, können die Tiere sich manchmal noch an das erinnern, was man ihnen vor der Operation beigebracht hatte. Auch bei wirbellosen Tieren wie Polypen, die kein zentrales Nervensystem besitzen und dennoch Verhaltensmuster erlernen können, lässt sich kein genauer Ort der Erinnerung lokalisieren. Einer dieser Forscher kommt zu dem Schluss: »Das Gedächtnis scheint überall und zugleich nirgendwo im Besonderen zu sein« (Sheldrake 1993: 137). Diese Tatsache lässt manche Wissenschaftler vermuten, dass Gedächtnisinhalte auf nichtlokale Weise gespeichert werden. Sheldrake fragt sich: »Könnte es nicht auch so sein, dass die Gedächtnisspuren deshalb so schwer im Gehirn aufzufinden sind, weil es dort keine gibt? Wenn sie in ihrem Fernsehgerät nach Spuren des Programms von gestern suchen, werden Sie auch nichts finden, denn der Apparat speichert nichts, sondern empfängt nur, was gesendet wird« (Sheldrake 1993: 137). Die weitere Frage wäre: »Wer sendet oder von wo aus wird das Programm gesendet?«

Verwirrte Seelen

Alle Lebewesen mit schlagendem Herzen und rotem Blut gelten von alters her als »beseelt«. Zeitgenössische Philosophen wagen sich kaum an das Thema der »Seele«, auch Astralleib genannt, heran. In Wörterbüchern der Psychologie sucht man vergebens nach dem Begriff. Wenn sie überhaupt erwähnt wird, dann ist meistens von einer eng mit hormonellen, biochemischen und biophysikalischen Vorgängen verknüpften Gehirntätigkeit die Rede. Aber die Seele lässt sich nicht auf Gehirnfunktionen reduzieren. Der ganze Körper ist beseelt. Das bedeutet, wir fühlen und empfinden – sei dies Genuss oder Schmerz, Freude oder Leid – mit dem ganzen Leib, von der Kopfhaut bis in die kleine Zehe. Wäre die Zehenspitze nicht beseelt, dann würde es nicht wehtun, wenn man sich stößt oder wenn man auf eine Reiszwecke tritt; wäre die Kopfhaut nicht beseelt, dann würde eine liebevolle Berührung keine Freude auslösen. Fingernägel und Haare dagegen kann man schneiden, ohne dass es wehtut, denn sie sind nicht mehr beseelt. Eine Kuh kann Gras fressen und wir können Kräuter pflücken, ohne dass das Gras aufschreit oder das Kraut zu fliehen versucht. Denn das Gras lebt zwar wie jede Pflanze, ist aber nicht beseelt. Das bedeutet nicht, dass es keine Seele hat. Es ist eher »umseelt«. Die Pflanzenseele inkarniert sich nicht in ihrem physischen Körper, sondern umwebt ihn und wirkt auf ihn von außen her (Storl 2001: 68). In Menschen und in Tieren jedoch ver*körpert* sich die Seele, sie inkarniert sich (von lateinisch *incarnare*, »zu Fleisch werden«) mittels Zeugung und Geburt.

Wir empfinden und fühlen, werden bewegt, haben Triebe und Emotionen (von lateinisch *motio*, *movere*, *motum*, »bewegen, erregen, erschüttern«), weil wir eine Seele haben. Nach traditioneller westlicher Ansicht ist die Seele kein nebeliger, undifferenzierter Hauch, sondern sie besitzt im Körper gewisse Zentren: die Organe. Jedes Körperorgan macht im Laufe des Lebens vielfältige Erfahrungen durch. Jedes Organ erlebt das Leben auf seine Weise. Meistens sind wir uns nicht bewusst, welche Erfahrungen unsere Organe machen, denn diese verlaufen unterbewusst und unterschwellig. Wir wissen nicht, welche Erfahrungen die Leber speichert, welchen Eindruck Süßigkeiten, berauschende Getränke oder bestimmte Emotionen auf sie machen. Auch die Gifte, die physischen wie die seelischen, die wir schlucken und die einen unterschwelligen Zorn in uns hervorrufen und eventuell die Galle überfließen lassen, gehören zur Biografie der Leber. Wenn die Leber glücklich ist, dann sind wir jovial[20]. In den Nieren, den

---

20 Jovial bedeutet heiter, lustig, gönnerhaft, wohlwollend und geht auf lateinisch *jovialis*, »dem Jupiter zugehörig«, zurück. Der Götterkönig Jupiter ist nach alter Auffassung der Herrscher des Körperorgans Leber.

Harn- und Fortpflanzungsorganen spiegeln sich die emotionalen Rückstände unserer sozialen Beziehungen, wir »trinken« sie förmlich in uns hinein. Spannungen und Freuden, die uns mit Ehepartnern, Nachbarn, Verwandten und Feinden verbinden, wirken auf diese Organe und werden psychosomatisch gespeichert; manches geht uns dabei an die Nieren. Die Lunge hat ebenfalls ihre Biografie. Unsere Sprache verrät vieles über die Verquickung der Seele mit dem Atmungsorgan: Es stockt einem der Atem, bleibt einem die Luft weg, eine atemberaubende Spannung herrscht, die Atmosphäre ist erstickend, man macht seiner Wut Luft, man lässt Dampf ab oder hustet jemandem etwas. Ein Arzt erzählte von seiner Überzeugung, dass es vor allem die mit Luftangriffen, Flucht und anderen Kriegsschrecken einhergehende Angst war, die sich auf die Lungen niederschlug und dann in den Nachkriegsjahren die Tuberkuloseepidemien auslöste. Denn alles, was die Seele bewegt, sinkt auch auf die somatische Ebene hinunter und manifestiert sich im Körper. Was wahre Freude macht, zeigt sich in Gesundheit und Harmonie des Leibes, was schmerzt und traurig macht, die Seele erschreckt oder betrübt, geht an die Leber, an die Nieren und Bandscheiben oder zieht ein anderes Organ oder Körpergewebe in Mitleidenschaft. Diese Erkenntnis ist Grundlage der psychosomatischen Medizin.

Und so ist es auch mit dem Herzen, dem Organ unserer Mitte, der Quelle unseres Lebensrhythmus; auch in ihm speichert sich unsere intime Biografie. Psychosomatiker weisen immer wieder darauf hin, dass dieses Organ der Fokus der Liebe, der Großzügigkeit und des Mutes ist. Kann man seinem Herzen keine Luft machen, hat man ständig das Gefühl eingeengt zu werden, dann geht das als *Angina pectoris*, zu deutsch »Enge der Brust«, oder »Angst« (von germanisch **angu*, »eng«) langfristig aufs Herz. Wenn dazu Liebe und menschliche Nähe fehlen, hat man das Gefühl, »man könne genausogut tot umfallen«. Die unterschwellige Wut, »die die Adern schwellen lässt«, und der krampfhafte Versuch, Liebe und Anerkennung zu erzwingen, lassen den Blutdruck steigen. Die Seele arbeitet auf Hochtouren, man verliert den organischen Rhythmus, die eigene Ebbe und Flut der Lebensenergie; die Arterien werden starr, verlieren ihre Elastizität und der Herzanfall droht. So wirken sich, auf grober physischer Ebene, die herabgefilterten negativen seelischen Erfahrungen aus (Tietze1 985: 73).

Eigentlich erinnert das Herz sich an alles, was es im Leben bewegte. So wird es verständlich, dass, wenn man das Herzorgan herausschneidet und es einem anderen einpflanzt, die Lebenserfahrungen und »Herzenserinnerungen« des früheren Besitzers weiter mitschwingen. Es ist also kein Wunder, dass wie oben beschrieben viele Persönlichkeitsmuster auf den neuen

Organbesitzer übertragen werden können, sondern es geschieht praktisch notgedrungen.

Aus den Berichten Transplantierter erkennen wir, dass jedes Körperorgan, nicht nur das Gehirn, ein Bewusstseinsträger ist. Die Funktion des Gehirns ist lediglich, Erinnerungen ins Alltagsbewusstsein zu heben. Es ist in diesem Sinn wie ein Spiegel, der tiefer liegende Erfahrungen – Herzerfahrungen, Lungenerfahrungen, Milzerfahrungen – nach oben spiegelt, so wie der Mond das Licht der Sonne spiegelt.

Auf diese Weise werden die Äußerungen von Organtransplantierten, wie etwa die folgenden verständlich:[21] »Ich hatte zunehmend das Gefühl, dass der Geist oder die Persönlichkeit meines Spenders ein Stück weit in mir weiterleben.« Oder: »Manchmal hatte ich das Gefühl, dass noch jemand anderes in mir und bei mir war und dass auf irgendeine nicht näher bestimmbare Weise mein Ichgefühl zu einer Art Wir geworden war. Zwar konnte ich diese zusätzliche Präsenz nicht immer wahrnehmen, doch manchmal fühlte es sich fast so an, als ob ich meinen Körper mit einer zweiten Seele teilte.«

Dramatisch ist folgender Bericht von Dr. Pearsall: Ein 18-jähriger Herzspender, der bei einem Autounfall ums Leben gekommen war, hatte immer gern Gedichte und Lieder geschrieben. Ein Jahr nach dem Unfall sahen seine Eltern die Sachen durch, die er zurückgelassen hatte, und fanden ein Lied mit dem Titel »Danny, mein Herz gehört Dir«. In dem Lied spricht er davon, dass er früh sterben werde und sein Herz jemand anders geben werde. Tatsächlich hieß die ebenfalls 18-jährige Organempfängerin Danielle. Sie berichtet: »Als sie mir Bilder ihres Sohnes zeigten, erkannte ich ihn sofort. Ich hätte ihn überall erkannt. Er ist ich. Ich weiß, er ist in mir, und er liebt mich. Er war immer mein Geliebter, mag sein, zu einer anderen Zeit, irgendwo. Wie konnte er, Jahre bevor er starb, wissen, dass er sterben würde und dass er mir sein Herz geben würde? Wie konnte er wissen, dass mein Name Danielle ist?«

William Baldwin, ein Psychologe und Reinkarnationstherapeut, versetzt seine Klienten, die ein fremdes Organ in sich tragen, in eine leichte Trance und lässt sie sprechen. Oft äußert sich dann der tote Organspender durch sie. Der Psychologe schreibt: »Im Fall einer Organtransplantation kann der Geist des Spenders buchstäblich dem transplantierten Organ in den neuen Körper hineinfolgen.«[22] Er schildert den Fall von Alex, dem meh-

---

21 Joachim Hornung, »Spirituelle Aspekte der Organtransplantation«, siehe http://www.mutual-mente.com (11.2.2007).

22 Baldwin, William J., *Healing Lost Souls – Releasing Unwanted Spirits From Your Energy Body*, Hampton Roads, 2003, S. 8–9, zitiert in www.mutual-mente.com/Dorah und Claire Sylvia/index.html (Mai 2008).

rere Spenderorgane entnommen wurden und der folgendermaßen zu Wort kam:»Meine Nieren gingen hierhin, meine Leber dorthin und mein Herz noch woanders hin. Ich folge meinem Herzen, denn da ist es, wo ich lebe!«

Diese Berichte erschüttern und werfen Fragen auf, auf die unsere mechanistisch-materialistische Weltanschauung keine Antworten geben kann. Vieles deutet auf alte karmische Beziehungen hin, auf seelische Verbundenheit, die über das Leben hinausgeht. Auch die Möglichkeit der Besessenheit durch die Geister der Toten, denen einst die Organe gehörten, besteht.

Für Schamanen und Hellseher ist es keine Frage: Auch wenn der Mensch den Körper verlässt, existiert er unabhängig vom Gehirn in einer nichtphysikalischen Dimension weiter. Von der Gemeinschaft getragene Bestattungsrituale – Leichenwäsche, Totenwache, Festessen, Tänze usw. – helfen dem Verstorbenen, sich von Leib und Leben zu lösen und auf dem »Totenweg« zu den Ahnen, den Göttern, den Sternen, in den Makrokosmos hinauszuwandern. Der Tote soll nicht haften bleiben, er soll weitergehen, denn seine Zeit ist abgelaufen. Man übergibt seinen Leichnam der Erde, damit er – Erde zu Erde, Staub zu Staub – sich auflöst und die Seele freigibt. Oder er wird im Feuer eingeäschert, damit die Seele im Rauch zu den Himmlischen emporsteigen kann. In Indien darf man den Leichnam nicht einmal fotografieren, damit die Seele nichts mehr in der materiellen Welt hat, an das sie sich festklammern kann.

Es gibt aber auch Fälle, in denen die Toten am »Irdischen« haften bleiben. Manchmal wird eine Seele mittels okkulter Praktiken absichtlich davon abgehalten, die Gemeinschaft zu verlassen – etwa durch Einbalsamierung oder Mumifizierung, wie man es bei ägyptischen Pharaonen oder heute noch mit den Päpsten macht. Auch der Kult der Reliquien funktioniert so: Man hält die Seele zurück, damit sie weiterhin wirken kann. Die südamerikanischen Jivaros machten »Schrumpfköpfe« (Tsantsas) aus den Häuptern ihrer getöteten Feinde, mit dem Zweck, diese darin zu bannen und sich geistig dienstbar zu machen.

Anders ist es bei jenen Toten, die durch Unfälle unvermittelt und plötzlich aus dem Leben herauskatapultiert wurden. Oft wissen sie nicht, dass sie tot sind, und irren in der nicht-physischen Dimension ruhelos umher. Oft werden sie zu Spukgeistern, Wiedergängern und Energiesaugern. Da sie körperlos sind, schlüpfen sie in andere Körper hinein und versuchen von ihnen Besitz zu nehmen. Wenn ihr eigenes Herz noch in einem anderen Körper schlägt und lebt, dann ist es für sie ein Leichtes, diesen Körper mitzubewohnen. Für einen Hellsichtigen ist es nicht schwer, eine solche Besetzung zu erkennen. Das wäre dann ein Fall für einen echten Schamanen, der die Fähigkeit hat, die Geisterwelt zu besuchen. Er müsste die Toten-seele ansprechen und sie überzeugen, loszulassen, weiterzugehen und sich dem Licht zuzuwenden. Auch hier helfen Kräuter, die Totenseele auf den Weg zu bringen. Hanf *(Cannabis indica)* eignet sich als »Totenbegleit-Psy-chedelikum«. Die Schamanen Zentralasiens und Ostasiens atmen die Dämpfe schwelender weiblicher Hanfblüten ein, um den Toten ein Stück seines Weges zu begleiten – ein Brauch, der schon bei dem Reitervolk der Skythen fünfhundert Jahre vor unserer Zeitrechnung beschrieben wurde. In Westafrika ermöglicht der Strauch Eboga *(Tabernanthe iboga)* den Kontakt zu den Verstorbenen. Bei den Einäscherungen in Indien essen die An-gehörigen des Verstorbenen *Bhang*, Kugeln aus gehackten, mit Pfeffer ge-würzten, frischen Hanfblüten in Joghurt, um den Übergang des Verstorbe-nen in eine nicht-leibliche Dimension visionär mitzuerleben. In anderen Kulturen sind es wiederum andere psychedelische Kräuter, die diesem Zweck dienen.

Hilfreich im Falle ruheloser oder orientierungsloser Totengeister sind Räucherungen mit Beifuß *(Artemisia vulgaris)* und den Zweigen des schon von den Germanen bei Totenritualen benutzten Wacholders *(Juniperus communis)*. Auch das lichtbringende Johanniskraut *(Hypericum perforatum)* ist von großer Hilfe als Streukraut oder Räuchermittel. Für den Organ-empfänger ist es vor allem wichtig, dem Verstorbenen, von dem er das Organ erhalten hat, aufrichtige Dankbarkeit und Liebe zukommen zu lassen.

Kunstherzen und Xenotransplantate

Eine weitere Frage stellt sich: Was geschieht mit dem Menschen, wenn das neue Herz gar kein echtes Herz mehr ist, sondern nur eine mechanische Pumpe, ein Kunstherz, ein TAH-System (TAH, *total artificial heart*) wie das computergesteuerte Incor® oder das Jarvic 2000, dessen Stromversorgung nicht mehr durch die entzündungsanfällige Bauchdecke gelegt wird, sondern als Steckanschluss hinter dem linken Ohr? Was sind die seelischen Folgen? Ein Spezialgebiet der Anthropologie, Cyborg-Anthropologie[23] genannt, beschäftigt sich mit der Bedeutung künstlicher Bausteine – Kunstherzen, Prothesen, Herzschrittmacher, Implantate und anderer innerkörperlicher Technologie – im lebenden Menschen.

23 *Cyborg: **cybernetic organism**,* »kybernetischer Organismus«, Mischwesen zwischen lebendi-gem Organismus und Maschine. Technokratische Optimisten glauben, dass die Weiterentwicklungen der Cyborgtechnologie die Eigenschaften des Körpers immer weiter verbessern und natürliche Begrenzungen des Menschen überwinden helfen. Donna Haraway, eine amerikanische Feministin, weist der Cyborgtechnologie auch einen emanzipatorischen Aspekt zu, indem sie die patriarchali-schen Codes der symbolischen Ordnung durcheinander bringt (www.wikipedia.org/wiki/Cyborg).

Das Herz als Sitz der Seele und als Wahrnehmungsorgan

Dieselbe Frage stellt sich bei den sogenannten Xenotransplantaten, also der Verpflanzung von Herzen anderer Säugetierarten in den Menschen. Da menschliche Spenderherzen oft Mangelware sind, versuchte man es mit den Herzen unserer nächsten Verwandten, den Schimpansen und Pavianen. 1964 war es soweit. An der Universität Mississippi wurde das Herz des Schimpansen Bino dem 68-jährigen Patienten Boyd Rush eingepflanzt. Leider war die Pumpleistung des Affenherzens zu schwach und die Abwehrreaktion des Patienten zu stark, sodass dieser nach neunzig Minuten verblich. Vier Jahre später versuchte man es in London mit einem Schweineherz. Das Tierherz schlug nur zwei Minuten. 1984 verpflanzte ein Chirurg in Kalifornien ein Pavianherz in einen vierzehn Monate alten Säugling namens Fae. Der Chirurg hatte zwar viel Erfahrung mit artüberschreitenden Herzverpflanzungen – er hatte Lämmerherzen in Zicklein verpflanzt – dennoch starb Baby Fae nach zwanzig Tagen.

Inzwischen macht man sich erneut Hoffnung mit Schweineherzen. Diese haben eine ähnliche Größe und Pumpleistung wie das Menschenherz, und die Gefahr einer Übertragung eines menschenkompatiblen Affenvirus ist geringer. Zudem stehen Schimpansen unter Naturschutz, dagegen gibt es massenhaft Schweine. Außer bei Muslimen und Juden vermutet man keine ethischen Bedenken. Laut der FAO (Statistic 2002) gibt es weltweit fast eine Milliarde Schweine, allein in den USA werden 90 Millionen pro Jahr geschlachtet. Das größte Problem mit der Tierherztransplantation ist die immunologische Abwehrreaktion des Empfängers. Da soll die Gentechnologie helfen, indem Schweine mit menschlichen Genen gezüchtet werden. Auch andere Organe, Herzklappen und Haut, können genetisch veränderten, geklonten Schweinen entnommen werden.

Wenn Organe Träger der Seele und seelischer Eindrücke sind, dann stellt sich die Frage, was das für einen Einfluss auf die Persönlichkeit des mit einem Schweineherzen versehenen Menschen haben könnte. Etwas überspitzt könnte man sich fragen, ob er dann wohl beim Mittagstisch grunzen und sich »saumäßig« aufführen würde, wie augenzwinkernd ein englischer Freund meinte, als wir uns über das Thema unterhielten. Mit der für den britischen Humor typischen kühlen Untertreibung kommentierte er, dass dies in der heutigen Zeit sowieso niemandem auffallen würde.

Asuras

Nicht jeder ist mit der Transplantationsmedizin einverstanden. Jehovas Zeugen lehnen Herz- und andere Organtransplantate ab. Wenn man lebendige Organe von anderen Menschen nimmt, um selbst zu leben, dann sei das nichts anderes als Kannibalismus, und als solcher eine schwere Sünde. Spiritisten lehnen Organverpflanzungen ab, da sie glauben, dass die verstorbenen Besitzer der Herzen noch als sogenannte erdgebundene Geister anwesend sind. Nicht nur würde man ihren Aufstieg in höhere Dimensionen behindern, sie würden auch die Organempfänger seelisch in Besitz nehmen, also besessen machen.

Vor einigen Jahren äußerte sich der Bauernphilosoph Arthur Hermes zum Thema Organverpflanzung. Er erzählte, dass Rudolf Steiner vorhergesagt hätte, dass sich gegen Ende des 20. Jahrhunderts zurückgebliebene Geistwesen, sogenannte *Asuras*,[24] aus den Urgründen der Schöpfung erheben und über die Menschheit herfallen würden. Sie würden nicht wie die ahrimanischen Mächte zum einseitigen kaltherzigen Intellektualismus verführen, noch wie die luziferischen Mächte den Menschen in träumerischen, schöngeistigen Illusionen verfangen, sondern sie würden den Menschen (und Tieren) Stück für Stück Seelenteile herausreißen.[25] Diese würden unwiederbringlich verloren sein. Zurück bleiben seelisch kastrierte Menschen, gefangen in ihrer niederen triebhaften Natur, Menschen, die nur noch an das Materielle glauben. Materialistisch denkende Schwarzmagier, die von den Asuras Eingebungen und Macht empfangen, haben dann keine Hemmung, lebende Organe aus den Körpern herauszuschneiden, Embryonen abzutreiben und den Körper als Seelenträger zu verstümmeln. Diese irregeleiteten Wissenschaftler glauben dabei Gutes zu tun; sie haben keine Ahnung, dass sie von den Asuras ferngesteuert werden und dass es gar nicht ihre eigenen, persönlichen Ideen sind, die sie motivieren.

Als Arthur Hermes mir das erzählte, kamen mir diese Imaginationen wie wilde Science-Fiction-Fantasien vor, wie Anflüge einer paranoiden Schizophrenie. Aber wer weiß? Hatte Steiner nicht schon im Jahr 1923, in Vorwegnahme der BSE-Krise, in seinen Arbeitervorträgen am Goetheanum[26] (Dornach, Schweiz) gesagt, Kühe würden wahnsinnig werden, wenn man ihnen verarbeitete Schlachtabfälle mit ins Futter mischt. Die damals

Das Herz als Sitz der Seele und als Wahrnehmungsorgan

---

24 *Asuras* (Sanskrit *asura*, »Dämon, böser Geist«; als Eigenschaftswort »böse, teuflisch«). Der Begriff, den Steiner dem theosophischen Wortschatz entlehnte, bezeichnet Geister der Finsternis, die am Anfang den Göttern gleich waren, aber sich im Laufe der Zeit für ihren egoistischen Vorteil anstatt für die Wahrheit entschieden.

25 Die Begriffe »luziferisch« und »ahrimanisch« gehen auf die Geistesschau Rudolf Steiners zurück. Sie beschreiben zwei Arten von Verführung, die die Menschen aus ihrer Mitte – wo Christus zu finden ist – ziehen. Luzifer (»Lichtträger«) ist der gefallene Lichtengel, der Verführer, der den Menschen schöne, realitätsferne Träume und Scheinwelten vorgaukelt. Ahriman, benannt nach dem altpersischen Gegenspieler des guten Gottes (Ahura Mazda), ist Herrscher der leblosen Materie und des kalten Intellekts; er versperrt dem Menschen die Sicht auf die geistige Dimension.

26 Vortrag am 13. Januar 1923 (Steiner Gesamtausgabe Bd. 348).

neuste Theorie war, dass die eiweißreichen Abfälle Milchleistung und Fleischproduktion erhöhen würden. Auch wies der Anthroposophenmeister in seinen Vorträgen darauf hin, dass es gegen Ende des 20. Jahrhunderts in Europa zu einer Abnahme der menschlichen Fruchtbarkeit kommen würde. Wer weiß also, ob Steiner, der ja bekanntlich hellsichtig war, nicht doch etwas in den geistigen Dimensionen wahrgenommen hatte, als er von organfressenden Asuras sprach?

Diabolos

Wir leben in diabolischen Zeiten. Das Wort »diabolisch« ist zutreffend, es kommt vom griechischen *diabállein* (»durcheinanderwerfen«). Es sind tatsächlich Zeiten, in denen das, was geordnet war, durcheinandergeworfen, vermischt, verwirrt und chaotisiert wird. Es geschieht auf allen Ebenen: Die soziale und ethnische Gliederung verschmilzt, Geschlechtergrenzen fallen, biologische Systeme befinden sich im Wandel, Artgrenzen werden mittels Gentechnologie übergangen. Über Jahrmillionen hinweg getrennte Vererbungsströme werden in der Gentechnologie – auf Teufel komm raus und mit Blick auf Profit – vermischt: Leuchtkäfer-, Flunder- und Schneeglöckchen-Gene in Kartoffeln, Lorbeerbaum-Gene im Raps, Artischocken-Gene in Zuckerrüben, Bakterien-Gene im Mais, Menschen-Gene in Schweinen und vieles mehr. Auch die ökologischen Systeme, die sich über lange Zeiträume natürlich entwickelten, werden durcheinandergewirbelt, chaotisiert, und ihre Organismen geraten unter extremem Selektionsdruck in nie zuvor bekannter Weise. Exotische Pflanzen- und Tierarten erobern neues Terrain und bedrängen einheimische Arten: Amerikanische Waschbären rauben Vogelnester aus, Ochsenfrösche fressen Laich einheimischer Lurche, nordamerikanische Bisamratten und Grauhörnchen breiten sich aus, ebenso die Wollhandkrabbe aus China und der Marderhund aus Ostasien. Spanische Nacktschnecken, amerikanische Maiszünsler, San-José-Schildläuse machen sich über Kulturpflanzen her. In Großbritannien vertreibt der Neuseelandplattwurm die einheimischen Regenwürmer und zerstört dadurch wertvollen Humusboden. Die gefräßigen chinesischen Marienkäfer, die als Pflanzenschutz gegen Blattläuse eingeführt wurden, fressen sieben Mal so viel wie der einheimische Marienkäfer, der, weil wenig für ihn übrigbleibt, verhungert. Wenn sie nicht genug Blattläuse finden, machen sich die chinesischen Käfer über die Weintrauben her. Robuste Pflanzenarten aus fernen Regionen, Neophyten wie die Herkulesstaude aus dem Kaukasus, der Japanische Staudenknöterich, die Kanadische Goldrute oder das Drüsige Springkraut

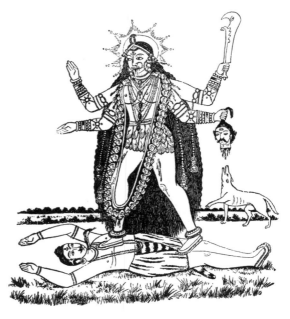

Kali, Göttin des Wandels, der Zerstörung und Neuschöpfung.

aus Kaschmir drücken einheimische Flora beiseite. Umgekehrt verursachen eurasiatische Flora und Fauna in Australien, Südafrika oder Amerika ebenso immense Schäden.

Auch die soziale Welt wird chaotisiert: Was sich über Jahrtausende an Gesellschaftsformen und Kultur in den asiatischen Steppen, den Urwäldern und Savannen Afrikas oder den Karststeppen des Nahen Ostens im Einklang mit der natürlichen Welt herausgebildet hat, trifft sich nun *for better or worse* im Multikulti-Milieu fremder Großstädte. Kann man Kulturen verpflanzen, so wie man Organe verpflanzt? Die traditionelle Familie, als Grundbaustein der überlieferten Gesellschaftsorganisation, wird zunehmend durch Singlehaushalte, Patchwork-Familien, gleichgeschlechtliche Beziehungen und andere Alternativen ersetzt.

Sogar die Sprache, dieser kulturelle Schlüssel der Völker und Stämme zu ihrer natürlichen Umwelt und zu ihrer Geschichte, wird globalisiert oder »macdonaldisiert«. Seit die Eskimo in Alaska nicht mehr Inuit sprechen, sondern die Sprache einer fernen Insel im Atlantik, ist es schwer für sie, mittels ihrer traditionellen Jagd zu überleben. Es fehlen nun die indigenen Worte, um den Zustand des Eises und Schnees, das Verhalten der Seesäugetiere und andere Umstände, die für das Überleben in der Eiswildnis notwendig sind, zu beschreiben. Die Sprachen der Kolonialherren sind hier nicht organisch gewachsen und der Landschaft, dem Klima und der Lebensweise nicht angepasst, wie es die Sprachen der Eingeborenen sind.

Sprachen sind Teil der Ökologie. Mit jeder Sprache, die ausgelöscht wird, geht uraltes Wissen, die jahrtausendealte Weisheit der Ahnen, verloren. Tiefere Zusammenhänge werden nicht mehr erkannt (Nettle/Romaine 2000: 69). Die Monokulturisierung der Sprache und der Sprachmischmasch machen auch vor uns nicht Halt.[27] Der Austausch der Organe und der internationale Organhandel gehören auch mit zu dem diabolischen Zeitgeist, der wie ein geistiger Wirbelsturm alles durcheinanderwirbelt. Es scheint so, als würden die Karten neu gemischt, das Feld gepflügt, damit es eine neue Saat empfangen kann. Es ist der Tanz der zornigen Kali, der Tandava-Tanz Shivas. Es ist der sich immer schneller drehende Tanz der Auflösung, der Zerstörung, der einer Neuschöpfung vorausgeht (Storl 2002: 97).

Die Sonne des Mikrokosmos

Es gehörte zum Wissen der Antike, dass nicht das zentrale Nervensystem – das Hirn – Träger der Seele ist, sondern der ganze Körper mit all seinen Organen. Mit der Lehre der Planetengötter blühte diese Vorstellung in der Renaissance erneut auf. Man empfand das Universum als ein Weben unsichtbarer Gewalten, die den gesamten Kosmos – die Landschaft, Menschen, Tiere, Pflanzen, Steine, Metalle, den Sternenhimmel – durchpulsen. Die Urimpulse kamen von den Fixsternen, den zwölf Regionen des Tierkreises. Verändert, verwoben, gemischt, verwandelt wurden diese Impulse von den sieben (sichtbaren) Wandelsternen, den Planeten. Nicht als leblos rotierende Kugeln aus Staub und Stoff, sondern als Gottheiten sah man diese Himmelskörper. Ganz weit oberhalb der Erde befinden sich die »obersonnigen Planeten«: Saturn am Rande der Fixsternwelt, dann Jupiter und Mars. In der Mitte der Planetenbahnen ist die Sonne, das lichtspendende, allen Wesen ihren Puls gebende Herz der großen Natur. Darunter und erdnah findet man die »untersonnigen Planeten« Venus, Merkur und Mond. Jeder Planet ist ein Organ der makrokosmischen Weltenseele.

Der Mensch, die kleine mikrokosmische Welt, ist ein Abbild des Makrokosmos. In ihm ist das Herz die Sonne. Um diese Mitte ziehen die Energien der Hauptorgane als innere Planeten ihre Bahn. Auch hier ist alles miteinander verbunden. Die Organe, die inneren Planeten, durchpulsen

---

27   Der alte Bauernphilosoph Arthur Hermes glaubte lange, eine »Snack Bar« sei eine Bar oder Kneipe zum »snacken« (plattdeutsch: »reden«) und »Tea Room« sei eine reiche Unternehmerin, da ihr Name so häufig in Zusammenhang mit Teestuben auftauchte. Und am »Service Point« im Bahnhof gehen die Älteren immer wieder vorbei, wenn sie verzweifelt nach Auskunft suchen.

mit ihren Energien den ganzen Körper. Auf diese Weise durchstrahlt das Herz also den Mikrokosmos mit seinem Lebenslicht; es ist dasselbe Licht, das durch die Augen leuchtet. So gesehen sind die Augen das Tor zur Seele, zum Herzen. Paracelsus schreibt *(Volumen paramirum):* »Das Herz ist die Sonne, und wie die Sonne auf die Erde scheint und sich selbst wirkt, also wirkt auch das Herz auf den Leib und sich selbst. Und ist dieser Schein auch nicht der der Sonne, so ist er doch der Schein des Leibes, denn der Leib muss an dem Herzen Sonne genug haben. Ebenso ist der Mond dem Gehirn vergleichbar und das Gehirn mit diesem« (zitiert in Rippe/Madejski 2006: 100). Das Gehirn gehört dem launischen, wandelbaren Mond, es ist ein reizempfangender silberner Spiegel, der tiefer Liegendes spiegelt. Der schlaue, verschlagene, quecksilberartige Merkur, der die Lymphe bewegt und den Verstand beherrscht, hat sein Organ in der Lunge. Die wollustschenkende Venus hat ihr Zentrum in den Nieren. Mars, der Mut, aber auch Wut in sich trägt, ist mit der Galle verwoben. Jupiter, Gott der Lebensfülle wie auch der Völlerei, ist mit der Leber verbunden und schenkt den Menschen Würde und Reife. Der greise Saturn, der langsamste Planet, dessen Organ die Milz ist, kann unsere Seele verbittern, melancholisch machen oder aber mit kristallener Weisheit füllen.[28]

Alle Organe und Planeten umkreisen die Herzsonne. (La Sagesse des Anciens, 18. Jahrhundert)

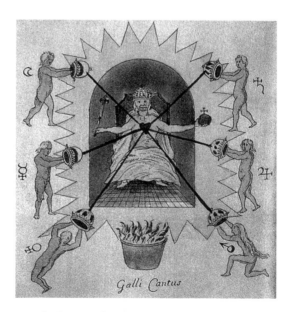

Galli Cantus

---

28 Mehr zu den Planetengöttern, den Korrespondenzen zwischen Mikrokosmos und Makrokosmos in Storl 2001: 68f. und 2004a.

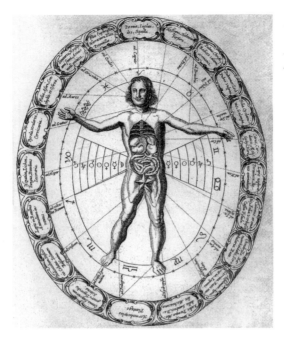

Der Mensch als Mikrokosmos. (A. Kirchner, Mundus subterreaneus, Amsterdam, 1682)

Auch andere Kulturen kannten derartige allumfassende ganzheitliche Systeme, in denen die Organe als Träger seelischer Eigenschaften beschrieben wurden. So spricht auch die Traditionelle Chinesische Medizin die Sieben Emotionen *(Qi Qing)* (Ots 1990: 45; Heise 1996: 56). Da heißt es beispielsweise, in der Leber staut sich Wut, Zorn, Ärger. Die Niere ist anfällig für Angst und Furcht. In der Lunge sammelt sich Sorge, Trauer oder Kummer. In der Milz nimmt ängstliches Grübeln seinen Ursprung. Und das Herz, das spüren kann, ob es mit liebevollen oder bösen Intentionen angepeilt wird, ist anfällig für Freude und Schreck.

Das Herz als Quelle der Liebe und Sitz der Lebenskraft

»Mein Herz gleicht dem Meere
Hat Sturm und Ebb' und Flut,
Und manche schöne Perle
In seiner Tiefe ruht.«
Heinrich Heine, *Buch der Lieder,* »Die Heimkehr«

»Die Bildschirme werden immer größer,
die Herzen immer kleiner.«
Amma (Sri Mata Amritanandamayi)

Das Herz ist Quelle und Sakristei der Liebe. In des Herzens Mitte lebt und webt unser wahres Selbst, der göttliche Geist. Alles was wir lieben, ist mit dieser Mitte unmittelbar verbunden. Auch das Bild der oder des Herzallerliebsten, des Gefährten durch viele Leben, bleibt wie ein Kleinod wohlbewahrt in dieser innersten Kammer. Und dann, wenn sich die ewig Liebenden zum ersten Mal in diesem Leben auf der Erde begegnen, erkennen ihre Herzen einander. Das Herz ist nämlich weiser als der Verstand. Zwei Seelenhälften haben sich nun gefunden. Sie haben den Schlüssel, einander das Herz aufzuschließen. Sie sind »ein Herz und eine Seele«. Sie schenken einander ihre Herzen, oder wie es im Mittelalter hieß: Sie tauschen die Herzen. Aus den altüberlieferten Sagen und Märchen wissen wir, dass diese Vorstellung für die nördlichen Waldvölker, insbesondere für die Germanen, Wirklichkeit war.

Das Herz und die ewige Liebe

Auch die alten Völker kannten Liebeleien und Untreue, Verheiratete schieden sich, Kegel (Bastarde) wurden gezeugt, Leidenschaften entflammten – selbst davon sind die Sagen voll. Aber solche Geschichten haben nichts mit dem Herzensgefährten zu tun, sondern mit Persönlichkeiten – im Sinne von lateinisch *persona* (Maske des Schauspielers). Persönlichkeiten können heiraten, miteinander Sex haben, durch eine Ehe Besitztümer regeln, akkumulieren, verwalten, Kinder (Erben) zeugen und dabei sogar glücklich sein. Wie häufig aber gilt der Spruch:

»Der Heiland musste erleiden Not, Schmach und Schand',
Doch eins blieb ihm erspart, das war der Ehestand.«

Persönlichkeiten verstricken sich in gesellschaftlichen Rollen, der Kern jedoch, das Selbst, das im Herzen wohnt, feiert die Heilige Hochzeit, die *Hierogamos.* Wahre Ehen werden im Himmel geschlossen, nicht im Getriebe der alltäglichen Welt. Deswegen heißen sie Ehe, denn *Ehe* ist sprachlich verwandt mit *ewig.*[29] Ewig hieß ursprünglich nicht eine unendliche Zeitlänge, sondern das, was sich jenseits der Zeit – im »Himmel«, im Göttlichen, in der Unvergänglichkeit – hinter dem Schleier der fließenden Zeit befindet.

Für den postmodernen Menschen, der von einer Beziehungskiste zur anderen taumelt, Singlefrust schiebt, sich verliebt, um erneut enttäuscht zu werden, bis er schließlich doch mal wieder einen Lebensabschnittspartner findet, oder auch für denjenigen, dem die Ehe eine Qual und ein Gefängnis ist, sind das sicherlich realitätsfremde Träumereien; dieses Empfinden entspricht aber genau einer Gesellschaft, die den Zugang zu den Herzenskräften verloren hat. Wo das Herz nur noch als biokybernetisch funktionierendes Pumporgan verstanden wird, da ist es auch nicht mehr der sakrale Raum, die Schwelle zum Göttlichen und zur Ewigkeit, die es einst für die Menschen war.

Und trotzdem: Kaum ein Liebeslied, Gassenhauer, Schlager oder Hit, der ohne das Herz, ohne *el corazón*, ohne *le cœur,* ohne *heart,* ohne *cuor* auskommt. (Zu denken gibt der Ausspruch eines Pueblo-Indianers: »Man besingt das, was man nicht hat, aber gern haben möchte. Ihr Weißen singt von Herz und Liebe, wir Hopi singen von Regen für die Felder.«)

Das Buch der Ewigkeit

Es ist alter Brauch, dass Verliebte ihre Liebe in der glatten, bleigrauen Rinde alter Buchen verewigen. Ein von einem Pfeil durchbohrtes Herz mitsamt ihrer Namen oder Initialen ritzen sie in die Haut des alten Baumriesen. Auf diese Weise schreiben sie in das Buch der Ewigkeit hinein, dass sie »ein Herz und eine Seele« geworden sind. Die Buche gehört nämlich dem greisen, graubärtigen Planetengott Saturn, dem Wächter am blauen Himmelstor. Er trägt ein dickes Buch, in dem er alles vermerkt, was in der Ewigkeit Bestand haben soll. An unserem Nachthimmel erscheint Saturn als der äußerste, mit bloßem Auge sichtbare Planet. Unterhalb von seiner Bahn be-

---

29 Das germanische *éwa, éwig* hat Entsprechungen im griechischen *aión* (»Lebenszeit, Ewigkeit«) und im Sanskritwort *áyuh* (»Lebenskraft«; das Leben ist nach vedischer Auffassung kein Epiphänomen, sondern Bestandteil des ewigen Seins).

wegen sich die anderen wandernden Wandelsterne; über ihm befinden sich die unverrückbaren Fixsterne, die Heimat der unvergänglichen Urbilder: unterhalb der Saturnbahn das ständige Weben und Wandeln der vergänglichen Welt, oberhalb die Ewigkeit. Saturn ist also das Tor zu den göttlichen Archetypen. Und da die Buche an seinem Wesen teilhat, ist der Baum ebenfalls ein Tor zum göttlichen Urgrund.

Schon lange vor der mittelalterlichen Planetenlehre wusste man, dass die Götter sich in den Buchen kundgeben können. Die keltischen und germanischen Seher und Weisen vernahmen im rauschenden Buchenwald das Raunen des Großen Geistes. Und was die Götter ihnen zuraunten, das ritzten sie als Runen in die graue Rinde der Buchenstämme oder auf abgeschnittene Zweige, auf sogenannte Buchenstäbe – daher unsere Worte »Buch« und »Buchstabe«. Sie belebten die geritzten Runen, indem sie sie mit frischem roten Blut oder Ocker einfärbten. Daraufhin warfen sie die Stäbe auf weiße Leinentücher, hoben einige von ihnen auf und versuchten so den Götterwillen zu erraten (Scheffer/Storl 2007: 162). Das Herz mit dem Pfeil, kann als eines der letzten Überbleibsel des einstigen Runenzaubers gedeutet werden.

Der Pfeil des Liebesgottes Eros

Der Pfeil, der aus dem Verborgenen kommt, das Herz trifft und in Liebe entflammen lässt, ist ein uraltes Motiv indogermanischer Kulturen, das sich bis in die Gegenwart erhalten hat. Noch in dem Volkslied »Im Wald, im grünen Walde, da steht ein Försterhaus«, wird von dem Herzschuss gesungen:

> *»Der Förster und die Tochter, die schossen beide gut.*
> *Der Förster traf das Hirschelein, die Tochter traf das Bürschelein,*
> *tief in das junge Herz hinein,*
> *tief in das junge Herz hinein.«*

Meistens jedoch ist der Schütze, dessen Geschosse die Herzen durchbohren, der Liebesgott selbst. Bei den Griechen war es Eros – dessen Namen wir die Wörter »Erotik«, »Erotomanie« oder »erotisch« verdanken. Der junge, beflügelte Schütze entsprang einem Liebesabenteuer der schönen Aphrodite[30] mit dem stürmischen Krieger Ares. Eros galt den Griechen als

---

30 Aphrodite, die Herrin des sinnlichen Verlangens, entstand zu Anbeginn der Schöpfung, als Chronos Zeit und Raum schuf, indem er die Einheit von Himmel und Erde spaltete und dabei seinen Himmelsvater Uranus kastrierte. Das Glied des Himmelgottes fiel schäumend ins Meer, und Aphrodite entstieg dem Schaum.

die Verkörperung des Triebes an sich; für die Orphiker stellte er die Triebkraft der Schöpfung dar, die aus dem Chaos den Kosmos schuf. Später jedoch, viel später, in Zeiten des Barock und Rokoko, wurden aus dem mächtigen Gott die kleinen nackten, pausbäckigen Amoretten oder Putten, die mit ihren Pfeilen die frivole Gesellschaft zu erotischen Flirts anstifteten.

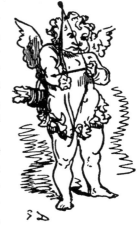

Amor. *(Gustave Doré)*

Die römische Entsprechung zu Eros war Amor (lateinisch »Liebe«), der Sohn der Venus, der auch Cupido (lateinisch cupiditas, »Verlangen, Leidenschaft«) genannt wurde. Auch er erschien als geflügelter Jüngling mit Pfeil und Bogen. Die Sage, die sich um ihn rankt, erzählt von einem König, der drei Töchter hatte. Alle drei waren reizend, aber Psyche (»Seele«) war die schönste. So schön war sie, dass sogar Venus auf sie eifersüchtig wurde. Die Göttin, die sich an ihr rächen wollte, schickte ihren Sohn Amor. Mit seinen treffsicheren Pfeilen sollte er in ihr die Liebe zu einem alten hässlichen Mann entfachen. Doch als Amor die anmutige Psyche sah, verliebte er sich selbst in das schöne Mädchen. Als sie eingeschlafen war, entführte er sie mit Hilfe Apollos auf einen abgelegenen heiligen Berg. Als sie aufwachte, sah sie vor ihren Augen ein wunderschönes goldenes Schloss. Als sie durch das Tor trat, gewahrte sie einen gedeckten Tisch mit den köstlichsten Speisen. Alles war mit Blumen geschmückt, und sie hörte schöne Gesänge, sah aber niemanden. Als sie müde wurde, ging sie in das Schlafgemach und legte sich ins Bett. Da kam der unsichtbare Amor zu ihr und schenkte ihr zärtliche Liebe. So ging es dann Tag für Tag. Jeden Abend kam der unsichtbare Liebhaber zu ihr. Gern hätte Psyche demjenigen ins Gesicht geschaut, der sie so glücklich machte und ihre Sinne berauschte. Eindringlich hatte er sie jedoch gewarnt: Wenn sie ihn mit leiblichen Augen anschauen würde, müsse er verschwinden und könne nie wiederkommen.

Psyche war sehr glücklich in dem Schloss. Es gab jedoch Momente, da fühlte sie sich einsam. Sie vermisste ihre Schwestern und lud sie ein, sie zu besuchen. Die beiden kamen, waren aber ob der Pracht eifersüchtig, und als sie von ihrem nächtlichen Liebhaber hörten, meinten sie, es sei sicherlich ein Ungeheuer. Warum würde er sich sonst verstecken? Sie rieten ihr, der Sache auf den Grund zu gehen. Also zündete sie in jener Nacht, nachdem er eingeschlafen war, heimlich eine Lampe an, um ihn anzuschauen.

Entgegen ihrer ängstlichen Erwartung, einen Drachen oder ein sonstiges Ungeheuer zu sehen, gewahrte sie einen wunderschönen Jüngling. Ein Tropfen heißes Öl von der Lampe fiel auf seine Schulter und weckte ihn. Da wurde er sehr traurig und sagte, dass er nun nicht wiederkommen könne. Alle bitteren Tränen konnten ihr nicht helfen. Viele Jahre suchte sie ihren Geliebten, fand ihn aber nicht. Auch Amor suchte verzweifelt nach Psyche. Zuletzt fanden sie ihren Weg zum Götterberg, wo Jupiter, der Götterkönig, die eifersüchtige Mutter Venus beschwichtigte und die beiden Liebhaber wieder miteinander vereinte. Im Himmel zeugten sie eine Tochter, Epithymia, »die sinnliche Lust« (Grabner-Haider/Marx 2005: 112).

Was will der Mythos besagen? Viele Dinge, etwa dass die Seele und die sinnliche Liebe zueinander gehören, aber auch, dass das grelle Licht des neugierigen Verstandes – habt acht, ihr Sexologen! – das Wunder und den Zauber der erotischen Liebe vertreibt und die Seele in Einsamkeit und Bekümmernis stürzt.

Christen taten sich oft schwer mit den Pfeilen des Amor. Wenn in ihrer Bilderwelt Pfeile ein Herz durchbohrten, dann bedeutete das vor allem den Martyrertod. Gottesmutter Maria wird seit der Pestzeit mit einem von sieben Schwertern durchstochenen Herzen als *Mater Dolorosa* (Schmerzensmutter) dargestellt. Dennoch waren aufs Herz gezielte Pfeile der ekstatischen Gottesliebe nicht unbekannt. Ein pfeildurchbohrtes, flammendes Herz ist Attribut des Kirchenvaters Augustinus (354–430). Die Heilige Theresa von Avila (1515–1582), die Begründerin des Ordens der barfüßigen Karmeliterinnen hatte eine Vision, bei der ihr ein Engel das Herz mit einem brennenden Pfeil der Gottesliebe durchbohrte. 1562 feierte sie die mystische Verlobung mit Jesus. Es heißt, wenn sie von allzu großer Liebesglut erfasst wurde, ergriff sie ihr Tamburin und begann zu tanzen, ihre Mitschwestern begleiteten den Rhythmus mit Kastagnetten und Händeklatschen (Dinzelbacher 1995: 204). Theresa ist, neben Johannes vom Kreuz (1542–1591), Stifterin des »Herzensgebets«.

Luitgard, ein flämisches Mädchen aus dem 12./13. Jahrhundert, das als Zwölfjährige ins Kloster gesteckt wurde, wurde mit 15 vom Pfeil des Liebesgottes getroffen, als ihr ein junger Ritter begegnete. Daraufhin tat sie eine derart harte Buße, dass in ihrer Vision der göttliche Bräutigam Jesu erschien. Sie flüchtete sich, wie es in ihrer Vita heißt, in die Seitenwunde Christi und ruhte dort wie ein Kind in seiner Wiege. Von da an wurde sie von keinen fleischlichen Gedanken mehr geplagt und blieb in ungetrübter Vereinigung mit dem Herzen Jesu. Mit ihr begann die mittelalterliche Herz-Jesu-Verehrung, wobei sich das Herz durch den Ansturm der göttlichen Liebeskraft

Das Herz als Quelle der Liebe und Sitz der Lebenskraft

völlig verwandeln soll. Die sinnliche Leidenschaft *(Sexus)* und das Wechsel-spiel der Erwartung und Hingabe *(Eros)* wird durch die Herz-Jesu-Medita-tion schließlich zur wahren Liebe *(Agape)* (Beyer 1996: 147).

Die Liebespfeile Kamas

Auch in Indien ist der schöne junge Gott mit dem Köcher voller Pfeile wohlbekannt. Dort wird er Kama oder Kamadeva (Sanskrit *kama*, »Begeh-ren, Verlangen«) genannt. Der Name ist uns im Westen durch das *Kama-sutra*, das altindische Lehrbuch der Liebeskunst, bekannt. Es heißt, Kama sei als erstgeborener Sohn dem Herzen des Schöpfergottes Brahma ent-sprungen. Andere sagen, er sei der Sohn der Lakshmi, der Glücksgöttin, die übrigens, ähnlich der Aphrodite, dem schäumenden Meer entstieg. Wiede-rum andere nennen ihn Aja, »der von Niemandem Geborene« oder der »Von-Selbst-Entstandene«. Im *Rigveda*, dem ältesten Schriftwerk der Indo-germanen, verkörpert er die erste Regung des Absoluten:»Verlangen *(Kama)* entstand in ihm, der die Quelle des Bewusstseins ist, den die weisen Seher durch ihre Ergründungen in ihrem Herzen gefunden haben und der das ab-solute Sein mit der Erscheinungswelt verbindet« (Rigveda X. 1923: 129, 4).

Kama spendet Lust und Freude und ist Voraussetzung für das Entstehen aller Lebewesen, für die Zeugung neuer Generationen, egal ob es Men-schen, Tiere, Pflanzen oder Götter sind. Gerade das mochte Shiva, der Asket und Gott der Götter, nicht. Er wollte sich nicht in den Strudel der Leiden-schaften hineinbegeben, sich nicht in dem Rad der Illusion verstricken, den endlosen Zyklen der Lust und des Leids, des Geborenwerdens und Ster-bens. Als ein in Asche gehüllter Yogi, in sich selbst versunken, saß er allein auf dem eisigen Gipfel des Weltenberges Kailash. In stiller Versenkung me-ditierte er über den ungeteilten Urgrund des Seins. So verkörperte er reines Bewusstsein und Wonne; das Lebensfeuer war in ihm ausgebrannt, erlo-schen. Da dem großen Gott das rastlose Getriebe der Welt gleichgültig war, lief auf Erden alles chaotisch. Ungehindert gaben sich dämonische Zaube-rer ihrer Hab- und Machtgier hin. Keiner war da, der Menschen, Tiere, Götter und Pflanzen vor Missbrauch, Ausbeutung und Leid beschützte. Die bedrängten Geschöpfe beteten zu Brahma, dass sie von den Leiden erlöst würden und dass die Lebensfreude wiederkehren möge. Der weise Brahma sagte ihnen, allein ein Sohn des Gottes der Götter könne die Welt retten. Diesen Sohn, weissagte Brahma, würde Shiva eines Tages mit schönen jun-gen Parvati zeugen. Aber wie sollte das gelingen? Shiva war unerreichbar, jede Regung war in ihm erloschen.

Parvati, die holde Tochter der Berge, beriet sich mit Brahma und den anderen Göttern. Sie entschieden sich, Kama zu schicken. Er sollte den Pfeil der Liebe dem aschebedeckten Asketen direkt ins Herz schießen.

Kama ergriff seinen Bogen aus Zuckerrohr, dessen Sehne wie ein Bienenschwarm beim Honigsaugen summt, packte seine Blütenpfeile in den Köcher und setzte sich auf den bunt gefiederten Papagei, der sein Reittier war. So flog er hinauf auf den verwinterten Berg. Milde, warme Lüfte umwehten ihn, und das Land, das er überflog, begann zu grünen, Vögel sangen Frühlingslieder und bunte Blumen entsprossen der Erde. Eine Schar himmlischer Tänzerinnen, Apsarasas, begleitete ihn, und der Kuckuck kündigte sein Kommen an. Auch Parvati und die Götter zogen mit der fröhlichen Schar mit, gespannt darauf, was passieren würde.

Als Kama den versteinerten, in sich gekehrten Shiva sah, spannte er den Bogen und ließ den Blütenpfeil schwirren. Mitten ins Herz traf er ihn. Erzürnt, dass seine Meditation jäh unterbrochen wurde, öffnete Shiva sein drittes Auge, das Feuerauge der Zerstörung. Die herausschießende Flamme verbrannte Kama zu einem Häufchen Asche. Shiva schloss nun wieder seine Augen und wollte sich weiterhin der Versenkung hingeben. Aber in dem kurzen Augenblick, in dem der Pfeil sein Herz getroffen hatte, hatte er auch die schöne junge Parvati erblickt. Und nun bekam er das Bild der gazellenartigen, mandeläugigen Jungfrau nicht mehr aus dem Sinn, es hatte sich in sein Herz eingebrannt. Ganz gleich, wie er sich bemühte, er musste immer an sie denken, und er spürte ein tiefes Verlangen nach ihr, ein Verlangen, das wie ein Feuer brannte und sich nicht löschen ließ ... Auf diese Weise kam dann schließlich doch die große Liebe zustande, in deren Glut – dank Kama – der Weltenretter gezeugt werden konnte.

Als die Geschöpfe vernahmen, dass der Gott der sinnlichen Liebe zu Asche verbrannt war, wurden alle traurig, vor allem die Frauen. Da bat Parvati ihren Geliebten, er solle Kama doch das Leben wieder schenken. Shiva gab dem Jüngling das Leben zurück, aber nicht den Körper. Seither ist Kama unsichtbar. Er verschießt nun seine Liebespfeile, ohne dass die Wesen, seien sie Mensch, Tier, Dämon oder Gottheit, wissen können, woher sie kommen. Ohne einen eigenen Körper zu besitzen, schlüpft Kama in die Körper der Liebenden, wenn sie ineinander verschmelzen und zu einem werden, und er genießt ihre Wonne.

Die Ikone Kamas ist voller bedeutender Symbole. Er hält den Bogen so, dass er den Pfeil direkt vom Herzen aus davonschnellen lässt. Der Pfeil besteht aus lauter bunten Blumen. Mit anderen Worten: Blumenbotschaften werden von Herz zu Herz geschickt. Blumen sind ja bekanntlich die aller-

Das Herz als Quelle der Liebe und Sitz der Lebenskraft

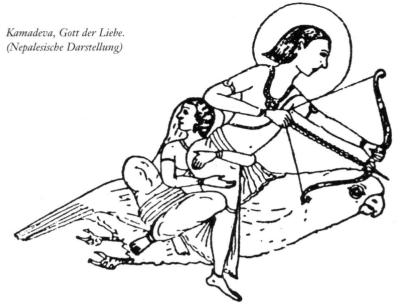

Kamadeva, Gott der Liebe.
(Nepalesische Darstellung)

besten Mittel, um Gefühle auszudrücken. Bei jedem Ereignis, das uns seelisch berührt, schenken wir Blumen – zu Geburtstagen, bei Taufen, Hochzeiten, Jubiläen, Beerdigungen, Krankenbesuchen und Besuchen bei lieben
Verwandten. Indem jemand seiner Geliebten einen Blumenstrauß schenkt,
schenkt er ihr sein Herz. Die Arten der Blüten, die er aussucht, die Größe
des Straußes, die Farben und Düfte sind Abbild seiner seelischen Triebe
und Wünsche. Sie sind Botschaft von Seele zu Seele. Das ist auch folge-
richtig, denn in der Blüte ist die Pflanze am meisten beseelt. Das Pflanzen-
wesen offenbart seine Seele in der Blüte – in den Düften, den Farben, den
zarten Gebilden und der (sogar messbaren) Blütenwärme. Ansonsten ist die
rhythmisch wachsende, wuchernde Pflanze grün und das »Seelische« umwebt sie von außen.

Der Papagei, der Kama als Reittier dient, stellt das spielerische Plappern
und Geplauder der Liebespärchen dar, mit denen sich ihre Seelen einander
annähern.

Kamas Gefährtin und Geliebte – sie verkörpert seine *Shakti* oder weibliche Energie – ist Rati (»Liebe«). Sie ist die indische Venus, die Göttin der
sexuellen Leidenschaft. Als solche folgt sie ihm auf seinen Fahrten durch die
drei Welten, die Unterwelt, die Götterwelt und die Menschenwelt. Kama
wird mit vielen Namen genannt, er ist *Madan*, »der mit Liebe berauschende«;
Manmatha, »der den Geist erregt«; *Pradyumna*, »derjenige, der alles erobert«;
Ananga, »der ohne (physischen) Körper«; *Pushoasara*, »der, dessen Pfeile

Blumen sind«; *Abhirupa*, »der Schöne«; *Shringara-Yoni*, »Quelle der Liebe«, oder *Madhudipa*, »Lampe aus Honig«. Als *Mara*, »Mörder, Zerstörer, als derjenige, der (mit seinen Pfeilen) verwundet«, kennen ihn die Buddhisten. Wie einst für den Asketen Shiva, ist Kama auch für Buddha und seine Anhänger ein unwillkommener Gast. Er verkörpert das sexuelle Wünschen, das Sinnesverlangen, welches die Erleuchtung und das Nirwana verhindert.

Sankt Valentinstag

Am 14. Februar wird im westlichen Abendland, vor allem in England, Frankreich, Belgien und auch in Nordamerika, der Tag des Heiligen Valentin gefeiert. Es ist ein Fest der Jugend und der Verliebten. Die Mädchen schicken allen Jungen und die Jungen allen Mädchen, die sie mögen und »sexy« finden, Briefchen mit großen knallroten Herzen, bunten Blumen, lustigen Gedichten und mit der Frage: »Willst du mein Valentin sein?«[31] Inzwischen entwickelt sich auch in Mitteleuropa dieser Brauch. Ebenso wie die Halloween-Gruselparties Anfang November oder das Erscheinen des Santa Claus mit einem Rentierschlitten, dem der rotnasige Rudolf vorangeht, so ist auch der Valentinstag Teil der Amerikanisierung unserer Kultur.

Der Brauch, in der Februarmitte – »am Tag, wenn die Vögel mit ihrem Balzgezwitscher anfangen« – ein Fest des Anbändelns und Flirtens zu feiern, ist schon seit dem Mittelalter bekannt. Der Ausspruch »Sei mein Valentin« (englisch *be my valentine*) ist in England schon seit Chaucers Zeiten (14. Jahrhundert) belegt. An jenem Tag, der gelegentlich auch als Vielliebchentag bekannt war, tauschten junge Leute kleine Geschenke, Liebesgedichte oder Karten mit großen Herzen; es wurden Lose gezogen, um zu bestimmen, wer der Valentin (oder die Valentine) sein würde, mit dem man ein flüchtiges Liebesverhältnis eingehen würde, auch wurden Liebes- und Eheorakel vorgenommen. So galt der erste junge Mann, den ein Mädchen an diesem Tag zu Gesicht bekam, als möglicher zukünftiger Geliebter oder Ehemann. An dem Tag knackten Jungen und Mädchen beim geselligen Zusammensein Haselnüsse: Fand jemand eine Nuss mit zwei Kernen, dann riefen die anderen »Vielliebchen!«, und es war ein Kuss fällig oder eine Aufforderung zum Tanz oder Stelldichein. Das Orakel mit der Haselnuss ist nicht zufällig: Seit den alten Kelten ist das Haselbäumchen mit sexueller Potenz, Fruchtbarkeit und dem Segen der Ahnen verbunden, die sich erneut im Leben verkörpern wollen (Storl 2000: 206).

---

31 Das formelhaft wiederkehrende Valentins-Gedicht fängt mit diesen Strophen an: *Roses are red, violets are blue; goldilocks are sweet, and so are you!* (Rosen sind rot, Veilchen sind blau; Butterblumen sind süß, und du bist es auch!)

Seit 1860 ist der Valentinstag »big business« in den angelsächsischen Ländern. Hersteller von Schokoladenherzen, die Blumenläden und Grußkartenverkäufer machen das große Geschäft mit liebeshungrigen Teenies. Doch was hat der Heilige Valentin, ein römischer Martyrer aus dem 3. Jahrhundert, mit diesem lustigen Fest der verliebten Herzen zu tun? Eigentlich nichts. Das Fest selbst war eigentlich Teil der Narrenfeste, die die heidnischen Europäer im Februar feierten, wenn die Geister und Dämonen aus Wald und Wildnis durch die Dörfer und die Gassen der Städte zogen und die Menschen mitrissen, sodass sie selbst wild, geil und ekstatisch wurden. Diese Geister wirbeln das geordnete, vernünftige Alltagsgefüge durcheinander. Durch das Chaos, das sie bereiten, öffnen sie die Herzen, damit diese neue Impulse, neue Inspirationen, auch neue Lebenskeime, empfangen konnten. Diese wilden Geister, die in Narrenzügen und Fasnachtstreiben ihren Ausdruck fanden, bringen die Fruchtbarkeit, ohne die kein Volk überleben kann.

Unmittelbar geht der Valentinstag auf das römische Narrenfest *Lupercalia* zurück, das am 15. Februar, dem Monat der *Juno Februata*, der Göttin des Liebesfiebers (lateinisch *febris*, »Fieber«), zu Ehren des gehörnten Naturgottes Pan oder Faunus gefeiert wurde. An dem Tag opferten junge Männer Ziegen und einen Hund, bestrichen sich mit deren Blut und schnitten Riemen aus der Haut der getöteten Tiere. Mit den Riemen in der Hand rannten sie durch die Gassen und verpassten den Frauen damit saftige Striche, insbesondere unfruchtbaren Frauen, damit auch sie in dem Jahr schwanger werden würden. Dabei steigerte sich die Luperkalie zu einem ausgelassenen Fest sexueller Freizügigkeit. Die jungen Römer zogen Lose mit den

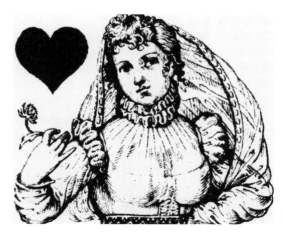

Dame des Herzens, 1809.
(Hamburger Kunsthalle)

Namen der Mädchen, mit denen sie erotische Spiele treiben würden. Die Liebenden selbst waren nicht mehr vernünftige menschliche Individuen, sie wurden ekstatisch und von der Raserei der Frühlings- und Vegetationsgeister ergriffen und besessen.

Selbstverständlich hatten die Christen Probleme mit dem lüsternen Treiben. Für sie sollte der Februar der Monat der Reinigung sein. Die Reinigung Marias, 40 Tage nach ihrer Niederkunft, fiel ja in diesen Monat. Der 14. Februar wurde zum Unglückstag erklärt, es sei der Geburtstag des bösen Judas Ischariot gewesen. Als Wächter über den Tag wurde der Martyrer Valentin gesetzt, dem man verschiedene Biografien andichtete, etwa, dass er als armer Priester ein blindes Mädchen geheilt haben soll oder einen verkrüppelten Jungen vom Veitstanz[32] – das ist wildes unkontrolliertes Tanzen jener, die von Teufeln besessen sind – erlöst haben soll. Sein Attribut ist ein verkrüppelter Knabe und ein Hahn.

Trotz all dem entwickelte sich Valentin zwangsläufig zum Schutzheiligen der Liebenden (Walker 2003: 1139). Der Hahn, sein Attribut, ist schließlich nicht nur der Ankündiger eines neuen Tages und Vertreiber der Dämonen der Nacht, sondern auch Symboltier der Wollust und Paarungsbereitschaft. Im Mittelalter schließlich wurde Sankt Valentin angerufen, wenn man Liebeszauber treiben oder Liebesgetränke herstellen wollte.

Die typische Herzform

Die Kärtchen, die am Valentinstag ausgetauscht werden, enthalten neben Liebeserklärungen, Rosen und Blumen immer ein pralles knallrotes Herz. Es ist die typische Herzform (♥),wie man sie überall findet: auf dem Herzblatt der Spielkarten, in Buchenrinden geritzt, als Tattoo, Schmuck, als Form von Keksen, Pralinen und Lebkuchen, als Luftballons, als Kissen, auf alten Wappen und anderswo. Auch in der Pflanzenkunde spricht man von herzförmigen Blättern, etwa bei der Linde, dem Veilchen, der Melisse, dem Sumpfherzblatt *(Parnassia)*, der Osterluzei und anderen. Oft wurde diese Herzform als Signatur der Herzwirksamkeit gedeutet.

Woher kommt diese Vorstellung, diese Darstellung des Herzens mit zwei abgerundeten oberen Lappen und einer nach unten auslaufenden Zuspitzung? Sie hat doch kaum etwas mit der anatomischen Blutpumpe zu tun, die eher einem faustförmigen Muskelschlauch gleicht. War es etwa so, dass man die eigentliche anatomische Form nicht kannte? Erst seit Vesalius, der im 16. Jahrhundert Leichen sezierte, wird das Herz anatomisch korrekt

Das Herz als Quelle der Liebe und Sitz der Lebenskraft

---

32   Veitstanz bezeichnet auch die Fallsucht (Epilepsie) oder Valentinskrankheit.

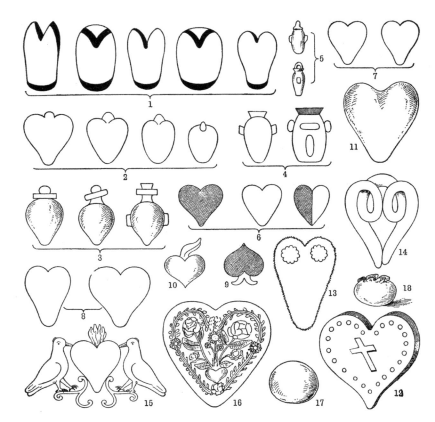

Traditionelle Herzformen. (Hovorka/Kronfeld II, 1909, Seite 65)

dargestellt. Als Liebesgruß kommt das Bild des Herzmuskels jedoch nicht in Frage. Das mystische Herz, sei es das Herz Jesu oder das Herz Hanumans, wird auch immer in der Mitte des Körpers dargestellt. Dabei befindet sich das 300 bis 500 Gramm schwere anatomische Organ im vorderen Brustkorb links von der Mitte.

Es gibt viele Vermutungen über den Ursprung der imaginären Herzform: Einige Feministinnen vertreten die These, es sei eine aufgeschnittene Feige oder ein Granatapfel – symbolisch »das heilige Herz der Unsterblichkeit der Göttin« – jener »Apfel«, mit dem Eva den Adam als Liebhaber auserkor (Walker 2003: 62). Auch das Efeublatt[33] ist als Modell im Ge-

33 Richtig herzförmige Blätter hat der Efeu *(Hédera helix)* kaum. An den kriechenden und kletternden Zweigen sind die Blätter fünflappig, in der Altersform, auf den blühenden, fruchtenden Zweigen dagegen eiförmig ungelappt.

spräch, denn im Mittelalter galt Efeu als Symbol der ehelichen Treue und der unsterblichen Seele. Eine andere Deutung führt die Herzform auf balzende Schwäne zurück, die ihre Hälse zueinander biegen. Schwäne, nebelige Gewässer bewohnend, mit Hälsen wie Schlangen und dennoch Vögel, wurden in vielen Kulturen mit Liebe und Liebessehnsucht verbunden; man denke an die bezaubernden Schwanenmädchen der indogermanischen Sage, an die Jungfrau Leda, die Zeus in Schwanengestalt schwängert, oder an die Lohengrin-Sage. Andere wiederum sehen in der Herzform die symmetrische Rundung der Brüste oder Pobacken oder die Gesichtsform eines jungen Menschen mit Pausbacken und Kinn (Bartens 2006: 125).

Und dennoch scheint die typische Herzform mehr zu bedeuten. In der Höhle El-Pindal in Asturien wurde die Felszeichnung eines Elefanten entdeckt, mit einem typischen Herz. Das Herz des Rüsseltieres war sogar mit Ocker rot gefärbt. Der französische Urgeschichtler Leroi-Gourhan rechnet das Felsbild der Magdalénien-Epoche zu, also der Zeit vor rund 15 000 Jahren. Andere vermuten darin eine Fälschung.

Vielleicht aber bezieht sich das »Valentinsherz« nicht unmittelbar auf den physikalischen Hohlmuskel, der das Blut saugend und drückend bewegt. Was in dieser Form dargestellt wird, ist viel eher die Herz-Aura, das ätherische Herz, die feinstofflich-energetische Ausstrahlung des Herzchakra. Wie bei einem Springbrunnen entströmt diese Energie unserer Mitte und fällt dann sich verschmälernd nach unten (♥). Man kann diese Energiebewegung eurhythmisch mit den Armen nachbilden. Dieses »Energie-Herz«

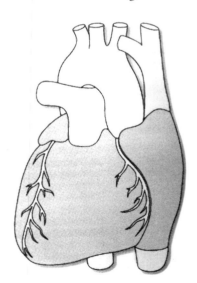

Modernes Herzbild.

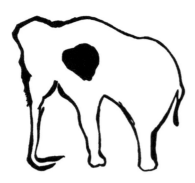

Mammut mit Herz. (Paläolithische Höhlenzeichnung in Asturie).

kann, wie die Alten sagten, hell strahlen oder verdunkelt sein; es kann winzig, vertrocknet und verhärtet sein – sodass, christlich gedeutet, nur des Heilands Blut es wieder gesund machen kann –, oder es kann riesig sein, so groß wie ein Bergwerk, so groß wie die Welt selbst. Ein solch großes Herz, einen Brunnen der Liebe, findet man zum Beispiel bei der indischen Heiligen Amma (Sri Mata Amritanandamayi). Jeden, der zu ihr kommt, umarmt sie und drückt sie ans Herz. Sie umarmt täglich Tausende, Junge und Alte, Männer und Frauen, Kranke und Gesunde, und gibt ihnen das Gefühl, dem Göttlichen Selbst begegnet zu sein.[34]

Angezauberte Liebe

Viel Liebeszauber dreht sich um das Herz. Besonders kluge Frauen beziehungsweise Hexen kannten sich mit dem Anzaubern von Liebe aus. Mit Zaubergetränken oder Pulvern, die sie ihren Opfern heimlich in die Speise taten, und mit Zaubergesängen konnten sie das Herz eines jeglichen begehrten Mannes erobern und zur erotischen Vereinigung zwingen. In die *Philtra* (Liebesgetränke) kamen Kräuter wie Alraunwurzel, Maiglöckchen, Mannstreu oder andere Pflanzen der Venus, dazu zermahlene Fingernägel und Schamhaare, Achselschweiß, Menstruationsblut, sowie Herzen, Hoden, Glieder, Blut oder Samen von Tieren, denen man besondere Geilheit nachsagte, etwa Ziegen, Hähne oder Hasen. Mit Hilfe eines solchen Zaubers soll Anne Boleyn den englischen König Heinrich VIII. umgarnt haben. Dieser Zauber erboste die Kirche, zumal ihm immer wieder Mönche oder Pfaffen, gelegentlich auch ein Papst erlagen.

34 Amma ist – mehr als Lady Diana oder Elisabeth Stuart – eine Königin der Herzen. Wenn sie die Menschen beim *Darshan* in die Arme schließt und an ihre Brust drückt, dann scheint sie in Ekstase zu sein. Wieso Ekstase? Sie sieht durch alle illusionären Hüllen und Persönlichkeitsmasken hindurch zum wahren Wesenskern, dem innewohnenden Göttlichen. Das ist für sie Glückseligkeit. Sie umarmt Gott in der jeweiligen Gestalt, in der er vor ihr steht. Inzwischen hat sie zwischen 30 und 40 Millionen Menschen umarmt.

Ein besonders starker Liebeszauber soll das bis heute bekannte »Licht-stechen« sein. Mit der Nadel sticht die Hexe in die Kerzenflammen und spricht: »Ich steche das Licht wie das Herz, das ich liebe.« Sollte sich der so angesprochene Mann als untreu erweisen, bedeutete das seinen Tod (Habinger-Tuczay 1992: 251). Auch einer Puppe oder einem Abbild des Menschen konnte so ins Herz gestochen werden.

Hildegard von Bingen erwähnte verschiedene Pflanzen, die diesen Liebeszwang auflösen oder abwehren können. Besonders stark in der Abwehr des Liebeszaubers, oder des Voodoos überhaupt, wirke das Johanniskraut *(Hypericum perforatum)*, auch Teufelsflucht genannt. Wie der lateinische Name *Hypericum* andeutet, hat das sonnige Kraut die Fähigkeit, die Seele »über die Einbildung« (*hyper*, »über«; *eikón*, »Bild, Abbild«) hinauszuheben. Auch Dost, der wilde Majoran *(Origanum vulgare)*, Quendel, der wilde Thymian *(Thymus serpyllum)* und die weiße Heide konnten unerwünschte Liebe abwehren. Mit Brennnessel und Baldrian konnte man beides, das Liebesfeuer entfachen oder den falschen Liebhaber entzaubern.

> *»Baldrian, Dost und Dill,*
> *Die Hex' kann nicht wie sie will.«*

Den bewusst oder auch unbewusst angewendeten Liebeszauber gibt es selbstverständlich auch heute noch. Eine ganze Modeindustrie, Make-Up, Duftessenzen, Salben und Parfums, die heimlich auf das Unterbewusstsein einwirken und erotische Begehrlichkeiten erwecken, gehören dazu. Auch heute helfen noch immer diese Kräuter, um das Herz vor Schaden zu bewahren.

Spiritus vitalis – Das Herz als Prinzip des Lebens

Nach Ansicht der Mystiker und Kabbalisten des 16. und 17. Jahrhunderts trennt sich die Seele nachts während des Schlafs vom Körper und steigt die Planetenleiter hinauf gen Himmel. Zurück im Herzen bleibt der Lebensgeist, der *Spiritus vitalis*. Würde auch er das Herz verlassen, dann müsste der Mensch sterben. Bei den alten Ägyptern hieß es, den Verstorbenen ist ihr Herz »davongegangen«. In diesem Sinne ist das Herz nicht nur das Zuhause der Seele, sondern auch des Lebensprinzips.

Im Märchen Schneewittchen heißt es von der bösen Königin, »wenn sie Schneewittchen erblickte, kehrte sich ihr das Herz im Leibe um, so hasste sie das Mädchen; und der Neid und Hochmut wuchsen wie ein Unkraut in ihrem Herzen immer höher, dass sie Tag und Nacht keine Ruhe hatte«

(Grimm 1922: 302). Sie rief einen Jäger und befahl ihm, Schneewittchen mit in den Wald zu nehmen, zu töten und Lunge und Leber als Beweis zurückzubringen. Das macht Sinn, denn auch die Leber gilt oft als Sitz des Lebens. In anderen Versionen des Märchens ist es jedoch das Herz, das der Jäger herausschneiden und der Königin bringen soll.

Die ethnologische Literatur ist voll von Beispielen, die belegen, dass das Herz – das Blut sowieso – als Träger der Lebenskraft gilt. Hier einige Beispiele: Bei den Yoruba in Westafrika war es ein Brauch des neuen Königs, das Herz seines verstorbenen Vorgängers zu essen, damit dessen Kraft auf ihn übergehe (Frazer 1951: 343). Bei vielen Völkern in Afrika, bei den Ureinwohnern im australischen South Wales und bei den Sioux verspeisten die Krieger gelegentlich die Herzen der getöteten Gegner, um sich deren Kraft, aber auch deren Mut und Intelligenz einzuverleiben. Auf diese Weise wurde das Herz des britischen Befehlshabers Sir Charles Mc'Carthy von den Ashanti-Häuptlingen (Goldküste, Westafrika) verzehrt; die unteren Häuptlinge bekamen das getrocknete Fleisch, und die Knochen des Engländers wurden als Kultobjekte verwahrt (Frazer 1951: 576). Ähnliches gilt auch für die Jäger, denen das Herz oder auch die Leber des erlegten Tieres zustand. Manchmal wurde es auch den Göttern und Geistern überlassen, die es in Gestalt eines Schakals, Fuchses oder Raben entgegennahmen.

Die Azteken vermuteten zu Recht, dass die Sonne der Ursprung der Lebenskraft ist. Sie verausgabt sich im täglichen Kampf mit den Sternen und anderen Astralgottheiten und braucht nach ihrer Auffassung frisches Herzblut, um ihre Kraft zu erneuern. Das zu gewährleisten war die Aufgabe der mexikanischen Opferpriester. Auf den Gipfeln der Pyramiden schnitten sie mit rasierklingenscharfen Obsidianmessern die Herzen aus den lebenden Leibern der freiwilligen Opfer oder der zu diesem Zweck erbeuteten Kriegsgefangenen und streckten sie – noch schlagend – der Sonne entgegen.[35] Nur so konnte die Welt erhalten bleiben, und nur so konnten die Feld- und Gartenfrüchte gedeihen.

Das für uns grausam anmutende aztekische Ritual ist kein völkerkundlicher Einzelfall, es ist lediglich eine Extremform des Herz- und Blutopfers. In vielen Bauern- und Pflanzergesellschaften war ein Blutopfer – von Menschen oder Tieren – nötig, damit die Erde ihre Kraft behalten könne. Hinter diesen Praktiken stand das ungeschriebene Gesetz, dass man nichts nehmen konnte, ohne etwas dafür zu geben. Deshalb wurde die Erde mit Blut be-

---

35 Die Christen kennen das Blutopfer ebenfalls. Nur wird hier nicht der Mensch der Gottheit geopfert, sondern die Gottheit wird für die Menschen geopfert. Im Ritual des Abendmahls wird das göttliche Blut von den Menschen getrunken und das göttliche Fleisch gegessen.

sprengt oder auch die in Teile zerstückelten Körper oder Herzen im Ackerboden begraben. Auf diese Weise geht die Lebenskraft in die Scholle und in die Bodenfrüchte über.

Vampirismus

Die Erkenntnis, dass das Herz der Sitz der Lebenskraft ist, kommt auch in dem osteuropäischen Vampirglauben zum Ausdruck. Der Vampir ist ein »Untoter«, ein »Wiedergänger« oder »Nachzehrer«, ein Leichnam, der nachts sein Grab verlässt und das Blut Lebender aussaugt. Auf diese Weise verwest seine Leiche nicht und kann über Jahrhunderte lang weiter ihr Unwesen treiben. Der Vampir kann unschädlich gemacht werden, indem man ihm einen Pflock aus Dornholz, Eschenholz[36] oder Edelmetall (Gold, Silber oder vergoldetes Eisen) durchs Herz stößt oder indem man sein Herz herausschneidet und verbrennt. Noch im Jahr 1874, einige Tage vor seinem Tod, äußerte der rumänische Fürst Borolajowank den Wunsch, man möge seiner Leiche das Herz herausreißen, damit er nicht als Vampir zurückkehren müsse wie so viele aus seinem Geschlecht. Noch im letzten Jahrhundert kam es im Balkan gelegentlich vor, dass ein des Blutsaugens verdächtigter Leichnam exhumiert wurde, um dessen Herz zu pfählen oder zu verbrennen (Bächtold-Stäubli III 1987: 1800). Dieser Abwehrzauber gegen das Böse oder vermeintlich Böse scheint bis in die Neuzeit zu existieren. So wurden angeblich den in Nürnberg hingerichteten Nazi-Kriegsverbrechern die Herzen herausgeschnitten, gesondert verbrannt und in alle Winde verstreut. Ähnlich geschah es mit dem Bären Bruno, der 2006 in bayerische Lande einwanderte und zum »Schadbären« erklärt wurde. Auch ihm wurde, in einem quasi magischen Akt, das Herz entfernt und verbrannt.[37] Im Gegensatz dazu genießen die Herzen von Toten, die man verehrt, besondere Behandlung. Schon im altägyptischen Bestattungsritus war dies der Fall: Während bei der Einbalsamierung alle inneren Organe entfernt wurden, blieb das »unsterbliche« Herz an seinem Platz in der Brust. In der Jenseitswelt, so glaubten die Ägypter, werde das Herz beim Totengericht über die Lebensführung des Verstorbenen aussagen[38] (Lurker 1981: 91). Mittelalterliche Könige verfügten, dass man ihr Herz herausnehme und an besonderen Orten bestatte. So ließ zum Beispiel Richard Löwenherz sein

Das Herz als Quelle der Liebe und Sitz der Lebenskraft

---

36 Die Esche galt in der indogermanischen Mythologie als Baum der Sonne. Die Sonnengötter und -helden tragen Eschenspeere. Der Eschenspeer ist ein Lichtspeer (Storl 2000: 280).
37 BILD-Zeitung, 27. Juni 2006, Seite 5: »Herz des Bären heimlich verbrannt«.
38 Der auf die Mumie gelegte und in Binden mit eingewickelte Herzskarabäus sollte als Amulett eine ungünstige Aussage des Herzens verhindern.

Herz in Rouen beisetzen, seinen Körper in Frontevrauld. Die Herzen der Wittelsbacher ruhen in den Kapellennischen bei der Schwarzen Madonna von Altötting; viele Habsburger ließen ihr Herz im »Herzgrüftl« in der Augustinerkriche in Wien beisetzen, und das Herz Friedrich Wilhelms IV. ruht zu Füßen seiner Eltern im Mausoleum zu Charlottenburg (Bärchtold-Stäubli III 1987: 1799).

Schadenszauber

Auch in der in fast allen Kulturen bezeugten Anwendung von Schadzauber oder Voodoo schlummert die Erkenntnis, dass das Lebensprinzip im Herzen zu finden ist. Nicht nur in Afrika oder in der Karibik, sondern auch im ländlichen Raum in Europa wurden bzw. werden Wachsbilder oder Puppen eines Feindes oder untreuen Liebhabers angefertigt. Manchmal befindet sich in der Voodoo-Puppe das Herz eines Tieres, in Europa vor allem das eines Igels oder einer Taube. Wenn der Schwarzmagier oder die Hexe dann das Herz der Puppe mit einer Nadel traktiert, werden geballte negative, tod- oder krankheitsbringende Energien in das Lebenszentrum des Gegners geleitet. Angeblich sollen auch die Freimaurer ein Ritual haben, in dem sie dem Abbild eines Verräters Messer oder Nadeln ins Herz stechen.

Voodoo-Tod: Aberglauben oder Wirklichkeit?

Voodoo oder Wodu ist eine aus Westafrika stammende Religion oder ein Trance- und Ekstasekult mit eigenen Gottheiten und Praktiken, der auch in Amerika, insbesondere Haiiti, Fuß gefasst hat. Voodoo, auch Vodun und Vodú, aus der Sprache der Ewe-Fon bedeutet »schützende Gottheit«. Die rassistische Sensationspresse hat daraus einen schwarz-magischen Kult gemacht, der vor allem Schadenzauber, insbesondere Todeszauber, bewirkt. Wir werden hier bei diesem eingebürgerten allgemeinen Gebrauch des Wortes bleiben und fragen, ob es tatsächlich so etwas wie einen »Voodoo-Tod« gibt und wie er wirkt. Diese Fragen stellte sich der Physiologe und Ethnopsychologe Walter B. Cannon, als er Berichte über Todeszauber in Afrika, Nord- und Südamerika sowie Australien untersuchte. Dieser Zauber bewirkt den Tod ohne Anwendung von Gift oder physischer Gewalt.

Besonders dramatisch ist das »Zielen mit einem Knochen« *(bone pointing)*, das von den australischen Ureinwohnern gegen jene angewendet wird, die trotz Verwarnung wiederholt die Regeln brechen und die gesellschaftliche Harmonie gefährden. Meistens ist es ein Vogelknochen, um den ein Haar des Opfers gewickelt wurde, der auf den Übeltäter gerichtet wird. Das Opfer stirbt oft innerhalb von einigen Stunden, manchmal einigen Tagen nach dem Fluch, obwohl es vorher bei bester Gesundheit war. Der ganze Stamm erwartet seinen Tod, für alle ist derjenige schon ein Toter. Oft legt sich das Opfer hin, isst und trinkt nicht mehr, zittert, kann weder schlafen noch ausscheiden und stirbt alsbald.

Walter B. Cannon kam zum Schluss, dass der magisch Hingerichtete unter extremem Schock steht, der dem »Granatfieber« oder der Kriegsneurose – englisch *shell shock*, heute auch als Posttraumatische Belastungsstörung (PTBL) bezeichnet – ähnlich ist. »Kriegszitterer« nannte man die Betroffenen im Ersten Weltkrieg; im amerikanischen Sezessionskrieg war der Zustand als *soldiers heart* (»Soldatenherz«) bekannt. Bei dem Geschockten wird das sympatische Nervensystem aktiviert: Die Muskeln, auch die Blutgefäße spannen an und verkrampfen sich; die Hirnanhangdrüse (Hypophyse) aktiviert das endokrine System, sodass Stresshormone wie Adrenalin und Noradrenalin ausgeschüttet werden; die Atmung wird flach und schnell; die Verdauungsorgane werden stillgelegt; das Herz jagt, der Puls rast, bis zu 130 Schläge pro Minute werden gezählt; das Opfer wird blass, da sich das Blut von der Körperoberfläche zurückzieht, es zittert und verliert kalten Schweiß; der Blutzuckerspiegel schnellt in die Höhe. Wenn der extreme Zustand anhält, was bei dem Opfer eines Todeszaubers der Fall ist, kollabiert die Körperfunktion. Nach einiger Zeit fällt der Blutdruck dramatisch, das Herz wird geschädigt, Blutplasma sickert in die Körpergewebe und der Betroffene stirbt. Walter B. Cannon, der 1942 die klassische Studie *Voodoo Death* veröffentlichte, bestätigte die These, dass der traditionelle Todeszauber wirkt, durch Tierexperimente (Cannon 1942: 169–181).

Die Märchen erzählen von Zauberern und Zauberinnen, die ihr Lebenszentrum schützen, indem sie es unauffindbar machen. Das holsteinische Märchen *Vom Mann ohne Herz* erzählt von einem Zauberer, der eine junge Frau als Magd in seinem Haus, abgelegen im tiefen Wald, gefangenhält. Das Mädchen jammert Tag und Nacht: »Du bist alt und kannst leicht sterben, was soll ich dann anfangen, wenn du tot bist? Ich werde hier ja ganz allein in diesem großen Walde sein!« Der Alte, der das Jammern nicht mehr ausstehen kann, sagt: »Sterben kann ich nicht. (…) Weit, weit von hier, in

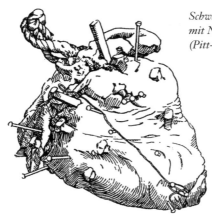

Schwarze Magie: Schafherz
mit Nadeln und Nägeln.
(Pitt-Rivers-Museum, Oxford, England)

einer ganz unbekannten, einsamen Gegend liegt eine große Kirche, die Kirche ist mit dicken eisernen Türen wohl verwahrt, um die Kirche fließt ein großer tiefer Burggraben, in der Kirche fliegt ein Vogel, in dem Vogel ist mein Herz, und solange dieser Vogel lebt, lebe auch ich. Von selbst stirbt er nicht, und niemand kann ihn fangen; daher kann ich nicht sterben, und du kannst ohne Sorge sein.« Schließlich kommt doch ein junger Mann, der mit der Hilfe magischer Tiere das geheime Versteck ausfindig macht, den Vogel tötet und die Jungfrau befreit (Früh 1996: 114).

Ein russisches Märchen erzählt von einem Zauberer, der sein Herz, in einer Muschel verborgen, tief in einem See aufbewahrt. Ein deutsches Märchen berichtet von einem Zauberer, dessen Herz ebenfalls nicht im Leib wohnt, sondern als leuchtende Kristallkugel im Dotter eines glühenden Eis verborgen ist. Das Ei befindet sich in einem feurigen Vogel, der wiederum in einem wilden Auerochs versteckt ist. Die leuchtende Kristallkugel, aus der das Herz des Zauberers besteht, bringt uns eine Vorstellung in den Sinn, der man des öfteren begegnet, nämlich die des Seelenfunkens, Seelenlichts oder Lebenslichts, das im Herzen wohnt. In Bayern wird beim Schlachten einer Sau in ihr »Liachterl«, in ihr Herzenslicht, gestochen (Bächtold-Stäubli III 1987: 1798). Nach der alten hermetischen Lehre, deren Wurzeln weit über die klassische Antike hinaus reichen, ist der Mensch ein Mikrokosmos, ein Abbild des Makrokosmos. Wie wir schon erwähnt haben, sind alle sieben sichtbaren Wandelsterne – Mond, Merkur, Venus, Sonne, Mars, Jupiter, Saturn – im menschlichen Körper in der Form von sieben Hauptorganen zu finden. Und ebenso wie die Sonne im Zentrum der Planeten leuchtet, so strahlt das Herz, die mikrokosmische Sonne, ihr ätherisches Lebenslicht aus der Leibesmitte.

Wie tot ist ein Hirntoter?

Das Herz ist der Sitz des Lebens. Schon immer galt der Mensch als tot, wenn sein Herz aufhörte zu schlagen. Mit dem Ausfall des Kreislaufs des nährenden Blutes sterben die Organe schnell ab, die Seele entflieht, der Körper ist nun eine Leiche.

Inzwischen gilt ein neuer Todesbegriff. 1968, ein Jahr nach der ersten erfolgreichen Herztransplantation durch Prof. Christiaan Barnard in Kapstadt – der Patient überlebte 18 Tage – bestimmte eine Kommission der Harvard Universität (das Harvard-Kriterium) den Hirntod oder das »irreversible Koma« als Tod im rechtlichen und ethischen Sinn. Diese Definition – »der Hirntod ist der Tod des Menschen« – wurde 1997 auch in der Bundesrepublik ins Gesetz geschrieben. Dieser neue Todesbegriff kommt der Transplantationsmedizin entgegen. Hirntote können nun ohne Gewissensbisse ausgeschlachtet werden. Ihre lebendfrischen Organe – Herz, Lunge, Leber, Bauchspeicheldrüse, Nieren, Milz, Augen, Knorpel und Haut – können verwertet werden. Sie sind nun handelsfähige Ware, mit einem geschätzten Wert von etwa 100 000 Euro pro Leiche. Da sehr viele Kranke auf Spenderorgane warten, sind sie recht teure Mangelware.[39] Da reichen weder die Organe gestürzter Wochenendbiker, noch die eher unfreiwilligen Organspenden hingerichteter chinesischer Straftäter aus, um den Bedarf der wohlhabenden Kranken zu decken.[40] Deswegen wird geworben. In einem auf die Jugend gemünzten Kinospot sagt eine junge Frau in einer Disko: »Im Winter habe ich mein Herz verschenkt (...) und alle anderen Organe, die noch gebraucht werden.« Die Werbeaktion hofft, dass der im Portemonnaie getragene Organspenderausweis so normal wird wie der Führerschein. Die Anglikanische Kirche erklärte 2007 die Organspende als »Christenpflicht«. Der 7. Juni (2008) wurde zum »Tag der Organspende« erklärt, Angela Merkel richtete ein Appell für Spenderausweise an das Volk, in »Stern-TV« hielt der nette Günter Jauch seinen Spenderausweis vor die Kamera und riet – in seiner Funktion als Rollenmodell – allen guten Menschen, sich ebenfalls einen zu besorgen.

Das Herz als Quelle der Liebe und Sitz der Lebenskraft

---

39 In den USA wird der jährliche Bedarf an Spenderherzen auf 45 000 geschätzt, dem stehen nur knapp 3000 Spender gegenüber (www.pbs.org/saf/1104/features/substitute.htm).

40 Seit der Helmpflicht für Motorradfahrer ist die Ware noch knapper geworden, da es weniger »hirntote« Biker gibt. Der Nachschub aus China – immerhin gibt es um die 10 000 Hingerichtete pro Jahr, denen die Organe entnommen werden – kommt bei Herzen kaum in Frage, da der Transportweg in die westlichen Industrieländer zu weit ist, um das Überleben des Herzens zu garantieren. Die maximale Überlebensdauer außerhalb des Körpers beträgt sechs Stunden. Inzwischen setzt sich auch die chinesische Ärzteschaft nicht mehr für die Verwendung von Transplantationsorganen von Hingerichteten ein (Deutsches Ärzteblatt, Nr. 42, 2007).

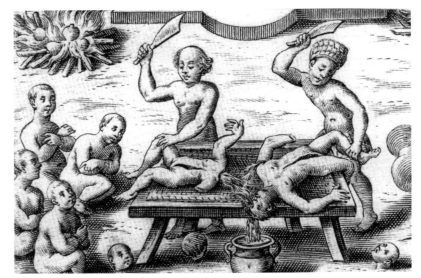

Menschen auf der Schlachtbank, Herzen im Feuer. (Kannibalen von Caspar Plautius, Linz 1621)

Man kann zu Recht fragen, wie tot die sogenannten Hirntoten wirklich sind. Sie sind warm durchblutet, sie atmen, das Herz schlägt, sie bewegen sich spontan, die Organe funktionieren. Bis zur Organentnahme müssen sie »am Leben« gehalten werden, genährt, gewaschen, gepflegt, rasiert. Hirntote können Fieber bekommen. Das können Leichen nicht. Hirntote sind sogar fortpflanzungsfähig. Bei männlichen Hirntoten kommt es zu spontanen Erektionen und Samenergüssen. Schwangere hirntote Frauen haben schon gesunde Kinder geboren, sogar Muttermilch bildete sich. Es kann auch, wie bei einer schwangeren Hirntoten in Erlangen, durch Uteruskontraktionen zum spontanen Abort kommen.

Wenn es dann auf dem Operationstisch – oder ist es eine Schlachtbank? – zur Organentnahme kommt, müssen die Hirntoten festgeschnallt und betäubt werden. Die Zuckungen, die Schweißausbrüche, der Adrenalinanstieg, die Pulserhöhung und die unkontrollierten (Abwehr-)Bewegungen – es soll sich sogar ein Hirntoter mit seiner Hand an eine erschrockene Krankenschwester geklammert haben – werden als »Lazarussyndrom« oder Rückenmarkreflexe abgetan.[41]

---

41 »Neues Leben durch fremde Organe« in *Das Weiße Pferd*, http://www.das-weisse-pferd.com (April 1999).

Der Hirntote scheint gar nicht richtig tot zu sein. Wahrscheinlich ist – wie auch bei Menschen, die sich im Tiefkoma befanden und zurück ins Leben kamen, oder bei Menschen mit Nahtoderfahrungen – ein intaktes, vom Hirn weitgehend unabhängiges Bewusstsein vorhanden. Oft sehen sich die Koma-Patienten außerhalb oder oberhalb ihres physischen Leibes schweben und bekommen alles mit, was sich im Zimmer abspielt. Diese Beispiele bestätigen die alte Anschauung, dass nicht das Hirn, sondern das Herz der Sitz des Lebens im Menschen ist.

Das Herz als Wohnung der Götter

Wenn die Herzkammer nicht dunkel und verschlossen ist und wenn sie von allen Bosheiten gereinigt ist, dann können die Götter, ja, dann kann Gott selbst einkehren und seinen Wohnort dort einnehmen. Es ist gar nicht so lange her, dass sich die Mütter oder Großmütter am Abend zu den Kindern ans Bett setzten und mit ihnen das Kindergebet sprachen:

»Ich bin klein,
mein Herz ist rein,
soll niemand drin wohnen
als Jesus allein.«

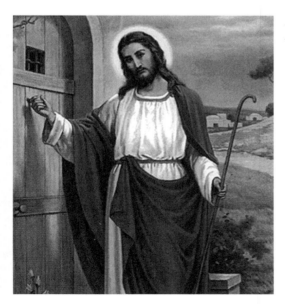

Der Heiland klopft an die Herzenstür.

Ja, der liebe Gott wohnt nicht nur draußen in der schönen Natur oder weit entfernt im Sternenhimmel, sondern ebenfalls im Herzen. Und wenn er noch nicht dort ist, so wird er eines Tages an die Herzenstür klopfen und um Einlass bitten. Das Bild des unerkannten Gottes, der als obdachloser Wanderer daherkommt und um Aufnahme bittet, ist selbstverständlich älter als das Christentum. Auch Wotan und Baldur, Zeus und Hermes oder Shiva und Parvati prüften so die Herzen der Menschen und segneten die freundlichen, die ihr Herz nicht verhärtet hatten.

Dass das Göttliche im Herzen seinen Wohnsitz hat oder nehmen kann, ist in vielen Kulturen ein wiederkehrendes Motiv. In Indien ist es besonders ausgeprägt. Der große indische Heilige Ramana Maharshi (1879–1950) sagte einmal Folgendes zum Vorgang der Erleuchtung: Wenn durch yogische Übung die Kundalini-Schlange im Wurzelchakra erweckt wird, dann schießt diese Urenergie nach oben durch alle sieben Lebenszentren, die dann wie Lotusblüten in der Morgensonne aufblühen. Im Kronenchakra vermählt sich die Kundalini mit dem Geist, dem Purusha. Aber nachdem diese Erleuchtung stattgefunden hat, steigt das göttliche Selbst herab und nimmt in der Mitte, auf dem Lotosthron des Herzens, seinen Sitz. Shirdi Sai (1838–1918), ein anderer Heiliger, lässt das göttliche Selbst sagen: »Erinnere dich, dass Ich nicht nur über eure Herzen herrsche, sondern auch darin wohne«, und »Ich wohne in den Herzen aller Lebewesen und bin somit Zeuge all dessen, was sie tun« (Kumar 1997: 31, 75).

Unter den Anhängern Krishnas heißt es ebenfalls, dass der Hirtengott, der Liebhaber der Seelen, in jedem Herzen wohnt. Überall, wo ein Herz schlägt, in der Kuh, im Elefanten, im Hund, im Brahmanen und selbst in dem »Hundeesser« (Unberührbaren) ist er gegenwärtig. Deswegen sollte kein Lebewesen mit schlagendem Herz getötet werden.

Im Herzen Hanumans

Das Herz ist der Ort der reinsten Liebe und der Hingabe (*Bhakti*). Es wird in Indien in einer beliebten Ikone dargestellt. Diese zeigt Hanuman – die Europäer kennen ihn eher herablassend als den »Affengott«. Er erscheint in Affengestalt, da seine Mutter eine Äffin war, die aber vom Wind (Geist) geschwängert wurde. Das Kindlein der Affenmutter wurde mit magischen Fähigkeiten geboren. Es konnte sich so groß machen wie der größte Berg und so klein wie eine Ameise, es konnte so schnell wie ein Gedanke fliegen, es wurde Meister des Yogas und niemand kam ihm gleich in den Kenntnissen der Schriften. Während Hanumans Lebzeit verzauberte und knechtete ein mächtiger Magier die Welt und füllte sie dermaßen mit Lug und Trug, dass Lebensfreude und Tugend verlorenzugehen drohten. Da nahmen Vishnu, der Weltenerhalter, und seine weibliche Energie *(Shakti)* menschliche Gestalt an. Als die edlen Königskinder Sita und Rama inkarnierte sich das göttliche Paar, um die Erde zu retten.[42] Hanuman, der lange nicht wusste, wer er eigentlich war und worin seine Lebensaufgabe bestand, erkannte das Göttliche in den beiden und diente ihnen selbstlos als treuer Diener und mutiger Krieger. So wurde der magische Affe zum Sinnbild des wahren *Bhakta* (Gottergebenen). Hanuman war überzeugt, dass Rama, der höchste Gott, überall und in allem zu finden ist. Als er das einmal seinen Gefährten sagte, wurde er als simpler Narr ausgelacht. Da riss er sich mit seinen kräftigen Händen den eigenen Brustkorb auf und offenbarte sein Herz: Darin verborgen waren Rama und Sita. Die Botschaft: Gott wohnt im Herzen.

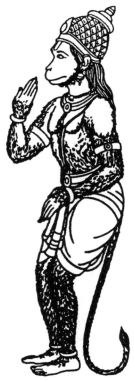

77

Die Tugenden Hanumans sind Herztugenden: Mut, Stärke, Weisheit und liebevolle Hingabe. Auch Heilung bringt der »Affengott«, denn er ist der Schutzherr der Heilkräuter. Genauer *Hanuman* betrachtet, ist dieser nimmermüde, unaufhaltsam treu dienende Begleiter des göttlichen Selbst das Herz, das in uns schlägt. Das Herz ist, wie auch Rudolf Steiner hervorhebt, die Schaltstelle zwischen oben und unten, innen und außen. Es bildet den pulsierenden, rhythmischen Ausgleich zwischen diesen Polen, zwischen dem Atmungsprozess und dem Verdauungsprozess, zwischen der organischen Triebnatur und dem bewussten Geist. Das Herz ist, wie der treue Hanuman, von halb tierischer und halb göttlicher Natur.

Hanuman ist der Herzenskönig. Er ist unser Herz, das uns sagt: »Körperlich gesehen bin ich dein Diener. Vom Standpunkt deiner individuellen Persönlichkeit bin ich ein Teil von dir. Jedoch vom Standpunkt des wahren Selbst bin ich du«[43] (Ludvik 1994: 137).

---

42   Die Geschichte von Rama und Sita, die sich als König und Königin inkarnierten, und von Hanuman, dem König der Affen, wird in dem klassischen indischen Heldenepos *Mahabharata* geschildert.
43   Aus der *Mahanataka*.

Auch im christlichen Westen gibt es das Bild der aufgerissenen Brust, die das göttliche Mysterium offenbart. Die französische Mystikerin Marguerite Marie Alacoque hatte eine derartige Vision, in der Christus ihr »mit fünf Wunden, glänzend wie fünf Sonnen« erschien. Er öffnete seine Brust und ließ sie in das Strahlenmeer seines Herzens eintauchen. Mit Marguerite Alacoque erfuhr die Herz-Jesu-Verehrung in Europa im 17. Jahrhundert einen neuen Höhepunkt.

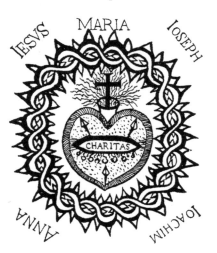

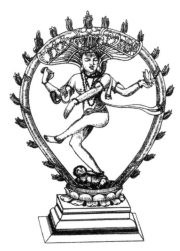

Herz-Jesu-Mystik. (Marguerite Marie Alacoque, Turin, 1685)

Shiva Nataraja. (Südindische Ikone)

Der Tanz des Universums – in unserem Herzen

Eine weitere indische Ikone ist die Shivas als »König der Tänzer« *(Nataraja)*. Shiva (Sanskrit, »der Gütige, der Gnadenvolle«) stellt eine andere für den begrenzten Verstand kaum zugängliche Imagination des göttlichen Urgrundes dar. Meistens wird Shiva als meditierender Yogi auf dem Weltenberg dargestellt, aus dessen Meditation das Universum entsteht. In der südindischen Ikone tanzt der »Gott der Götter« als Nataraja die Schöpfung und Zerstörung der unzählbaren Universen. Ein lodernder Feuerkranz umgibt ihn. Das wilde, verfilzte Haar umwirbelt den Kopf. Um den Hals gewickelt wie ein Schal trägt er eine Kobraschlange, ein Zeichen seiner numinosen Unnahbarkeit. Sein Gesicht ist jedoch ausgeglichen und harmonisch.

Eine seiner vier Hände, die obere rechte, hält die stundenglasförmige Trommel *(Damaru)*, die ständig den Urton, das OM, ertönen lässt und somit dem Universum, dem Reigen der Sterne, den Gezeiten des Meeres, dem

Pulsschlag der Herzen, den Schwingungen der Atome ihren Rhythmus gibt. Dieses OM ist die Vibration der gesamten Schöpfung. Gegenüber, in der linken oberen Hand, hält er das Feuer der Zerstörung, denn alles, was entsteht, vergeht wieder. Eine weitere Hand deutet auf den erhobenen linken Fuß und somit auf die Leichtigkeit des Seins. Der vierte Arm, mit vorwärts gestreckter offener Handfläche, will besagen: »Fürchtet euch nicht! Egal, wie wild der Tanz ist, wie stürmisch der Orkan, Friede sei mit euch!« Der rechte Fuß des göttlichen Tänzers drückt den Dämonenzwerg Muyalaka, den »Rücksichtslosen«, das Sinnbild des Kleinmuts, Egoismus und der Illusion, in den Staub. Der Zwerg ist von der Erdenschwere gefangen und hat die kosmische Leichtigkeit vergessen (Storl 2002: 95).

Wo nun findet der Tanz Nataraja-Shivas statt? Es ist der Tanz des gesamten Universums, aber er findet im Herzen statt. In unserem Herzen. Die Weisen lassen uns wissen: *Tat tvam asi*, »Das bist du!« (Sanskrit *tat*, »das«, *tvam*, »du«; *asi*, »bist«). Du bist nicht nur der in den Boden gedrückte Zwerg, gefangen in der staubigen Welt der Materie, du bist auch Shiva, der Schöpfer und Zerstörer – so lautet die Botschaft deines Herzens!

Unser göttliches Selbst, oder Gott selbst, wohnt im Herzen. In einer Zivilisation, in der das Herz nur eine Pumpe ist, lässt sich das Göttliche nicht ausmachen. Der ans Großhirn gebundene Intellekt sucht krampfhaft nach logischen Gottesbeweisen, findet sie aber nicht oder belügt sich nur. Das Herz aber weiß: Es braucht keine Beweise und auch keine auf Ideologien aufgebauten Glaubenssysteme.

Dass nicht nur das Göttliche im Herzen thronen kann, sondern sich auch weniger erhabene Geister, Gottheiten und Dämonen einschleichen können, das glaubten die strengen Puritaner und Calvinisten. In ihrem Schwarz-Weiß-, Entweder-oder-Denken war das Herz des Menschen entweder der Tempel Gottes oder die Werkstätte Satans. Nach calvinistischer Theologie muss jeder Mensch selbst entscheiden, wer in seinem Herzen wohnen soll. Die Entscheidung für Gott war eine für Wahrheit und Seeligkeit, konnte aber in diesem Jammertal des irdischen Lebens oft Entbehrung und Verfolgung mit sich bringen. Dagegen bescherte die Entscheidung für den Teufel ein Dasein in Saus und Braus, Macht und Reichtum, aber auch Verdammnis in alle Ewigkeit.

Was macht das Herz krank?

»Dein Herz soll im Einklang
mit dem Herzen der Erde schlagen.
Du sollst fühlen,
dass du ein Teil des Ganzen bist,
das dich umgibt.«
Segensspruch der Cheyenne

»Herzlosigkeit ist der schlimmste Herzfehler.«
Sprichwort

Wenn es stimmt, dass es in früheren, rustikaleren Zeiten und auch bei den Naturvölkern kaum chronische Herz-Kreislauf-Erkrankungen gab, wo liegen dann die Ursachen für die heutige koronare Gesundheitskatastrophe? Wann begann sie? Untersuchen wir die Antworten darauf.

Antwort 1: Koronare Herzkrankheiten gab es schon immer – unerkannt

Die Standardantwort der orthodoxen Biomedizin (Schulmedizin) ist, dass es sicherlich vor der Neuzeit ebenso viele koronare Erkrankungen gegeben hat wie heutzutage, nur wurden sie nicht als solche erkannt. Die Wissenschaft war noch nicht fortgeschritten genug, es fehlten die Diagnosemöglichkeiten, und die Leute sind einfach gestorben. Das Denken, was Herz und Kreislauf betrifft, war verwirrt und von irrationalen metaphysischen Vorstellungen überlagert – etwa, dass das Herz »denken« oder »wahrnehmen« könne, dass es verzaubert werden könne oder dass eine psychische Projektion wie »Gott« oder »Teufel« in dem Pumpmuskel leben könne. Erst im 16. und 17. Jahrhundert wendete sich das Blatt. Erst nachdem sich 1543 Andries von Wesel (1514–1564), genannt Vesalius, mit scharfem Messer und Pinzette an die Leichen hingerichteter Krimineller gewagt hatte und Muskeln, Skelette, Fortpflanzungsorgane, Adern und eben Herzen freilegte, begannen die alten unwissenschaftlichen Vorstellungen, die noch der scholastischen, humoralpathologischen Medizin anhafteten, zu krümeln.

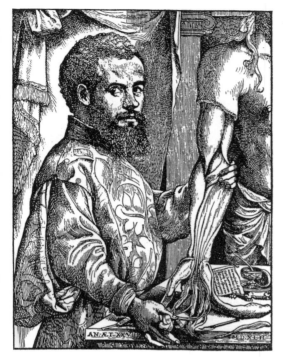

Andreas Vesalius.
(De Humani corporis fabrica Libri VII, Basel 1543)

Seine Erforschungen legten die Grundlage für eine Kritik an der als unfehlbar geltenden Doktrin des alten Meisters Galen. Dieser hatte gelehrt, es gäbe zwei Gefäßsysteme: den venösen Kreislauf mit Ursprung in der Leber, und den arteriellen Kreislauf, der vom Herzen ausgeht. Auch lehrte er, dass das Blut durch unsichtbare Kanäle von der rechten zur linken Herzkammer sickere (Porter 2003: 182). Übrigens waren bei den anatomischen Sezierungen, die der mutige junge Anatom durchführte, Mönche anwesend, die Liturgien sangen, damit die Seele des Sezierten nicht zu Schaden komme. Vesalius war sozusagen ein Schleusentor für die neue vorurteilsfreie Sichtweise, denn von da an häuften sich die empirischen Fortschritte.

Realdo Colombo, einer der Nachfolger von Vesalius, konnte mittels Vivisektion[44] den Herzschlag erklären und zeigen, dass das Blut von der rechten Herzkammer durch die Lunge in die linke strömt, dass die Lungenvene nicht Luft, wie Galen dachte, sondern Blut enthält, und dass sich das Blut nicht in der linken Herzkammer, sondern in der Lunge mit der Luft vermischt, wodurch es hellrote arterielle Farbe annimmt (Porter 2003: 184).

44 Vivisektion ist das Aufschneiden eines lebendigen Tieres.

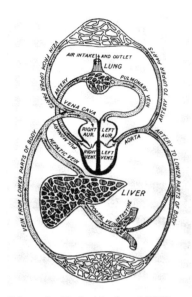

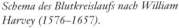

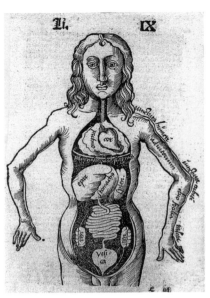

Schema des Blutkreislaufs nach William Harvey (1576–1657).

Menschliche Physiognomie nach der galenischen Lehre. (Gregor Reisch, Pretiosa Margarita, Freiburg, 1503)

Die Aufklärung des Herz-Kreislauf-Systems ging rasch weiter und gipfelte in der korrekten Beschreibung des großen Blutkreislaufs durch William Harvey (1578–1658). Nun war klar, dass das Blut vom Herzmuskel in die Arterien gepumpt wird, es versickert nicht einfach im Körper, sondern kehrt als venöses Blut zum Herzen zurück. Harvey konnte die Blutmenge und die Strömungsgeschwindigkeit mathematisch messen. Mit seinen genauen Beobachtungen und Experimenten schuf er die Voraussetzung für ein mechanisches Verständnis des Kreislaufsystems.[45] Die Entwicklung besserer Diagnosemöglichkeiten gipfelte im 20. Jahrhundert in der Erfindung der Elektrokardiografie (EKG), der röntgenkontrastgebenden Herzkatheterisierung zur Herzkammeruntersuchung, Herzauskultation und Phonokardiografie (Abhören der Herztöne), Kardiocomputertomografie und so fort.

45   Harvey selbst jedoch sah das Herz nicht als bloße mechanische Pumpe, sondern als ein beseeltes, beseelendes Organ. Der Mensch war für ihn der kleine Kosmos, das Abbild des großen Kosmos, des Makrokosmos. Das Herz ist folglich die mikrokosmische Sonne, die den inneren Wasserkreislauf in Gang hält, ebenso wie die Sonne durch Verdunstung und Niederschlag das Wasser der Erde zirkulieren lässt. Die Lunge nimmt, nach Harveys Ansicht, *Pneuma* (Lebenskraft) mit der eingeatmeten Luft auf und mischt sie dem Blut bei (Heidelberger/Thiessen 1981: 96).

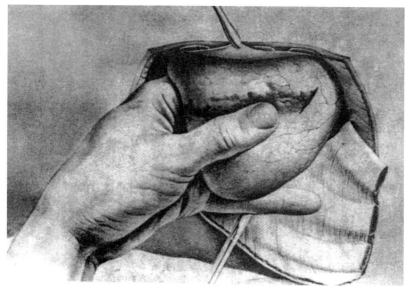

Herz zum Nähen in der Hand eines Chirurgen. (Lejars, Dringliche Operationen, 1914)

Dieser Fortschritt führte allmählich zu den neuen Therapiemöglichkeiten, die wir heute genießen: implantierbare Herzschrittmacher (1958), Herz-Lungen-Maschinen (1953), künstlicher Herzklappenersatz, Herztransplantationschirurgie (1959 gelang es erstmals, einem Hund ein fremdes Herz einzusetzen), Bypass-Operation (1963) und anderes. Hinzu kommt die Entwicklung einer ganzen Palette von Medikamenten – Blutfett- und Blutdrucksenker, Diuretika, Betablocker, Kalzium-Antagonisten, ACE-Hemmer, Doxazosin, Prozosin, Reserpin usw. –, die allein in Deutschland pro Jahr etwa 3,5 Milliarden Euro einbringen. Die Zukunft verspricht regelrechte Wunderwaffen im Krieg gegen koronare Herzerkrankungen. Nanotechnologen basteln an winzigen U-Boot-Robotern, die die Blutgefäße patrouillieren und säubern. Gentechnologen versprechen genetisch umgebaute Gewebe von Säugetieren, die geschädigte menschliche Gewebe ersetzen und von der Immunabwehr nicht abgestoßen werden. Gentechnologisch hergestellte körpereigene Gewebe, wie etwa rt-PA (recombinant tissue plasminogen activator) zur Auflösung von Thrombosen, gibt es schon.

Neuere Überlegungen über die Ursachen der Beeinträchtigung des Leistungsvermögens des Kreislaufsystems drehen sich um mögliche bakterielle Infektionen. Chlamydien und Helicobakter, ja eventuell auch Viren, könnten für Entzündungen in den Innenwänden der Gefäße verantwortlich sein, mit der Folge, dass es zu Fett- und Kalkablagerungen und schließlich Verstopfungen der Adern kommt. Wenn sich dieser Verdacht erhärtet, könnten eventuell Antibiotika und Impfungen als Therapie eingesetzt werden.

Koronare Krankheiten hat es immer gegeben, aber dank des wissenschaftlichen Fortschritts werden sie – vorausgesetzt, es werden genügend finanzielle Mittel zur Verfügung gestellt – bald der Vergangenheit angehören. So die Überzeugung der konservativen Schulmedizin.

Antwort 2: Zunahme dieser Krankheiten wegen der heute längeren Lebenserwartung

Noch vor hundert Jahren war die Lebenserwartung viel geringer als heute. Um 1900 starben die Männer im Durchschnitt mit 45 Jahren, die Frauen mit 48 Jahren. In dieser verhältnismäßig kurzen Lebensspanne ist nicht genügend Zeit vorhanden, um chronische Herzkrankheiten zu entwickeln. Dank unseres medizinischen Fortschritts leben wir länger, leiden aber an altersbedingten Beschwerden und Gebrechen, welche die Medizin jedoch in den Griff zu bekommen versucht. Heutzutage (2008) beträgt die durchschnittliche Lebenserwartung in der Bundesrepublik für neugeborene Jungen 76,6 Jahre, für Mädchen 82,1 Jahre. In den anderen fortschrittlichen, entwickelten Ländern ist das ähnlich.

Diese Statistiken sind jedoch mit Vorsicht zu genießen. Vom kulturhistorischen und vergleichenden völkerkundlichen Standpunkt aus sagen diese Angaben nicht das aus, was sie auszusagen scheinen. Sie gehören eher in den Bereich der Ideologie des Fortschritts, dem Dogma, das das Denken der westlichen Welt seit der Aufklärung im 17. und 18. Jahrhundert beherrscht. Dieses Dogma besagt, dass der Mensch sich vom primitiven Wilden zum kultivierten Zivilisationsmenschen entwickelt hat. Das Leben der Urmenschen musste demnach ein schweres, entbehrungsreiches und sehr kurzes sein.[46] Wir leben lang, sie starben früh. Ebenso sieht es in den weniger entwickelten Ländern, in der Drittwelt aus, da ist die Lebenserwartung geringer, aber dank unserer Entwicklungshilfe werden auch sie eines Tages am Segen des Fortschritts teilhaben können – so diese Ansicht.

Und auch bei uns bleibt der Fortschritt nicht stehen. Visionäre des Medizinestablishments gehen davon aus, dass Hormonersatztherapien die Lebenserwartung um 30 Prozent steigern und altersbedingte Erkrankungen

---

46 Diese irrige Ansicht, zuerst von Thomas Hobbes (1588–1679) postuliert, wurde inzwischen in der ethnologischen Forschung gründlich widerlegt, etwa in den Werken Marshall Sahlins (Sahlins 1972).

verhindern werden (Schwemmer 2000: 216). Wenn dann auch noch das »Alterungs-Gen« gefunden und ausgeschaltet wird, dann rückt die Menschheit der Verwirklichung des »ewigen Lebens« näher. Vitamine[47] und Spurenelemente, Blutdrucksenker, Thrombozytenaggregationshemmer, Omega-3-Fettsäuren von Meeresfischen, Melatonin, DHEA, Wachstumshormone, Frischzellentherapie, Thymussekrete von Schafen oder Schweinen, das Vermeiden von Sonnenlicht und auch kosmetische Chirurgie sollen beitragen, das zur Krankheit erklärte Altern zu vermeiden. Amerikanische Anti-Aging-Mediziner versprechen eine zukünftige Lebensspanne von 700 bis 800 Jahren. Mit Hormonsubstitution für die Frau, Testosteron[48] und Viagra für den Mann, mit Vitaminen und anderen Anti-Aging-Wundermitteln der Pharmazie werden auch dem gerontologischen Spaß keine Grenzen gesetzt.

Ivan Illich, der unerschrockene und mutige Medizinkritiker, erkannte schon vor Jahren, dass sich trotz allem die maximale Lebensdauer nicht verändert hat, wohl aber die durchschnittliche Lebenserwartung der Menschen (Illich, in Blüchel 2003: 256). Es gab immer Alte – Alte mit gesunden Herzen! Es gab sie auch in der Steinzeit, und es gibt sie bei traditionellen Naturvölkern, besonders dort, wo die Umwelt intakt ist und genügend gesunde Nahrung vorhanden ist. Dagegen gab es aber auch immer wieder Zeiten, in denen die Menschen eng zusammengepfercht in Städten lebten, in Situationen, die Krankheitsüberträger wie Ratten, Mäuse, Flöhe, Läuse und Wanzen begünstigten, wo es an gesunden Nahrungsmitteln, sauberem Trinkwasser und Hygiene mangelte. Das war der Fall in der spätmittelalterlichen Feudalgesellschaft. Besonders schlimm war es in den Fabrikstädten der europäischen industriellen Revolution. Zur Lage der Arbeiter in den frühen Industriestädten Englands schrieb Friedrich Engels von den »blassen, mageren, schmalbrüstigen, hohläugigen Geistergestalten«, die da zusammengepfercht in menschlichen Viehställen wohnten (Engels 1845; zitiert in Porter 2003: 404). Damals war, wie auch heute in der Drittwelt, vor allem die Kleinkindsterblichkeit[49] extrem hoch.

Man muss auch hier vorsichtig sein mit den Statistiken. Rechnet man die Durchschnittssterblichkeit eines Menschen, der mit 100 Jahren stirbt,

---

47 Folsäure, ein Vitamin der B-Gruppe, zeigte in mehreren Studien eine gute Wirkung bei Herzinfarkt und Schlaganfall (www.wikipedia.org/wiki/anti-aging).

48 Testosteron-Therapien verjüngen nicht nur die Libido, sondern senken angeblich den Gesamtcholesterinspiegel und beugen deswegen Angina pectoris und Herzinfarkt vor (Schwemmer 2000: 218).

49 Die Drittweltkindersterblichkeit ist 10 bis 20 Mal höher als in entwickelten Ländern. Vier Millionen Kleinkinder sterben jedes Jahr wegen unsauberem Wasser und schlechter Hygiene an Durchfall, Darmparasiten und Infektionen (Bichmann 1995: 140).

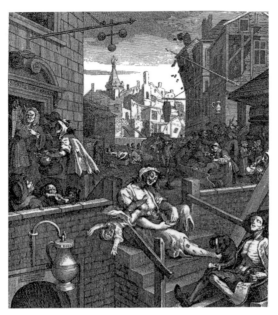

Soziale Zustände. (Kupfer-stich von William Hogarth)

mit einem, der bei der Geburt stirbt, zusammen, erhält man eine durchschnittliche Sterblichkeit von 50 Jahren. Auf die gleiche Weise kommt man zu einer statistischen Aussage, nach der der Durchschnittseuropäer eine weibliche Brust und einen Hoden besitzt. Der heutige Geburtenrückgang und die hohe Zahl von älteren Leuten wirkt sich im modernen Europa ebenfalls günstig auf die Lebenserwartungsstatistiken aus, da deswegen weniger Fälle von Kindersterblichkeit registriert und mitberechnet werden müssen.

Es ist also nicht allein die fortschrittliche Medizin, die es fertigbringt, uns älter werden zu lassen, und Herz-Kreislauf-Versagen, Krebs und Zuckerkrankheit sind nicht unbedingt die Resultate eines längeren Lebens. Franz Konz hat recht, wenn er schreibt: »Nein – die Leute der herangezogenen Vergleichsgruppen aus den früheren Jahrhunderten wurden deshalb nicht so alt, weil sie noch weniger natürlich lebten als wir heute: die meisten in dunklen Mietskasernen auf einem kleinen Zimmerchen mit der ganzen Familie hockend, die Öfen strömten ständig das damals noch nicht als giftig erkannte Kohlenmonoxid in den Raum, und es gab nur Mehlsüppchen, schlechtes Brot und ab und zu mal 'nen Hering. Südfrüchte und frisches Gemüse, Licht, Luft, Sonne und Sport – das war alles weitgehend unbekannt. Und die Babys starben wie Fliegen damals, und die Tuberkulose wütete. Das aber floss in diese Statistik ein, mit deren Falschzahlen sich heute die Mediziner schmücken. Und die Tuberkulose ging hier bei uns zurück, weil sich die Lebensweisen änderten. Nicht wegen des von Robert Koch verabreichten Tuberkulins« (Konz 2000: 350).

Wir sind gesünder und leben durchschnittlich länger wegen einer optimierten Trinkwasserversorgung, gesünderer Ernährung und besserer Hygiene, nicht aber wegen Impfungen, Vorsorgeuntersuchungen – dem periodischen Check up der Biomaschine –, Dauermedikamentierung oder Großkliniken.

Antwort 3: Die zunehmend denaturierte Lebensweise

Wenn es – im Vergleich zu traditionellen Völkern oder früheren Zeiten – tatsächlich zu einer Zunahme der koronaren Herzkrankheiten gekommen ist, dann hat es sicherlich auch mit ungünstigen neuzeitlichen Lebensgewohnheiten zu tun. Das jedenfalls ist die Ansicht einer neuen Generation fortschrittlich und ganzheitlich denkender Mediziner. Diese Ärzte reduzieren den Körper und das Herz-Kreislauf-System nicht mehr bloß auf eine Maschine. Sie versuchen den Körper eher als Energiefeld oder als vernetztes biokybernetisches System aufzufassen. Ein komplexes System mit inneren Regelkreisen, das von verschiedenen psychischen und gesellschaftlichen Faktoren, Umwelteinflüssen, Ernährung und so weiter abhängt. Hier einige Gebote, die unserer unter Stress leidenden Pumpe gut tun und uns zugleich attraktiver, sexyer und fitter für die Spaßgesellschaft machen:

Fettarme Diät

Es heißt, wir essen zu fett, wir sind zu fett – pardon, übergewichtig! – unser Blut ist verfettet, es enthält zu viel »böses« LDL-Cholesterin.

Jeder redet davon, was aber ist Cholesterin?

Cholesterin ist eine fettähnliche Substanz, die im gesamten Organismus, vor allem aber in Zellmembranen, Nervenmarkscheiden, im Hirn und in der »Cholesterinbombe« Muttermilch vorkommt. Cholesterin wird in »Eiweiß-Fettpäckchen« (Lipoproteine) in der Blutbahn dorthin transportiert, wo es gebraucht wird. Man unterscheidet zwei Arten Cholesterin (Cholesterol): jenes, das an das »gute« HDL *(high density lipoprotein)* gebunden ist, und jenes, das an das »böse« LDL *(low density lipoprotein)* gebunden ist (Pollmer 2003: 71). Das gute HDL nimmt Cholesterin aus dem

Blut, den Geweben und der Gefäßwand auf und führt es zur Leber zurück. Dort wird es in Gallensäuren umgebaut und kann mit der Galle über den Darm ausgeschieden werden. Das »böse« LDL transportiert Cholesterin von Leber und Darm, wo es erzeugt wird, in den Körper hinein. LDL ist anfällig für freie Sauerstoffradikale, die es oxidieren. Es kann arteriosklerotische Fettpolster (Plaques) bilden, die vor allem aus oxidiertem LDL bestehen. Das oxidierte Cholesterin kann sich in Zellwänden einlagern, was wiederum die Ablagerung von Kalk begünstigt. Auf diese Weise, so die Theorie, entpuppt sich LDL-Cholesterin als ein »Gefäßkiller«.

Tierisches Fett enthält viel Cholesterin, pflanzliches Fett dagegen nicht. Verarbeitete Lebensmittel enthalten viele freie Radikale; Gemüse und Nahrungsmittel, die reich an Vitamin A, C und E sind, wirken dagegen als Sauerstoffradikalfänger oder Antioxidantien.

Um etwas für unser Herz zu tun, sollten wir also auf unser Gewicht achten, weniger tierisches Fett und Eiweiß essen, dafür mehr vitaminreiche Rohkost, Obst und Gemüse. Eine Abmagerungskur oder Fastentage würden auch gut tun. Zudem sollten wir auf *Light*-Produkte[50] umstellen, von Butter auf Margarine, von gesättigtem tierischem Fett auf ungesättigtes pflanzliches Fett.

Auch mit Salz, das den Blutdruck erhöht, sollte man sparsam umgehen. Hoher Blutdruck stellt ja einen der Risikofaktoren für Herz-Kreislauf-Erkrankungen dar.

Als ideale Ernährung zur Erhaltung der Herz-Kreislauf-Gesundheit wurde vor einigen Jahren für die sogenannte Mittelmeerdiät geworben. Eine Studie zeigte, dass die Bewohner der Mittelmeerländer viel seltener an Herzkrankheiten litten als die Nordwesteuropäer. Gesundheitsexperten machten die Ernährung – Olivenöl, Schafskäse, Lammfleisch, Knoblauch, Gemüse, Südfrüchte, Rotwein usw. – dafür verantwortlich.

Vermeidung von Drogen wie Kaffee und Zigaretten sowie von exzessivem Alkoholkonsum

Rauchen ist tatsächlich gefährlich, es verengt die Arterien und feinen Arteriolen. Das Alkaloid Nikotin wirkt ähnlich wie das Stresshormon Adrenalin, indem es den Körper auf Kampf oder Flucht vorbereitet.

---

50 Light-Produkte, amerikanisch auch *lite foods*, sind Nahrungsmittel mit Fett- und Zucker-ersatzstoffen.

Rudolf Steiner zur Wirkung des Nikotin

Nach Rudolf Steiner beschleunigt das Tabakgift die Blutzirkulation und den Herzschlag. Dadurch werde das gesunde 4:1-Verhältnis von Pulsschlag zu Atemrhythmus gestört, da der Atem nicht beschleunigt wird. Folglich erhält das Blut zu wenig Sauerstoff, eine unterbewusste Atemnot tritt ein und damit verknüpft eine unterschwellige Angst. Das Herz geht zu schnell, sodass sein gesundes Verhältnis zu anderen Organen, etwa den Nieren, gestört wird. Lebensrhythmus und Denktätigkeit werden zu schnell. Nikotinsucht, so Steiner, habe seine Ursache darin, dass die Menschheit sich seit drei bis vier Jahrhunderten zu wenig spirituell beschäftige; nur die Sinnesorgane und der an sie gebundene Verstand (Ratio) würden angeregt werden, nicht aber das Blut als Träger des Geistigen und Seelischen. Tabak – das Genussgift vieler Intellektueller – soll die notwendige Anregung geben (Pelikan I 1975: 182).

Rudolf Steiner sieht das Herz – das rhythmische System, wie er es nennt – vermittelnd zwischen dem Kopf (Sinnes-Nerven-System; Wahrnehmen und Denken) und dem Bauch (Gliedmaßen-Stoffwechsel-System; Bewegung und Verdauung). Wenn der Mensch das homöostatische Gleichgewicht zwischen diesen Polen verliert, dann kann der Körper entweder in entzündliche oder in verhärtende (sklerotisierende) Reaktionen abgleiten. Die entzündlichen Reaktionen mit ihren Hitze- und Auflösungsprozessen haben eine Affinität zur Verdauung. Die sklerotische Reaktion ist dagegen eher mit den Prozessen des Sinnes-Nervensystems verbunden. In diesem Kopfsystem werden die dumpfen, vegetativen Lebensprozesse zu Gunsten der Bewusstseinsprozesse eingeschränkt. Wenn das Herz in seiner Vermittlung nicht kraftvoll ist, wenn das harmonische Zusammenspiel der beiden Pole gestört ist, sodass die Kopfkräfte zu stark werden, dann nimmt die Sklerotisierung zu. Die Sinneseindrücke werden nicht »verdaut«. Der überlastete Stoffwechsel schafft es nicht, Ablagerungen auszuscheiden. Das Nikotin, das Intellektuelle so anregend finden, schiebt die Balance in Richtung des verhärtenden Bewusstseinspols. Das kann fatale Folgen haben, besonders, wenn bei sitzender Denkarbeit auch noch die körperliche Bewegung fehlt. Dann wird schließlich das Herz selbst von sklerotisierenden Prozessen erfasst und die Herzkranzgefäße verhärten.

Statistisch gesehen steigt das Herzinfarktrisiko durch das tägliche Rauchen von 20 Zigaretten auf das Doppelte. Raucherinnen, die die »Pille« nehmen, sind besonders Thrombose gefährdet (Geesing 2003: 84).

Kaffee wurde von Gesundheitsfanatikern schon oft verteufelt. Er soll alles Mögliche von Rheuma bis hin zu Herz- und Gefäßkrankheiten auslösen. Zu viel Kaffee und koffeinhaltige Limonade verursacht Nervosität, Schlaflosigkeit, Kopfschmerzen, Schwitzen in den Handflächen und kann zu unregelmäßigem Herzschlag und Herzklopfen führen (Pelletier 1988: 85).

Alkohol dämpft, betäubt, zerstört Hirnzellen und macht so für viele das triste Leben erträglich. Dass exzessiver Alkoholkonsum die Leber schädigt, steht außer Zweifel. Aber stimmt es, dass Alkohol das Herz gefährdet? Eventuell ja. Er erweitert die kleinen Blutgefäße und entwässert die Gewebe. Er scheint den Blutfettspiegel zu erhöhen, wahrscheinlich weil er die Leber angreift, die für den Abbau und die Ausschleusung von Blutfetten zuständig ist.

Körperliche Bewegung

Wer rastet, rostet. Bewegungsmangel ist schlecht fürs Herz. Langstreckenlauf, Fahrradtouren in unwegsamem Gelände, Wandern und ähnliche leibliche Ertüchtigung – heutzutage Jogging, Mountainbiking, Nordic Walking und Fitnesstraining genannt – werden von Experten empfohlen, um den Bewegungsmangel auszugleichen. Sitzende Berufe im Büro vor dem Bildschirm erfordern diesen Ausgleich. Anstatt zu versuchen, sich am Abend vor dem Fernseher mit Bier und Kartoffelchips zu entspannen, sollte man es mit Wellness, Autogenem Training, Yoga und Tanz zu sanften New-Age-Klängen versuchen. Objektive Messungen zeigen ja eindeutig, dass sich die Menschen beim Fernsehen eher verspannen und dass sich dabei der Blutdruck erhöht.

Einschränkung der Elektrifizierung und der Strahlungen aller Art

Elektrosmog, elektrische Felder, insbesondere gepulste Mikrowellen, wie sie von Handys, schnurlosen Telefonen, Mikrowellenöfen, Funktürmen und dergleichen ausgehen, stören die natürlichen Regelkreise der Organismen, auch die des Menschen. Die Strahlencocktails stören die Befindlichkeit, beeinträchtigen das Immunsystem und führen dazu, dass vermehrt Stresshormone ausgeschüttet werden. Auch so etwas geht aufs Herz – Hertz gegen Herz, sozusagen. Die allgegenwärtige Elektrifizierung lässt uns ständig unter Spannung stehen. Man merkt das erst, wenn der Strom mal wegen Sturm oder Reparaturarbeiten ausfällt. Um gesund zu bleiben, sollte man nicht in Störfeldern, also neben Steckern, Kabeln und Apparaten, die im Stand-by-Modus sind, schlafen. Man sollte Netzfreischalter einbauen, die den Strom nachts abschalten, und so wenig wie möglich mobil telefonieren. Auch geopathische Verwerfungen, Wasseradern und dergleichen gehören hierher. Auch sie können auf das Herz wirken und Herzrhythmusstörungen bewirken. Störungsfreie Zonen auspendeln, Betten und Schlafplätze entsprechend verrücken, das gehört zu den erforderlichen Maßnahmen (Orth 1996: 97).

Leben nach diesen Regeln?

All diese Ratschläge sind gut. Doch wer kann sich effektiv vor schädlichen Einflüssen schützen, und wer kann die vielen gut gemeinten Ratschläge wirklich einhalten? Werbung, Wirtschaftsprioritäten und der Sog der gesellschaftlichen Verhaltensmuster machen das nicht leicht. Gesundheitsexperten appellieren daher an den Willen eines jeden Einzelnen. Sie verlagern das Problem auf die persönliche Ebene. Die Botschaft lautet meistens: Jeder ist vor allem selbst verantwortlich für seine Gesundheit. Wenn Herz und Kreislauf streiken, dann hat der Mensch nicht den Versuchungen widerstehen können: der Zigarette, dem Big Mac, den fetten, salzigen Pommes und dem Vanille-Milkshake, der leckeren Schweinshaxe und dem Maß Bier, dem Kännchen Kaffee und der Sahnetorte, dem nächtlichen Überfall auf den Kühlschrank. Dann hat er »gesündigt«.

Und nicht nur das. Am Sonntagmorgen hat er einfach ausgeschlafen, anstatt die fünf Kilometer zu joggen; am Abend hat er sich mit einer Tüte fetter Chips, Pommes oder Popcorn vor die Glotze gesetzt, anstatt zum Fitnesscenter zu gehen. Er hat sich als unwürdiger Körperbesitzer erwiesen. Der Körper – das sollte er sich hinters Ohr schreiben – gehört ja nicht nur ihm allein, er ist auch Besitztum der Gesellschaft. Wer den Regeln nicht folgt, verhält sich letzten Endes asozial. Schlimmstenfalls kann er zum sozialen Fürsorgefall werden.

Wir können auch nicht so tun, als wüssten wir nicht Bescheid. Unzählige Bücher, Magazine, Zeitschriften, Fitnesssendungen im Fernsehen, Wochenendseminare, mahnende Experten und Hausärzte, Freunde, Nachbarn und selbst Familienmitglieder lassen uns nicht vergessen, was uns schädigen kann und was wir deswegen tun oder was wir lassen sollten. Es geht uns alle an. Askese, harte Arbeit an uns selbst, ist angesagt. Halten wir uns daran, dann finden wir Zustimmung, dann werden wir belohnt: gesellschaftlicher Erfolg, bessere persönliche Ausstrahlung, mehr Ansehen, ein besseres Sexualleben, bessere Berufschancen winken uns zu …

Durch solche Anstrengungen, vor allem durch eine bewusstere Ernährung und aktive Lebensweise sank seit Mitte der 1960er Jahre die Zahl der Todesfälle durch koronares Herzversagen (Porter 2003: 586). Dennoch ist und bleibt in den modernen westlichen Gesellschaften Herzversagen die führende Todesursache. Die Zahl der herzkreislaufbedingten stationären Krankenhausaufenthalte hat sich sogar noch weiter erhöht (Petry/Schaefer 2007: 5).

Die oben angegebenen Regeln klingen alle vernünftig. Bei näherer Betrachtung zeigen sich jedoch einige Mängel und Haken, die wir hier kurz erwähnen wollen. Die gesunde Lebensweise, an der sich so viele verbissen festhalten, kann selbst zum Stress werden. Und Stress ist, wie wir im nächsten Kapitel sehen werden, eine der Hauptursachen des Herzversagens. Für viele werden die Regeln zu den Geboten einer Ersatzreligion, und die sich häufig widersprechenden Ernährungsexperten werden zu Ernährungspäpsten. Ihrem Rat folgend, nehmen viele US-Bürger aus Angst vor dem Herztod immer weniger tierisches Fett zu sich, dafür aber mehr Light-Produkte, mit dem Resultat, dass sie nicht satt werden und deswegen größere Mengen Kohlehydrate (Mehlspeisen, Zucker) zu sich nehmen, was sie wiederum fetter und anfälliger für Herzerkrankungen werden lässt (Garrett 2001: 456). Inzwischen erweist sich der ursächliche Zusammenhang zwischen Cholesterin und Herzinfarkt als mehr als fraglich; es scheint, dass Light-Produkte vor allem den Geldbeutel leichter machen (Pollmer/Warmuth 2003: 85, 204).

Wahrscheinlich ist ein hoher LDL-Cholesterin-Spiegel gar nicht die Ursache der Arteriosklerose, sondern beide, die hohen LDL-Cholesterinwerte, die eine Blutfettstoffwechselstörung andeuten, und die Arteriosklerose haben die gleiche Ursache.[51] 50 bis 60 Prozent der Patienten mit Herzkrankheiten weisen keine erhöhten Cholesterinwerte auf. Bei traditionellen Völkern mit äußerst hohem Verbrauch an tierischen Fetten und Cholesterin, wie bei den Eskimo, Lappen oder den ostafrikanischen Rinderhirten, liegt die Quote der Herzkranzgefäßerkrankungen weit niedriger, als man nach den modernen Thesen erwarten müsste (Harris 1991: 36).

---

51 Hier wird eventuell eine Kausalität unterstellt, die nicht vorhanden ist. Eine ähnliche falsche Logik findet man in der gegenwärtigen Klimadiskussion. Höhere Mengen an Kohlendioxid (CO_2) in der Atmosphäre werden für die globale Erwärmung verantwortlich gemacht. Es gibt aber genug seriöse wissenschaftliche Studien, die aufzeigen, dass in vergangenen Epochen der CO_2-Anstieg der Erwärmung folgte (Ursache der periodischen Temperaturschwankung auf der Erde ist nicht Kohlendioxid, sondern eine Veränderung der Sonnenaktivität). Wenn es auf dem Planeten wärmer wird, nehmen die Oxidationsprozesse zu und das Meer entlässt, wie warm werdender Sprudel, mehr Kohlensäure (Böttiger 2008).

Inzwischen hat sich der Kreuzzug gegen Fett und Cholesterin in der Nahrung als Hysterie entpuppt. Die wissenschaftlichen Erhebungen, die einen Zusammenhang zwischen Cholesterin und Infarktsterblichkeit demonstrieren sollten, wiesen erhebliche Schwachstellen auf. Es konnte kein eindeutiger Zusammenhang zwischen Cholesterin- und Fettverzehr, Blutcholesterinspiegel und Herzkranzgefäßerkrankungen gefunden werden. Außerdem braucht unser Körper, insbesondere das Herz und das Hirn, Cholesterin. Dieses Lipoprotein schützt Membrane und Nervenstränge, verhindert das Zerfließen der roten Blutkörperchen, ist notwendig zur Synthese der Sexual- und Stresshormone und der körpereigenen Vitamin-D-Erzeugung. Wenn aufgrund einer fettarmen Diät oder durch die Einnahme von cholesterinsenkenden Pillen nicht genug Cholesterin vorhanden ist, dann erzeugt der Körper es selbst (Pollmer/Warmuth 2003: 75).

Was jedoch wirklich ein Problem ist, sind die von der Nahrungsmittelindustrie verwendeten Transfette (künstliche Fette) etwa in Chips, Pommes Frites und Feinbackwaren. Durch ihre Nichtverwertbarkeit und dadurch, dass sie nicht im Verdauungstrakt bleiben, sondern sich im ganzen Körper verbreiten, verursachen diese Kunstfette Probleme. Sie lagern sich in Zellwänden ein und können andauernde Mikroentzündungen verursachen. Diese fördern Herzkrankheiten, Krebs und Diabetes und stellen eine Gefahr für das ungeborene Leben dar, da notwendige Fettsäuren in der Plazenta blockiert werden. Eine Harvard-Studie (*Nurses Health Studies*, Prof. Walter Willet, 1997), in der über Jahre hinweg die Essgewohnheiten von fast 80 000 Krankenschwestern untersucht wurden, zeigte, dass eine zweiprozentige Erhöhung der Transfettaufnahme genügt, um das Risiko für Herzleiden um 93 Prozent zu steigern.[52]

Eine weitere Frage: Darf das Essen gesalzen werden, oder lässt Salz den Blutdruck in die Höhe rasen? Inzwischen zeigen diesbezügliche Studien, dass kein Zusammenhang zwischen Blutdruck und Salzverzehr besteht. Salzverzicht erhöht sogar den »bösen« LDL-Cholesterinspiegel.

Und wie steht es bei genauerer Betrachtung mit der viel gepriesenen Mittelmeerdiät? Ist mediterranes Weißbrot etwa nahrhafter als Vollkornbrot? Die Mittelmeerküche ist in Wirklichkeit recht fetthaltig, wobei Olivenöl hohe Mengen an gesättigten Ölen enthält. Der Fleischkonsum ist hoch, das Gemüse wird totgekocht, und zudem hat Südeuropa den höchsten Alkoholkonsum pro Kopf und Tag in Europa. Die Ernährungswissenschaftler Udo Pollmer und Susanne Warmuth kommen zu dem Schluss:

Was macht das Herz krank?

---

52 »Wie Trans-Fettsäuren uns krank machen« in NZZ, Zürich, 6.2.2007.

»Wohlmöglich ist die Mittelmeerdiät wirklich besser fürs Herz, dann aber in einem anderen Sinne, als es sich die Protagonisten vorgestellt haben: Essen, was schmeckt, und dazu einen guten Tropfen genießen« (Pollmer/Warmuth 2003: 222).

Apropos Alkohol, auch da liegen die Dinge nicht so eindeutig: Eine große Zahl von wissenschaftlichen Untersuchungen – und nicht alle von der Alkohollobby finanziert – bestätigen, dass Leute, die Alkohol regelmäßig und in Maßen trinken, länger leben. Das gilt nicht nur für Rotwein, sondern auch für Weißwein und Bier. Eine halbe Flasche Wein oder ein Maß Bier pro Tag liegen noch im Rahmen des Vertretbaren. Abstinenzler leben weniger lang. Erst wenn sich chronische Alkoholsucht (Alkoholismus) einstellt, sinkt die Lebenserwartung unter die der Abstinenzler. Mäßiges Alkoholtrinken wirkt sich eher positiv als negativ auf Herzerkrankungen aus (Pollmer/Warmuth 2003: 19).

Was das Kaffeetrinken betrifft, da können sich unsere Kaffeesachsen und Wiener Kaffeehausschwärmer entspannen und ihr »Schälchen Heeßen« beziehungsweise ihren »Braunen«, »Einspänner« oder »Haferl« ohne Gewissensbisse genießen. Langzeitstudien wie die der American Medical Association (JAMA, 1996) fanden keinen Zusammenhang zwischen Herzerkrankungen oder zu hohem Blutdruck und Kaffee. Der entkoffeinierte Kaffee soll dagegen weniger gesund sein, er soll angeblich am erhöhten Cholesterinspiegel mitwirken.[53] Auch für das Stück Hefestreuselkuchen, das zum Kaffee gehört, ist noch Platz. Schließlich gibt es bis heute keinen Beweis dafür, dass Übergewichtige durch Abnehmen wenigstens ihr Herz-Kreislauf-Erkrankungsrisiko vermindern. Im Gegenteil: Häufig nimmt die Sterblichkeit durch Herzinfarkt gerade nach dem Gewichtsverlust zu (Pollmer/Warmuth 2003: 14).

An einer Aussage besteht kein Zweifel: Bewegung tut gut und stärkt das Herz. Lange Strecken im Trabtempo zu laufen, wie es unsere jagenden Wildbeutervorfahren in der Steinzeit taten, regt den Blutkreislauf, die Lungen und das für das Immunsystem so wichtige Lymphsystem an, entschlackt die Gewebe, indem es den Schweiß fließen lässt, und macht sogar glücklich, da es die Ausschüttung von Glückshormonen (Dopamine) ins Blut fördert. Das moderne Jogging wurde erfunden, um den Herzinfarkt zu verhindern. Dennoch kommt es gelegentlich vor, dass ein Jogger mit dem Mantra »Forever young« im MP3-Player, angestrengt und verbissen die Kilometer abtickend, tot am Straßenrand umkippt. Mit anderen Worten: Selbst solche

---

53 www.arterie.com/arterie/aktuelles/content-146154.html.

an sich gesunden Aktivitäten wie Jogging, Nordic Walking oder andere Sportarten können für den heutigen, an Zeitmangel leidenden, leistungsorientierten Menschen selbst zum Stress werden.

Antwort 4: Die Stresstheorie – oder: Brauchen Herzkranke einen Psychiater?

In den 1980er Jahren setzte sich die Theorie durch, dass vor allem Stress für die Herzgesundheitskatastrophe verantwortlich ist. Der Begriff Stress, heute in aller Munde, ist eine moderne Wortschöpfung, die als medizinischer Terminus 1936 von dem Physiologen Hans Seyle geschaffen wurde. Sie lässt sich auf das englische *distress* (»Qual, Kummer, Notlage, Erschöpfung«) zurückführen, was wiederum auf dem altfranzösischen *estrece* (»Enge, Druck, Bedrückung«) beruht. Stress bedeutet nicht, wie vielfach angenommen, Druck oder Spannung, wie sie bei äußerst starker Belastung durch harte Arbeit, Extremsport oder in Kampf-Flucht-Situationen besteht. Es ist eher ein Spannungs- und Belastungszustand, der nicht abflaut, der andauert und dem keine erholsame Phase der Entspannung folgt.

Ein typisches alltägliches Stressszenario – geschildert aus persönlicher Erfahrung: Gnadenlos reißt der Wecker einen aus dem Traum. Der Schutzengel hat kaum noch Gelegenheit, die Seele vor dem Erwachen zu küssen. Obwohl nicht richtig ausgeschlafen und ausgeträumt, springt man auf und stolpert ins Badezimmer, den gekachelten Kultort, um die privaten morgendlichen Reinigungsrituale zu vollziehen, die einem die tägliche Gesellschaftstauglichkeit garantieren sollen: Duschen – verflixte Temperaturregulierung, man hätte sich fast verbrüht! – Zähne putzen, grimassenschneidend vor dem Spiegel die Bartstoppeln wegrasieren, das Aftershave brennt und besetzt die Riechnerven, sodass man keinen anderen Geruch mehr wahrnimmt (Welcher Jäger und Sammler würde sein Riechorgan dermaßen behindern?). Deo[54] unter die Arme sprühen, um ja nicht selbst zum Geruchstäter zu werden; Haare kämmen; sich in die modisch akzeptable Kleidung zwängen. Alles zack-zack. Immer die Augen auf der Uhr. Ab zur Frühstücksnische. Der Ehepartner zeigt sich auch nicht gerade von der sonnigen Seite. Die Kaffeemaschine blubbert – ohne Koffeinfix geht nix. Orangensaft, Müsli –

---

54 Die Achselhöhlen sind wichtige Zentren des Lymphsystems. Deodorantien werden dort aufgenommen und wandern so durch den Körper, wo sie synergetische Verbindungen mit Eiweißmolekülen eingehen können und über längere Zeit Rheuma, Allergien und andere Leiden mit verursachen. Dr. Mauch, ein praktischer Arzt, der dieser Problematik nachging, spricht von der »Bombe in der Achselhöhle«. Wasser und Seife würden genau so gut den Achselschweiß entfernen (Mauch 2007).

soll ja gesund sein. Noch schnell in den Nachrichtensender reinhören: Wetter, Verkehr, Zeitansage, Kurznachrichten. Man muss ja wissen, was in der Welt los ist: Katastrophe in Uganda, Nullrunden, Diätenerhöhung, Flugzeugabsturz, »Friedenseinsätze«. Die Uhr mahnt: »Höchste Zeit!« Ab mit dem Auto in den morgendlichen Stau, den Verkehrsinfarkt. Verdammt, ich darf heute nicht schon wieder zu spät kommen! Der Chef sieht aus, als hätte ihm jemand auf die Hühneraugen getreten. Und was macht der hinterfotzige Schulze da wieder? Stumpfsinnige Arbeitsroutine, das alltägliche Mobbing. Aber wenigstens hat man Arbeit. Blick auf die Uhr: Die Zeit scheint auf einmal nicht vergehen zu wollen, sie läuft im Schneckentempo, wie zähflüssiges Harz. Aber irgendwann ist dann doch Feierabend. Stoßzeit. Stau auf der Autobahn. Gerädert kommt man zuhause an. Der Ehepartner ist ebenfalls geschafft. Post anschauen: Rechnungen, Mahnungen, Werbung. Schnell etwas in die Mikrowelle schieben, um den Hunger zu stillen. Oder sollen wir mal beim Italiener vorbeischauen? Bier auf. Glotze: Die Seele wird von aufreizenden Bildern überflutet, die sie eigentlich gar nichts angehen und die sie dennoch mit in den Schlaf nimmt und zu verdauen hat. Der Schlaf verspannter Menschen ist oft nicht tief oder erholsam; vielleicht hilft eine Schlaftablette. Und so geht es weiter: Am nächsten Morgen dasselbe und übermorgen wieder. Wochenende: Rasenmähen, lästiger Besuch. So geht es Woche für Woche. Die ersehnten Ferien: Urlaubsstau, Touristenrummel, Sau rauslassen … und alles ist viel zu teuer. Man muss ja noch die Abzahlung für das neue Auto leisten, muss die Steuern, die Alimente und all die Zwangsversicherungen zahlen, und die Kinder brauchen Markenkleidung, sonst sind sie in ihrer Clique out. Man kommt sich vor wie in einem sich immer schneller drehenden Hamsterrad … »Reif für die Insel, aber zum Aussteigen bin ich wahrscheinlich zu feig'«, singt Wolfgang Ambros.

Das ist ein typisches Stressszenario. Nie kann man richtig entspannen, die Füße baumeln lassen, in die Traumzeit gleiten. Ein solches Leben hat seinen Preis, zuallererst gesundheitlich. Das Tier in uns, das Reptilienhirn, versteht die ununterbrochene Anspannung nicht. Wer ist hinter uns her? Wer will uns fressen? Wer will uns die Beute streitig machen, das Revier, das Weibchen? Leider versteht das verängstigte oder gereizte Tier keine Moralpredigten. Es reagiert somatisch: Die Hirnanhangdrüse (Hypophyse) entlässt Hormone ins Blut, die ihrerseits die Nebennieren anregen, Epinephrin (Angsthormon) und Noradrenalin (Wuthormon) auszustoßen; das sympathische Nervensystem ist ständig in Lauerstellung und hält den Körper bereit für Kampf oder Flucht, sodass sich die Muskeln verspannen, die Arterien verengen, der Blutdruck hochschnellt und der Herzschlag sich beschleunigt. Könnte man sich entspannen, würden diese Reaktionen abklingen. Aber der Druck bleibt konstant.

Bei chronischer Verspannung gelangen vermehrt entzündungsbildende Kortikoide ins Blut, und der Blutdruck steigt weiter, die Nieren werden geschädigt. Nun kommt es in den verspannten Arterienwänden zu kleinen Rissen. Diese werden mittels Cholesterinplättchen abgedichtet und geflickt. Es formt sich eine Art Narbengewebe mit Cholesterinablagerungen. So beginnt die »Verkalkung« oder Arteriosklerose (Pelletier 1988: 73). Im Laufe der Zeit verringert sich die Versorgung der Herzkranzgefäße mit Blut. Das Herz verhungert förmlich. Auch können sich Cholesterinplättchen lösen und durch die Blutbahnen zum Herz getragen werden, wo sie die Herzkranzgefäße verstopfen und auch damit eine Unterversorgung mit Sauerstoff auslösen. Oder sie können ins Gehirn gelangen und das Risiko eines Schlaganfalls erhöhen.

Ein Gegenbild dazu – ebenfalls aus eigenem Erleben (Storl 2003: 165) – ist das Leben auf einem Bauernhof, wie es mehr oder weniger seit Jahrhunderten bis Anfang des 20. Jahrhunderts gelebt wurde. Die bäuerliche Kultur war, wenn auch nicht in dem Maße wie die der Jäger und Sammler vergangener Kulturepochen, vollkommen in die täglichen und jahreszeitlichen Rhythmen der Natur eingebettet. Anders als bei den Wildbeuterkulturen bestand das bäuerliche Leben aus Knochenarbeit, aber das Arbeiten war wie das Atmen: Der Anspannung folgte Entspannung, so wie dem Einatmen das Ausatmen folgt. Kein schriller Wecker riss den Menschen aus dem Schlaf. Wenn man den Hahn krähen hörte, drehte man sich noch einmal in den Federn um und döste weiter, bis das unruhige Brummen der Kühe im Stall und das Rasseln ihrer Ketten nicht mehr zu überhören war. Sie wollten gemolken werden. Da rappelte man sich noch schlaftrunken auf, zog Hose und Stallstiefel über, grüßte den Hund, fütterte duftendes Heu, schnallte den Melkschemel an, setzte sich an die erste Kuh und begann zu melken. Wie Musik klang es, wenn die Striche in den Eimer zischten, zuerst in hohen Tönen, dann abflauend, dumpfer werdend. Katzen strichen herum und hofften auf eine Spende. Die Kuh schickte dem Melker ein Riesenquantum warmer Liebesenergie zu, denn für sie war er ihr saugendes Kälbchen. Nach dem Füttern und Melken kam das Frühstück, das die Bäuerin gekocht hatte: Brei vom Getreide, das man im letzten August geerntet hatte, frische Milch von heute Morgen, dazu Käse, Speck und einen Boskopapfel vom Baumgarten hinter dem Haus. Das schmeckte und gab Kraft. Zuerst aber sagte der Bauer den Segen für den Tag. Und so ging es weiter: Ausmisten, Hühner und Schweine füttern, Rinder und Pferde striegeln, und – je nach Jahreszeit, Tageszeit, Mondlauf – pflügen, eggen, säen, pflanzen, Gras schneiden, Heu ernten, Kartoffeln ernten, die Sau schlachten, Mist ausfahren, Bäume fällen, Holz spalten, Schindeln machen, Zäune reparieren und was sonst noch notwendig ist. Man war nie ganz fertig, immer gab es etwas zu tun. Am Abend war man müde, es reichte vielleicht noch für eine Geschichte, einen Schwank und ein Rätsel, über das man die Nacht schlief oder das man Tage mit sich herumtrug: »Sie steht auf'm Acker, hält sich wacker, hat neun Häut, beißt die Leut.«[55]

Mit Tieren arbeiten, mit Pferden ackern, das ist anders als mit Maschinen hantieren. Tiere haben Seelen, man redet mit ihnen, fühlt mit ihnen, sie passen sich an und verstehen viel. Von Herz zu Herz kommuniziert man mit ihnen. Heute wissen wir tausend Fakten über das Tierverhalten, aber wer kann noch mit ihnen reden?

Die bäuerliche Arbeit, über Jahrhunderte die Beschäftigung von drei Vierteln der Bevölkerung, ist abwechslungsreich, körperlich anstrengend, den Willen und den Geist herausfordernd. Unterbrochen wurde sie von gemeinschaftlichen Festen, die, wie die Arbeit selbst, im Einklang mit den Jahreszeiten waren, mit dem Puls der Sonne und der Erde.

Was für unsere Ohren heute so romantisch klingt, war härteste Arbeit, Muskeln und Gelenke schmerzten gelegentlich – aber Stress war es nicht, und das Herz konnte gut damit leben. Bauernhöfe, auf denen so gewirtschaftet wird, gibt es fast nicht mehr. Die spezialisierten landwirtschaftlichen Produktionsbetriebe, die heute ihre Stelle eingenommen haben, haben zwar die Arbeitsgänge erleichtert, sie verursachen dennoch einen Stress, den man vorher nicht kannte. Eine Ausnahme sind die Amisch, eine alemannisch sprechende bäuerliche Gemeinschaft in Nordamerika, die sich jeder Technologie verweigert haben und dennoch ein gesundes gemeinschaftliches und wirtschaftliches Leben vorweisen (Storl 2003: 31).

Was hier als zwei entgegengesetzte Arbeits- und Lebensweisen skizziert wird, wurde in den 1960er und 1970er Jahren in den Arbeiten von Friedman und Rosenman in Bezug auf den individuellen Menschen typologisiert (Rosenman et al. 1964: 15–22). Die beiden Kardiologen, die sich fragten, warum kardiovaskuläre Erkrankungen zwischen 1920 und 1970 auf das Fünffache angestiegen waren, gingen eher von einer psychologischen als einer soziologischen Perspektive aus. Sie unterschieden zwischen zwei Persönlichkeitstypen, dem gestressten Typ A und dem eher lockeren Typ B, wobei sich Typ A als besonders anfällig für Koronarkrankheiten erweist.

55 Die Zwiebel.

Typ A steht ständig unter Strom. Er ist ein »Workaholic«[56], ein Getriebener, der ständig unter Zeitmangel leidet. Verpflichtungen, Termine, Konkurrenzgeist, Ehrgeiz treiben ihn. Er sitzt oft am Rand des Stuhles, als wolle er gleich aufspringen. Auf der Autobahn versucht er alle anderen zu überholen, er will ja keine Minute verschwenden. Sein Leben läuft nach Programm, auch seine Freizeit. Sogar für seine Kinder hat er ein Programm. Er drückt sein Leben am liebsten in Zahlen aus: Wie viel er verdient, wie viele Runden im Swimmingpool oder Kilometer beim Jogging er geschafft hat, wie viele Deals er abgeschlossen hat. Er ist ungeduldig, verkrampft, sticht seine Konkurrenten aus, beherrscht aber seine Aggressivität und versteckt seinen Frust gern unter einer »Keep smiling«-Maske. Mit dieser Persönlichkeitskonstellation ist er ein Kandidat für Herzerkrankungen. Eigentlich bräuchte er psychologische Beratung.

Persönlichkeitstyp B dagegen ist gelassener, weniger feindselig und ehrgeizig; er kann sich ohne Schuldgefühle entspannen und arbeitet, weil es ihm Freude macht.

Friedman und Rosenman kommen zum Schluss, dass es weniger die aufgenommenen Mengen an Cholesterin sind, als vielmehr solche psychologischen Faktoren, die zu Biorhythmusstörungen und kardiovaskulären Leiden führen. Herzkrankheiten sind somit nicht nur ein somatisches (physischbiologisches), sondern auch ein psychisches Problem.

Antwort 5: Kulturelle Zwänge, die ethnomedizinische Betrachtung

Die Ethnomediziner haben einen anderen Blickwinkel auf die heutigen Herzerkrankungen. Für sie sind gesundheitliche Störungen nicht nur allein als fehlerhafte biologische Abläufe, Mangel an Selbstdisziplin oder psychologische Fehlprogrammierungen zu verstehen, sondern als kulturelle Muster. Jede Kultur definiert, erklärt, deutet oder behandelt Gesundheit und Krankheit anders. Das Geschehen, das in einer Gesellschaft als Krankheit definiert wird, ist mit dem kulturellen Umfeld verwoben und entspringt diesem. Die Vorstellungen, die sich Menschen von körperlichen Entgleisungen, Gebrechen und Leiden machen, sind kulturspezifisch. Was in einer Kultur als krank gilt, etwa PMS, Fettleibigkeit oder das Hören von Geisterstimmen, stellt in einer anderen kein Problem dar oder existiert nicht einmal. *Susto*, eine durch Schreck ausgelöste Krankheit, bei der die Seele den Körper verlässt und der Betroffene kränkelt und depressiv wird, ist ein

---

56 Workaholic (amerikanisch, zusammengesetzt aus *work*, »Arbeit«, und *alcoholic*, »Alkoholsüchtiger«) bezeichnet den Arbeitssüchtigen.

Phänomen der lateinamerikanischen Kultur. *Amok* ist ein kulturspezifisches Syndrom in Polynesien, Indonesien und Melanesien, charakterisiert durch Apathie, gefolgt von aggressiven Erregungszuständen. *Pibloktoq* oder arktische Hysterie, gekennzeichnet durch selbstzerstörerische Handlungen – etwa nackt in den Schneesturm zu rennen – gefolgt vom Koma, ist eine Krankheit im Inuit-Kulturkreis. Als *Tarantismus* bezeichnete man eine Krankheit, die einst zwischen dem 15. und 18. Jahrhundert in Süditalien vor allem Frauen befiel und für die man den Biss der Tarantel verantwortlich machte. Die Symptome waren Melancholie, schwerer Atem, Seufzen, Schlucken, Zittern und Ohnmachtsanfälle. Ausgelassenes Tanzen mit betont sexuellen Bewegungen zu Arien galt als die einzige Therapiemöglichkeit. In diesem Sinn kann man Herzkrankheiten als ein kulturspezifisches Syndrom der modernen Industriegesellschaft verstehen.

Das mechanistische Modell einer verschlissenen oder fehlfunktionierenden Pumpe mag zwar zu einem gewissen Grad stimmen. Auch die Deutung der gegenwärtigen Herzerkrankungsepidemie als ein »Wohlstandsleiden«, hervorgerufen durch Bewegungsmangel, Fehlernährung, Verwendung von Genussgiften und Dauerstress, ist ebenfalls nicht unwahr. Dennoch vermochten weder die immer aufwendigeren Wartungen und Reparaturen des Blutpumpapparats noch das verbissene Befolgen von Regeln und Übungen, was Lebensstil und Ernährung betrifft, die vorhandene Gesundheitskatastrophe einzudämmen. Auch das ständig wachsende Arsenal an Medikamenten hat keine wirkliche Wende gebracht.

Es ist unsere Kultur selbst, die Herzversagen erzeugt. Sie bringt spezifische Krankheiten hervor, ebenso wie sie kommerzielle Infrastrukturen, Hochgeschwindigkeitsverkehrsmittel, umweltbelastende Abfälle, Alphabetisierung, Geldwirtschaft, elektronische Virtuellwelten, digitale Zeitmesser, Denkmoden und Denkverbote und Unendliches mehr entstehen lässt. Andere Kulturen haben andere Vorstellungen und Ziele, andere Zeitbegriffe und andere Krankheiten; sie konstruieren ihre Wirklichkeit anders und bringen andere Resultate hervor.

Auch die körperliche Verfassung eines Menschen ist nicht bloß naturgegeben oder vom persönlich-individuellen Wollen abhängig, sondern sie ist in die kulturellen Konstruktionen eingebettet, in die grundlegenden Werte und Vorstellungen der jeweiligen Gesellschaft. Kulturelle Faktoren prägen einen Menschen vom Mutterleib an: Schon was die Mutter isst, was für Musikrhythmen sie bewegen, wann sie schlafen geht und wann sie aufsteht, all das beinhaltet eine solche Prägung. Die kulturellen Faktoren wollen wir uns im nächsten Kapitel näher anschauen.

Das Herz in der Mühle

»Die Uhr, sie zeigt die Stunde,
Die Sonne teilt den Tag;
Doch was kein Aug erschaute,
Misst unsres Herzens Schlag.«
Franz Grillparzer, *Mit einer Uhr*

»O verlerne die Zeit,
Dass nicht dein Antlitz verkümmere
Und mit dem Antlitz das Herz!«
Hans Carossa, *Führung und Geleit*

Um ein dermaßen bedrohliches gesundheitliches Problem, wie es das Herzleiden in der westlichen Welt darstellt, richtig zu verstehen, versucht die Ethnomedizin die historisch gewachsenen kulturellen Zusammenhänge zu durchleuchten. Sie fragt sich: Was unterschiedet unsere herzgefährdete Zivilisation von jenen traditionelleren Gesellschaften, in denen Herzerkrankungen kaum ein Thema sind? Ein bedeutender Faktor ist unser kulturspezifischer Umgang und unsere Auffassung des Phänomens Zeit. Denn auch Zeit wird in jeder Kultur anders erlebt und verstanden. Für die Völkerkundlerin Beatrix Pfleiderer ist das ein Schlüssel zum Verständnis des Problems (Pfleiderer et al. 1995: 192).

Kulturelle Faktoren: Wie wir mit Zeit umgehen

Wir glauben zu wissen, was Zeit ist: Es ist das, was unsere Uhren und Kalender exakt messen. Wir geben allerdings zu, dass es auch so etwas wie eine subjektive, gefühlte Zeit gibt. Wenn ein Ereignis spannend und interessant ist, dann vergeht die Zeit schnell, dann ist sie kurzweilig; andererseits bei der Arbeit oder in der Schule scheint sie langsam zu verstreichen, dann hat man »lange Weile«. In den Schulen lernen wir, dass objektiv gesehen – also »in Wirklichkeit« – Zeit etwas anderes ist, als es unsere irrationalen Empfindungen uns vorgaukeln. Zeit ist ein gleichmäßiges Abticken von Zeit-Bits. Diese Einheiten lassen sich objektiv mit dem Chronometer, der Uhr, messen. Wie ein geradliniger Pfeil schießt die Zeit aus einer unwiderruflichen Vergangenheit durch den gegenwärtigen Zeitpunkt hindurch in eine noch nicht existente Zukunft.

In einer gewissen Zeitspanne kann man vieles erledigen, vieles tun und schaffen. Wer viel schafft, ist fleißig, nützlich und verdient Anerkennung. Die gut genutzte Zeit bedeutet Verdienst, sodass man sagen kann: »Zeit ist Geld«, oder auf amerikanisch: »Ein neuer Tag, ein weiterer Dollar!«[57] Zeit kann, wie Ware, gespart, investiert, genommen, gegeben oder jemandem geschenkt werden. Zeit ist ein kostbares Gut, man soll vernünftig damit umgehen, man muss sie gut und rational verwalten, am besten mit Zeitplänen (englisch *schedules*). Mit Stundenplänen werden Schüler zur rationellen Zeiteinteilung erzogen. In der Arbeitswelt werden Zeitaufwand der Arbeitsläufe, Sollzeiten, Durchlaufzeiten und Pausen genau berechnet. Sogar die Freizeit, die Erholungspausen, werden zunehmend organisiert und zeitlich gestaltet. Für »Traumzeit«[58]-Träumereien bleibt da meistens keine Zeit.

Andererseits kann das kostbare Gut auch verschwendet, vergeudet oder gar »totgeschlagen« werden. Im bibelgläubigen amerikanischen Mittelwesten, wo ich aufgewachsen bin, galt Zeitverschwendung tatsächlich als Sünde. »Untätige Hände sind des Teufels Spielzeug!«[59], hieß es da. Kartenspiel, Kinobesuche oder einfach Herumhängen war verpönt. Mexikaner, Punks, Indianer und Schwarze galten als faul, weil sie ihre Zeit nicht konstruktiv und produktiv nutzten. Das machte sie zu weniger wertvollen Menschen. Sie spielten lieber Musik, schaukelten auf der Veranda auf Schaukelstühlen, lungerten an Tankstellen herum, rauchten und träumten, anstatt aufzuräumen, den Rasen zu mähen oder einem ordentlichen Erwerb nachzugehen. Mit Arbeitslosigkeit konnte man den Müßiggang nicht entschuldigen. Seit der Bürgerrechtsgesetzgebung gegen Ende der 1960er Jahre erlaubt sich niemand mehr, auf diese Weise abfällig zu urteilen. Die rassistischen und ethnozentrischen Vorurteile gelten inzwischen als überwunden. Was jedoch

---

57 »Another day, another dollar!«

58 Traumzeit, ein völkerkundlicher Begriff, der auf das *Alcheringa*, *Tjukurrpa* oder *Wangarr* der australischen Ureinwohner zurückgeht, bezeichnet die Wirklichkeit außerhalb der Zeit, die »Innenseite« der Welt, dort wo die Gottheiten und schöpferischen Ahnen tätig sind, wo die Welt der Erscheinungen ihren Ursprung hat. In der Traumzeit träumt das Licht die Pflanzen, träumt die Erde die Landschaft, werden wir von den totemischen Ahnen geträumt. Man kann in die Träume der Urwesen einsteigen. Das machen die Tiere, die Hunde, Katzen und andere, wenn sie nicht aktiv sind, sondern nichtstuend daliegen: Sie träumen sich in die Traumzeit. Aus der Traumzeit holt man sich die Kinder, die Heilkräfte, die Einsichten. In der modernen Zivilisation werden Traumzeitreisen und -meditationen durch die Bilder des Fernsehens ersetzt.

59 »Idle hands are the devils play!«

geblieben ist, ist das Grundverständnis, dass Zeit produktiv genutzt werden soll, das hat sich nicht geändert. Deshalb wird keine Mühe gescheut, diese »unterprivilegierten Minderheiten«, deren Zeitparadigma nicht der Norm entspricht, zu »entwickeln«, zu erziehen und besser zu integrieren, damit auch sie effizient mit der kostbaren Ware Zeit umzugehen lernen.

Wo Zeit Geld ist, da entsteht Leistungsdruck, Leistungszwang. Da hat man nie genug Zeit, da wird man von der Uhr gehetzt, da werden »Workaholics« gezüchtet, da kann man sich keine Zeitverschwenderei leisten, da steht man unter Strom. In dieser Situation bietet es sich an, zu bestimmten Drogen zu greifen, um körperlich und geistig mitzuhalten. Kaffee, Cola, Energy-Drinks, Mate-Tee, Guarana, Mormonentee *(Ephedra)* und andere aufputschende koffein-, theophyllin- und theobrominhaltige Getränke und verschiedene amphetaminhaltige »Uppers«, die das Großhirn anregen und – ähnlich wie Stresshormone – oft die Herzfrequenz erhöhen, unterstützen diesen kulturellen Fokus.[60] Es handelt sich bei all den genannten um leicht erhältliche, gesellschaftlich gebilligte Drogen. Nicht gebilligt, sondern von der Drogenpolizei geahndet, sind dagegen bewusstseinserweiternde, zum Träumen anregende Drogen wie Marihuana, Opium, Peyote, das beruhigende, angstlösende Kava-Kava *(Piper methysticum)*, psychedelische Pilze *(Psilocybe, Panaeolus, Stropharia usw.)*, Ayahuasca und dergleichen. Diese könnten das Zeitempfinden verändern, die auf Hochtouren laufende Ratio dämpfen, zum Träumen verführen, Visionen erzeugen, das Ego entgrenzen, das Bewusstsein erweitern, die gesellschaftlich organisierte Zeit in Frage stellen und womöglich zum Ausstieg aus dem Leistungssystem verführen.

Als Gegengewicht zu den täglich genossenen gesellschaftsfähigen Aufputschmitteln spielt der Alkohol – eine weitere legale, gesellschaftsfähige Droge – eine notwendige Rolle. Das in den Abendstunden genossene, viel besungene Gläschen Wein, das kühle Bier, der Cocktail oder auch Beruhigungsmittel (Benzodiazepin-Tranquilizer, Antidepressiva) sind heuzutage für viele Menschen Versuche, die Bremse zu ziehen, »herunterzukommen« und die Verspannungen zu lösen.

Die westliche technologische Kultur und der ihr innewohnende Zeitbegriff bekommt den Organismen nicht gut. Der natürliche Biorhythmus, vor allem der natürliche Rhythmus des Herzens, wird vergewaltigt, die Pumpe in der Brust kommt ins Stottern. Diese Zivilisation schnallt die

---

60 Anregende Psychodrogen wie Kokain sind zwar (noch) illegal, finden aber in den »kreativen« Kreisen der Gesellschaft, in Wirtschaft und Kunstschaffen, rege Anwendung.

Menschen fest in eine »Herzinfarkt-Maschine« *(heart attack machine)*, wie es Bob Dylan in einem seiner Lieder[61] formulierte, und hetzt ihn zu Tode. Jede zweite Erkrankung in der westlichen Welt ist eine Herz-Kreislauf-Erkrankung. Wen wundert's?

Im Einklang mit kosmischen Rhythmen

Dass es andere Vorstellungen von Zeit gibt, als die unserer austauschbaren, linear dahintickenden, quantitativ messbaren Zeit, kommt uns gar nicht in den Sinn. Der Völkerkundler stößt in nichtwestlichen Gesellschaften jedoch auf ganz andere Zeitverständnisse. Dabei wird ihm offensichtlich, dass nicht nur unser Zeitbegriff, sondern auch unser Erleben der Zeit ein kulturelles Konstrukt ist. Bei den Pueblo-Indianern gibt es zum Beispiel nicht nur eine Zeit, sondern jedes Wesen hat seine eigene Zeit: Der Mais in seinem Wachstum, der Pfeil im Flug, der Fluss im Fließen, der Mensch im Leben. Für die Kelten gab es Zeiträume, die alle Wesen, seien es Götter, Menschen oder andere Geschöpfe, im Tageslauf, Mondenlauf, Jahreslauf und in ihrem Lebenslauf durchwandern. In einigen indianischen Kulturen ist Zeit eine Energie, die ablaufen und schwach werden kann und durch periodische Rituale und Opfer wieder erneuert werden muss. Das ist zum Teil auch der Hintergrund der aztekischen Herzopferrituale.

Bei den australischen Ureinwohnern ist das, was wir Vergangenheit, Gegenwart und Zukunft nennen, zugleich gegenwärtig, alle sind gleichzeitig da, im Hier und Jetzt. Alles hängt zusammen. Die ursprüngliche Traumzeit wird im Ritual vergegenwärtigt, und dadurch bleibt die Schöpfung – der Traum der Ahnen – erhalten.

Im altiranischen und semitischen Kulturkreis floss die Zeit, sich immer mehr beschleunigend, von einem Anfang bis auf einen Endpunkt (Omega-Punkt, Apokalypse) zu. Sie floss wie Wasser in einen Krug, bis die Zeit »erfüllt« war. Bei anderen Völkern wiederum kann die Zeit vorwärts und rückwärts laufen wie ein Weberschiffchen, das hin- und herflitzt und dabei den Teppich der Wirklichkeit webt. Bei den meisten Naturvölkern jedoch – auch bei den indigenen europäischen Völkern, angefangen mit den Megalithbauern – bewegt sich die Zeit im ewigen Kreislauf, wie ein Rad. Was vergangen ist, kehrt wieder: der Tag nach der Nacht, der Sommer nach dem Winter, der Vollmond nach dem Neumond, das periodische Wiedererscheinen des Hundssterns am Horizont, der frische Keimling aus dem Samen der

---

61 »Desolation Row« im Album *Highway 61 Revisited* (1965): »They bring them to the factory, where the heart-attack machine is strapped across their shoulders …« (»Sie bringen sie zur Fabrik, wo ihnen die Herzinfarkt-Maschine auf den Rücken geschnallt wird …«).

abgestorbenen Pflanze, die Wiedergeburt nach dem Tod. Wer die Zukunft erkennen will, der versenke seinen Geist tief in die Vergangenheit und schaue: Im Kreislauf kehrt alles wieder. Die Zeit auf Erden – die Vegetationsperioden, die jahreszeitlichen Wanderungen der Büffel, der Lachse, der Schwalben – läuft im Einklang mit den kosmischen Zyklen, mit Sonne, Mond und Wandelsternen. So auch des Menschen Tageszeit und Lebenszeit, Kindheit, Jugend, Reife, Alter, Tod, Wiedergeburt. Wer im Einklang mit den Rhythmen der Natur lebt – oder wie die Sioux-Indianer sagen, »mit dem Herzschlag der Mutter Erde« – dessen Herz bleibt gesund.

Für die Arier[62] (Sanskrit *arya*, »die Edlen«) – so nannten sich die alten vedischen Inder – gibt die Sonne (*Áditya, Savitá, Súrya*) dem Universum den Lebensrhythmus vor. Aus ihrem Lichtschoß pulst das *AUM* (OM), der schöpferische Ur-Ton, die Schwingung, die alles erhält und kräftigt. Dieser Rhythmus ist die alles belebende kosmische Ordnung, das *Rita* oder *Ritam*. Unsere Worte »Ritual«, »Ritus« (lateinisch *rituale*, »richtige Ordnung, Zeremonie«) und »Rhythmus« (griechisch *rhythmos*, »strömendes Gleichmaß«) sind mit diesem Begriff verwandt.

Das Ritam, der Herzschlag des Kosmos, bestimmt die Tageszeiten (Morgen, Mittag, Abend, Mitternacht), die Jahreszeiten (Winter, Frühling, Sommer, Herbst), den Wandel des Mondes, den harmonischen Reigen der Sterne und den Tanz der Planeten. Im Einklang mit dem Ritam leben die Götter (Devas), nicht aber die Dämonen (Asuras). Im kleinen Universum des menschlichen Leibes ist es das Herz, das diesen Lebenspuls schlägt. Beide Rhythmen, der der großen und der der kleinen Welt, schlagen im Einklang. Oder sie sollten es wenigstens, sonst herrscht *Anrita*. Sonst wird alles arhythmisch, dissonant, verkehrt, chaotisch, krank und fällt dem Verderben, dem Wahn und der leidbringenden Illusion anheim.

Die Arier, wie auch andere indoeuropäische Gesellschaften, versuchten folglich in harmonischem Einklang zu leben, indem sie die täglichen Rituale vom Sonnengruß bis zur Abendandacht einhielten, indem sie die Jahreszeitzeremonien, die Opferfeste und die periodischen Wallfahrten durchführten, und indem sie die vier aufeinanderfolgenden Stadien des Menschenlebens (*ashramas*) beachteten: als lernender, dienender, keuscher Jugendlicher; als Haushalter im Genuss sinnlicher (sexueller) Freuden und mit Familien-

---

62   Dieser ethnologisch-sprachwissenschaftliche Begriff für den indo-iranischen Zweig der indoeuropäischen Sprachfamilie wurde leider von Rassisten im 19. und 20. Jahrhundert im Dienste einer menschenverachtenden Ideologie missbraucht. Trotzdem bleibt der Begriff die korrekte Bezeichnung für die im Industal siedelnden Einwanderer, die uns die Veden hinterlassen haben und Hauptquelle der hinduistischen Kultur sind.

pflichten; als Waldeinsiedler, der sich – in Begleitung seiner Frau – vom Alltag zurückzieht und sich auf den göttlichen Urgrund besinnt, indem er den Weisen lauscht und die Schriften studiert; und schließlich als heimatloser Wanderer *(Samnyasin)*, auf dem Weg zu den Ahnen. Später ersetzte der Begriff *Dharma* (von Sanskrit **dhri*,[63] »tragen, stützen, vertrauen, treu«) das Wort Rita. Dharma, der rechte Weg im Einklang mit der Wahrheit, ist das, auf das man vertrauen kann, was einen sicher durchs Leben trägt.

Die indoeuropäischen Volksstämme, die Europa besiedelten, brachten ähnliche Vorstellungen von Zeit und Welt (althochdeutsch *weralt*, zusammengesetzt aus *wer*, »Mann« oder »Mensch« und *ald*, »Alter«; also »Menschenalter, Menschenzeit«) mit.

Der Weg in die Zeitmaschine

Wie und wann ging dieser Einklang, dieses Ritam, verloren, sodass der westliche Mensch in Herzensnot gelangte? Die Vorstellungen und Gewohnheiten, was Zeit und Wirklichkeit betrifft, in denen wir gefangen sind, sind nicht angeboren. Sie sind ein kulturelles Konstrukt, ein historisch gewachsenes, morphogenetisches Feld. Die Kelten und andere ureuropäische Völker versuchten ganz ähnlich wie die mit ihnen verwandten indischen Arier, im Einklang mit den Rhythmen der lebendigen Natur zu leben. Auch wussten sie von der Verwobenheit der Naturzyklen mit der Traumzeit, mit der sogenannten Anderswelt, die den Hinter- und Urgrund der Erscheinungen bildet. In dieser Anderswelt, wo man den Geistwesen, den Elfen und Unholden, den Göttern und Riesen, begegnen kann, lief die Zeit anders: Sie war langsamer, sie näherte sich der Dauer, der Ewigkeit. An Kraftorten, auf den heiligen Bergeshöhen und an den Quellen, dort wo später die christlichen Missionare ihre Kirchen oder Klöster bauten, da schimmerte diese Ewigkeit durch den zeitlichen Schleier hindurch.

Nicht nur an geografischen Orten, sondern auch an den Übergängen von einem Zeitraum in den anderen, in den »Zwischenzeiten«, ist die Schwelle zur Anderswelt zu finden, da konnte sich das Zauberreich öffnen: In den magischen Tagen, wenn eine Jahreszeit in eine andere übergeht, auch bei den Sonnen- und Mondwenden, den Götterstunden in der Morgen- und Abenddämmerung und den Geisterstunden zu Mittag und zu Mitternacht. Manch einer, der nicht die Weisheit eines Druiden oder die Weitsicht eines Hellsichtigen besaß, stolperte an solchen Tagen in die Traumzeit und ver-

---

63 Verwandt mit dem indogermanischen **dher* (»tragen«), **dru*, (»Treue, treu, trauen«) und **deru* (»Baum«, insbesondere die starke, feste Eiche, die als Weltbaum den Himmel trägt; verwandt auch englisch *tree*; altdeutsch *der*, wie in Holun*der* oder Wachol*der*).

fiel dieser: Er wurde von dem Elfen- oder Zwergenvolk verzaubert und fand seinen Weg nicht mehr in den Alltag zurück. Was einem solchen Entrückten (oder Verrückten) wie ein Paar Augenblicke vorkam, war in der alltäglichen Welt oft eine Zeitspanne von Monaten oder Jahren.

In den alten Kulturen gab man sorgfältig acht, dass das Verhältnis zur traumzeitlichen Anderswelt und ihren Bewohnern seine Richtigkeit hatte. Nur so konnte der einzelne Mensch wie auch die Hausgemeinschaft, die Sippe und das ganze Dorf gesund bleiben. Denn man gehörte nicht nur dem materiellen Alltag an, sondern auch der Ewigkeit und dem Reich der Geister zwischen beiden. Auch das Herz, die Mitte unseres Wesens, gehört beiden Seiten an: Es empfängt Impulse von oben und von unten; es vermittelt zwischen dem Bewusstsein und dem Unbewussten, zwischen dem Diesseits und dem Jenseits, zwischen der Zeitlichkeit und der Ewigkeit. Eine Kultur wie die unsrige, die sich anmaßt, die Ewigkeit und die Anderswelt zu leugnen, zu irrationaler subjektiver Symbolik zu erklären oder gar auf Hirnstoffwechsel und Neurotransmittoren zu reduzieren, verliert die Mitte, verliert den rhythmischen Pendelschlag, bekommt Schlagseite.

Die alten Griechen, denen wir ja auch viele Elemente unserer Kultur verdanken, kannten zwei Zeitbegriffe: *Chronos* und *Kairos*. Chronos ist die messbare, austauschbare, ablaufende, lineare Zeit. Chronos ist eigentlich der Name des Urgottes, der die Ureinheit trennte. Er zwängte sich zwischen den himmlischen Vater Uranus und die Erdmutter Gaia, die einander in inniger wonnevoller Vereinigung umschlungen hielten. Mit aller Macht stemmte er und drückte sie auseinander; so schuf er den Raum für sich und seine Geschwister. Nun, da Himmel und Erde entzweit waren, entstand Raum/Zeit. Das Drama der Schöpfung konnte beginnen. Chronos selbst, als Gott der Zeit, verschlang die Kinder, die ihm seine Schwester und Gattin Rhea gebar. Zeit verschlingt alles.[64] In seinem sprachlichen Ursprung bedeutete Chronos »zermahlen, abnutzen, abtragen«. Chronos erscheint als Müller, so wie sich sein römisches Gegenstück Saturn als Schnitter mit Sense und Getreidesack zeigt (Huxley 1976: 199).

Kairos dagegen ist die einmalige, die rechte Zeit, der günstige Augenblick. Dargestellt wird er als beflügelter Jüngling. Immer in Bewegung, fliegt er von Jetzt zu Jetzt, frei wie der Wind. Wo er erscheint, da muss der gefräßige Chronos, der seine eigenen Kinder verschlingt, innehalten. Kairos ist Zeit im Sinne des »Predigers« im Alten Testament (Buch Kohelet 3):

---

64 In der indischen Mythologie ist Kali (»die Zeit, die Schwarze«) die alles verschlingende Zeit, die jede Erscheinung, auch die des höchsten Gottes, tilgt.

»Alles hat seine Stunde.
Für jedes Geschehen unter dem Himmel gibt es eine bestimmte Zeit:
Eine Zeit zum Gebären, eine Zeit zum Sterben,
Eine Zeit zum Pflanzen und eine Zeit zum Abernten der Pflanzen,
eine Zeit zum Töten und eine Zeit zum Heilen,
eine Zeit zum Niederreißen und eine Zeit zum Bauen ...«

Diese Zeit, die Kairos genannt wird, ist Kinderzeit, Zeit der Liebenden, magische Zeit. In Amerika nennt man sie »Indianerzeit«. Wenn die Indianer eine Zeremonie veranstalten, dann schauen sie nie auf das Zifferblatt der Uhr, sondern sie warten, bis die Zeit »richtig« ist, bis die Geister alle da sind. Manchmal kann das Stunden dauern, manchmal Tage. In Indien begegnet man diesem Zeitbegriff ebenfalls. Ein typisches Konzert mit Tabla und Sitar, so wie man es etwa in einer Großstadt wie Delhi zu hören bekommt, wird für eine bestimmte Uhrzeit angegeben; aber wann es anfängt, kann niemand recht sagen. Leute kommen und gehen, Kinder flitzen durch die Reihen, die Musiker stimmen ihre Instrumente und allmählich, ehe man sich versehen hat, stimmt alles und das Konzert ist voll im Gang. Aufhören tut es, wenn die inspirierenden Geister, die Göttin oder die *Gandharvas*,[65] die unsichtbaren himmlischen Sänger, sich wieder verflüchtigt haben. Und diese Himmlischen halten sich nicht an irdische Uhren.

Die Germanen kannten die rechte Zeit, das beflügelte Glück, die günstige Gelegenheit, als *Time* (altnordisch *timi*, »rechte Zeit, *Glück*«[66]; angelsächsisch *tima*, »günstige Gelegenheit«). Der Begriff ist neuerdings in unsere Sprache zurückgekommen als *Timing* bzw. »gutes Timing«. Das Wort Zeit bezog sich ursprünglich auf die mondverbundenen Gezeiten des Meeres, auf Ebbe und Flut, insbesondere die Flut (niederdeutsch und englisch *tide*, »Flut, Gezeiten«). Nach dieser Sichtweise ist die Zeit nicht etwas, was man verlieren kann, was einem davonläuft und dem man ständig hinterherlaufen muss, sondern die Zeit ist ein ruhig und regelmäßig atmender Raum, ein Kommen und Gehen, wie der Atem, der Herzschlag oder eben die Gezeiten (Legros 2003: 31).

---

65 *Gandharvas* sind bezaubernd schöne Gottheiten (Engel), die mit ihrer Musik und ihren Gesängen selbst die Götter berauschen. Sie sind des Liebeszaubers und der Medizin kundig. Für die Götter bereiten sie den berauschenden Soma, den Trank der Unsterblichkeit. Ihre Gefährtinnen sind die bezaubernden Himmelsnymphen, die *Apsarasas*. Blumen und der Duft der Räucherwerke zieht sie an.
66 Glück, mittelhochdeutsch *gelücke*, mittelniederdeutsch *gelükke*, altfriesisch *lukk*, »zufälliges, überraschendes Zusammentreffen günstiger Umstände«, sozusagen eine Lücke im Schicksalsfluss.

Es scheint, als haben wir in unserer modernen Gesellschaft mit ihrer chronologischen Uhrzeit die magische Zeit, die Traumzeit, das Glück, den Kairos vergessen. Unser Herz, unsere Seele aber braucht diesen Kairos, sonst wird es von Chronos zermahlen, sonst verkommt es.

In diesem Sinne sind die weisen Worte Smohallas, eines Schamanen der Sokulk-Indianer, zu verstehen. Er sagte den Missionaren: »Unsere jungen Männer sollen nie arbeiten. Männer die arbeiten können nicht träumen; und zu uns kommt die Weisheit in den Träumen!« (McLuhan 1972: 56). Auch die indischen *Sadhus*, die wandernden Heiligen, sagen von sich, dass sie nie arbeiten, damit sie ständig das Göttliche meditieren und auf Erden manifestieren können. In altgermanischen Zeiten bedeutete Arbeit (germanisch **arbejidiz*) »Mühsal, Plage, Knechtschaft«, es kommt aus dem indoeuropäischen **orbho-s*, »Waise«, und dem germanischen **arbējō*, »bin ein verwaistes, armes und zu harter Arbeit gezwungenes Kind« (Pfeifer 1995: 55). Arbeit ist in diesem Sinn dem freudigen Schaffen, der im Einklang mit dem Leben stehenden Tätigkeit, entgegengesetzt. Wie die Taoisten sagen, entsteht echte gesellschaftliche Ordnung erst, wenn die Menschen tun können, was sie gern tun, was ihnen liegt, wenn sie ihrer eigenen Natur (Tao) folgen und nicht durch den Zwang äußerlicher Gewalt gehorchen müssen (Watts 1983: 77).

Mühlen und Uhren

Zurück zu der Frage: Wann und wie ging uns Time, Kairos, die Traumzeit, die heilige Zeit im Einklang mit dem Kosmos, verloren? Wann wurde die organische, rhythmische Zeit, die dem Einatmen und Ausatmen, der Ebbe und Flut, dem Anspannen und Ausspannen gleicht, zum gnadenlos eintönigen, maschinellen Takt? Sie ging nicht auf einmal verloren, sondern unmerklich, allmählich. Schon bei den Römern waren die Monate und die Wochen nicht mehr synchron mit dem Wandel des Mondes von Neumond zu Vollmond, wie es etwa bei den Kelten und Germanen der Fall war. Als die Religion des Christengottes nach Norden kam, versuchten die Priester und Mönche – die damaligen »Entwicklungshelfer« – die Neubekehrten zu einem Lebenswandel mit strengerer Ordnung zu erziehen. Nicht die Natur selbst sollte die Impulse und die rechten Zeiten fürs Arbeiten, Essen, Ruhen und Feiern vorgeben. Überall, auf Klöstern, Kapellen und Kirchen, wurden Glockentürme gebaut und die Zeit durch Geläut gegliedert und geordnet. Der Glockenschlag kündete die Stunden an, beziehungsweise die Gebetsstunden oder Horen (lateinisch *hora*, »Stunde«; Plural *horae*, »Zeit«; ursprünglich Göttinnen des Zeitwechsels, Töchter des Götterkönigs Jupiter und der Göttin der Ordnung Themis). Acht Horen kannte die klösterliche Zeiteinteilung:

- *Laudes* (3 Uhr): der erste Hahnenschrei, für Fromme das erste Gebet des Tages; die Zeit, in der die meisten Sterbenden ihr Leben aushauchen.
- *Prim* (6 Uhr): Arbeitsbeginn.
- *Terz* (9 Uhr): kurze Verschnaufpause, die wir noch immer als Jause, Znüni, Brotzeit, Vesperpause oder zweites Frühstück kennen.
- *Sext* (12 Uhr): Mittagspause, wenn die Sonne am Zenith steht.
- *Non* (15 Uhr): Nachmittagsgebet, Arbeitspause.
- *Vesper* (18 Uhr): Abendlob; Abendessen und Beginn des Feierabends, wenn das Tageswerk vollbracht ist.
- *Komplet* (21 Uhr): Zeit des Nachtgebets, Schlafengehen.
- *Matutin* (24 Uhr): Mitternachtsgebet.

Die Horen – unser Wort »Uhr« entspringt diesem Begriff – machten zwar ein recht rigides Zeitkorsett aus, aber im gewissen Sinne waren sie noch dem Naturrhythmus angepasst. Sie waren nicht die genormten, gleich langen Stunden, wie sie ein mechanisches Uhrwerk abtickt. Die mittelalterlichen Mönche, die zur rechten Zeit ihre Gebete zu sagen und die Glocken zu läuten hatten, teilten den Tag in Tagesstunden und Nachtstunden, die genau bei Sonnenaufgang beziehungsweise bei Sonnenuntergang ihren Anfang nahmen. Um die Horen zu bestimmen, richtete man sich nach der Sonne, nach dem jahreszeitlichen Wandel der Sonnenauf- und -untergänge am Horizont. So waren im Sommer die Tagesstunden länger als die Nachtstunden. Nach der Herbsttagundnachtgleiche wurden die Tagesstunden kürzer; zugleich wurden die Nachtstunden immer länger, je näher die Wintersonnenwende (Weihnachten) kam. Umgekehrt wurden die Tagesstunden ständig länger, je näher es auf die Sommersonnenwende (Johanni) zuging (Storl 2004a: 184).

Der Tag glich somit einem Rad mit acht Speichen. In dem glich es dem Tagesrad der Kelten, das ebenfalls acht Zeit*räume* enthielt und als solches ein kleines Abbild des großen Jahresrades mit seinen acht Jahreszeitfesten[67] war. Wie bei den Kelten hatte auch jeder Zeitraum eine andere spirituelle Qualität; jede Stunde hatte ihren Engel, genau so wie jeder Tag seinen Heiligen hatte und vom Charakter des Heiligen geprägt waren.

---

67   Das achtspeichige keltische Jahresrad, dessen Wurzeln bei den Megalithbauern liegen, und das zugleich das Spinnrad der Großen Göttin darstellte, auf der diese die Schicksalsfäden der Welt spann, enthält 1. die Weihenächte zur Wintersonnwendzeit, 2. Imbolc oder Lichtmessvollmond, 3. die Frühlingstagnachtgleiche, 4. den Maivollmond, 5. die Sommersonnwende, 6. den Augustvollmond, Lugnasad, 7. die Herbsttagnachtgleiche, 8. den Novembervollmond, Samhain (Storl 2000: 144).

Heilig war für die Kelten der »Feierabend«. Nachdem die Sonne untergegangen war und der Schwalbenflug durch das Schwirren der Fledermäuse abgelöst wurde, hörte jede praktische Arbeit auf und man kehrte den Geist den Göttern zu.[68] Auch das wurde von den Christen beibehalten. Es gab sogar eine christliche Feierabendpatronin, die heilige Notburga. Die Legende besagt, dass sie als Erntemagd vom Bauer angehalten wurde, noch nach dem Feierabendläuten (Vesper) weiter auf dem Feld das Getreide zu schneiden. Anstatt weiterzuarbeiten, hängte sie einfach ihre Sichel in die Luft, in den letzten Sonnenstrahl, und gab sich der Abendandacht hin. Es spricht vieles dafür, dass es sich bei diesem Mädchen um eine umgewandelte keltische Göttin handelte: Eine weiße Hirschkuh soll sie mit Milch genährt haben, Schlangen sollen ihr heilende Kräuter gebracht haben, und bei ihrem Begräbnis wurde ihr Wagen von zwei weißen, blumenbekränzten Stieren gezogen.

Uhrwerke

Ab dem 13. Jahrhundert wurden die am Strang ziehenden, schwitzenden Mönche immer mehr durch mechanische, von Rädern getriebene Turmuhren mit rundem Zifferblatt ersetzt. Es wurde der Versuch unternommen, die Stunden landesweit zu vereinheitlichen und zu normen. Antrieb der Mechanismen waren Gewicht und Federzug. Mit der Turmuhr hatte man den Planetenhimmel auf die Erde geholt. Man brauchte nicht mehr zum Himmel, zur Sonne und zum Mond emporzuschauen, wenn man die Stunde (althochdeutsch *stunta*, »Stand, Zeitpunkt«), »den Stand der Sonne«, wissen wollte. Die Uhr – wer denkt heute überhaupt noch daran? – ist nämlich das Abbild des Kosmos: Das Zifferblatt mit den zwölf Ziffern stellt die Fixsterne, beziehungsweise die zwölf Regionen des Tierkreises, dar. Die Ziffer I tritt an die Stelle des Widders, dem Kopf des Makroanthropos[69], die Ziffer II repräsentiert den Stier, III die Zwillinge und so weiter bis hinunter zur zwölften Ziffer (XII), den Fischen, die die »Füße« des makrokosmi-

---

68 Im Jahreskreis entsprach der »Feierabend« dem Fest des Samhain im Nebelmonat November. Zu dieser Zeit, in der den Toten gedacht wurde, ging für die Kelten das Jahr zu Ende; die Arbeit auf Feld und Acker ruhte; Kräuter durften nicht mehr gesammelt werden, sie waren *pucca*, denn nun gehörten sie den Geistern, den Pukken.

69 Der Makroanthropos ist der kosmische Urmensch, der »Adam Kadmos«, der im Tierkreis ausgebreitet ist, wobei jedes der zwölf Tierkreiszeichen ein Teil seines Leibes ist: Kopf = Widder; Nacken = Stier; Schultern = Zwillinge; obere Brust = Krebs; Herzregion = Löwe; Bauch = Jungfrau; Nierenregion = Waage; Geschlecht = Skorpion; Schenkel = Schütze; Knie = Steinbock; Waden = Wassermann und Füße = Fische. Die sieben Wandelsterne (Planeten), wurden als die sieben Hauptorgane des Urriesen gedacht: Mond = Hirn, Merkur = Lunge, Venus = Nieren, Sonne = Herz, Mars = Galle, Jupiter = Leber und Saturn = Milz.

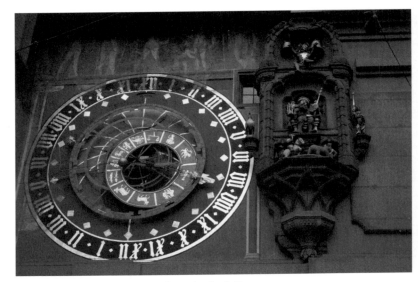

Zytglogge, mittelalterliche Turmuhr in der Stadt Bern.

schen Riesen darstellen. Analog zu den Planeten, die entlang der Sonnen-bahn (Ekliptik) an den zwölf Tierkreisregionen vorbeiziehen, bewegen sich die Uhrzeiger. Die Sonne, die – von der Erde aus gesehen – den ganzen Tier-kreis in zwölf Monaten durchmisst, wurde als Stundenzeiger an die Turm-uhr angebracht. Der Mond, der denselben Kreis im Jahreslauf zwölf Mal vollendet, wurde zum Minutenzeiger. In den ersten Turmuhren versuchte man, auch die anderen Planeten wie Mars, Jupiter oder Saturn mit zu berücksichtigen, ließ aber bald davon ab. Die mechanischen Uhrwerke waren notorisch ungenau, sie mussten immer wieder am Sonnenlauf nach-gestellt werden.

Die Uhr – der abstrahierte, auf die Erde gebannte, kosmische Rhyth-mus – steht am Anfang des mechanistischen Denkens. Mit den maschinellen Uhrwerken gelangte auch das kirchlich-sakrale Monopol der Zeitbeherr-schung immer mehr in den Griff der aufstrebenden städtischen Bürger- und Händlerklasse. Dieser lag das irdische Geschehen sowieso näher als alle himmlische Metaphysik. Uhren schmückten nun nicht nur Kirchen, son-dern auch Stadttore und Rathaustürme.

Die Räderuhr veränderte das Weltbild der europäischen Bürger radikal. Man sah das Universum auf einmal als ein gigantisches Räderwerk, als Ma-schine, dessen Konstrukteur Gott war. Er war der kosmische Uhrmacher, der sie gebaut und aufgezogen und sich nach vollbrachtem Werk zurückgezogen hat. Nun tickt sie automatisch weiter. Sie tickt, bis ihr die Energie ausgeht. Das wäre dann das Ende der Welt.

Die große Inspiration, die von der Uhr ausging, war der Gedanke, dass die Schöpfung nach mechanisch-mathematischen Gesetzen funktioniert, den sogenannten Naturgesetzen. Nun war es die Aufgabe des menschlichen Geistes, die Gedanken des göttlichen Uhrmachers nachzuvollziehen, indem er die Naturgesetze erforscht. Die daraus entstehenden »wahren, objektiven« Erkenntnisse würden es erlauben, die menschliche Gesellschaft, die Arbeitswelt, ja das ganze Dasein zu technologisieren und rationell um- und durchzugestalten. Man war nicht mehr auf übernatürliche Wunder, auf das Wirken der Heiligen, auf die Einflüsse der Planetengötter und Engel angewiesen, um die Welt zu erklären. Weltenseele und Naturgeister hatten ausgedient. Gott selbst war nicht mehr innewohnend in der Schöpfung vorhanden, er hatte sich als *Deus ex machina*[70] von ihr gelöst, und naturgesetzwidrige Wunder, wie es das einfache Volk glaubt, vollbringt er nicht. Weder er noch Engel oder Götter tragen die Himmelskörper auf ihren Händen und halten sie auf ihrer Bahn, sondern mechanische, mathematisch berechenbare Kräfte – Schwerkraft, zentripetale Schwungkraft und dergleichen. Genau wie im Uhrwerk. Auch tierische Organismen werden so bewegt, auch sie sind in Wirklichkeit aufgezogene Uhren, Maschinen, Automaten. Auch wenn sie ungeheuer kompliziert konstruiert sind, so sind auch die Menschen letzten Endes Maschinen. Im Gegensatz zu Tieren haben sie dennoch eine Seele, da sie mit dem göttlichen Geist, dem Großen Ingeni-

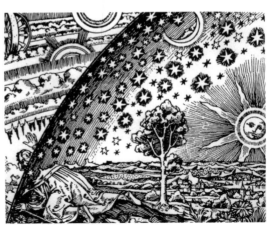

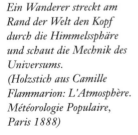

*Ein Wanderer streckt am Rand der Welt den Kopf durch die Himmelssphäre und schaut die Mechnik des Universums.
(Holzstich aus Camille Flammarion: L'Atmosphère. Météorologie Populaire, Paris 1888)*

70 »Gott außerhalb der Maschine.«

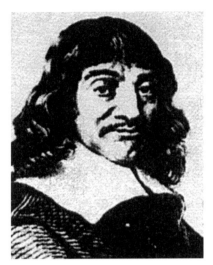

René Descartes.

eur, verbunden sind. Die Verbindung zu Gott findet über das Gehirn statt, genauer über die Zirbeldrüse. Das jedenfalls glaubte René Descartes (»Ich denke, also bin ich!«) zu wissen. Gott wohnt also nicht mehr im Herzen – das Organ ist sowieso nur eine mechanische Pumpe –, sondern hat sich in entfernte Sphären zurückgezogen, ist aber über den Kopf, beziehungsweise über das logische Denken, erreichbar.

Als das Herz zur Pumpe wurde, stand es auch schlecht um die Herztugenden wie Barmherzigkeit, Mitleid und Mitempfinden. Wenn die Tiere, diese komplizierten Roboter, bei der Vivisektion schrien und Grimassen schnitten, dann war das kein Ausdruck seelischer Leiden, es war eher dem Quietschen von Rädern oder dem Pfeifen eines Blasebalgs gleichzusetzen.[71] Descartes selbst bediente sich der Vivisektion, um den Pumpmechanismus des Herzens zu erforschen:»Schneidet man bei einem lebendigen Hund die Spitze des Herzens ab und führt den Finger in eine der Kammern ein, so spürt man ganz deutlich, dass das Herz auf den Finger drückt, wenn es sich verkürzt, und diesen Druck wieder löst, wenn es länger wird« (Descartes, zitiert in Sheldrake 1993: 66).

71 Diese ideologische Entseelung der Natur, insbesondere der Tiere, sowie ein brutaler Humanismus, der alle anderen Geschöpfe den Menschen unterordnet, ist die Legitimation der bis heute durchgeführten Tierversuche. Weltweit sterben jährlich über 100 000 000 Wirbeltiere, vom Affen bis zur Maus, in Versuchslabors. Davon 70 Millionen in den USA, 11 Millionen in Europa, 10 Millionen in Japan. Die Zahl nimmt gegenwärtig wegen gentechnologischer Versuche zu.
Wie soll aus den Leiden und Qualen beseelter Mitgeschöpfe Heilung für Menschen möglich sein?
www.vgt.at/projekts/Tierversuche/fakten.php, »Tierversuche Fakten«, Juni 2009.

Die Uhren, die das Denkmodell der Neuzeit hergaben, wurden präziser, kleiner und immer mehr von ihrem kosmischen Vorbild abgekoppelt. Im 16. Jahrhundert wurde die Pendeluhr erfunden. Im 18. Jahrhundert wanderte der Chronometer als elegante Schrankuhr in die Herrenhäuser. Das ständige Tick-Tack der Pendeluhr erinnert an den Herzschlag. Dieser Rhythmus wirkt psychologisch dermaßen beruhigend, dass heutzutage noch immer vielen Uhren, insbesondere dem Wecker auf dem Nachttisch, dieser Takt beigegeben wird, obwohl sie ohne diesen Toneffekt ebenso gut funktionieren würden. Merkwürdig ist übrigens das gelegentlich beobachtete Phänomen, dass Uhren im Augenblick des Todes ihres Besitzers ebenfalls zu ticken aufhören und stehenbleiben.

Der Standuhr folgte die Wanduhr. Zugleich wanderte die aufziehbare Taschenuhr, gleichzeitig Zeitmesser und Schmuckstück, in die Westentasche. Im 20. Jahrhundert setzte sich die Zeitmaschine als Armbanduhr ans Gelenk. In der Quarzuhr wird ein Quarzkristall als Impulsregler in den batteriebetriebenen Stromkreis eingeschaltet. Das mit 32 768 Schwingungen pro Sekunde vibrierende Quarzkristall ermöglicht eine Genauigkeit, in der es erst im Laufe von 30 Jahren zu einer Abweichung von einer Sekunde kommen kann. Vibrierende Ammoniak-Moleküle oder das Cäsium-Atom sind weitere präzise Impulsregler.

Wir sehen, nicht mehr der Sonnenlauf bestimmt unsere Zeit, sondern eine atomare, elektronische Dimension, die jenseits unseres sinnlichen Wahrnehmens existiert. Das menschliche Bewusstsein ist sozusagen von den Sternen in die submaterielle Welt hinabgefallen. Bei den digitalen Zeitmessern und Zellulartelefonen, die wir mit uns herumtragen, ist das runde Zifferblatt gänzlich verschwunden; elektronische Ziffern flimmern uns auf dem Display die Sekunden und Sekundenbruchteile entgegen. Wer weiß, vielleicht kriegen wir bald implantierte Chips, die unsere Zeit bestimmen. Wir schauen nicht mehr zur Sonne, zum Herz des Makrokosmos – die soll ja sowieso Krebs verursachen. So verlieren wir die letzte Verbindung zu den Rhythmen, die dem Leben auf der Erde und unserer eigenen Evolution über Jahrmillionen hinweg die Lebensimpulse gaben. Die Ablösung vom kosmischen Herzschlag bedeutet für den Organismus, für das Tier in uns, den Verlust des Geborgenseins. Unnatürliche Rhythmen führen zu Verspannung und Stress. Im tieferen Sinn bedeutet dies auch ein Ablösen von der immanenten Spiritualität der inneren und äußeren Natur sowie ein Loslassen von den Herztugenden.

Mühlräder

Im 12. und 13. Jahrhundert, zur selben Zeit, als die Europäer begannen, Zeitmaschinen auf die Türme ihrer Kultzentren und Rathäuser zu setzen, begannen sie Mühlen zu bauen: Windmühlen und Wassermühlen zum Getreidemahlen, dann Sägemühlen, Walkmühlen und von Menschenfüßen betriebene Tretmühlen, die Krane bewegten und Flaschenzüge in Gang setzten. Diese wind- oder wasserbetriebenen Kraftmaschinen mit vernetzten Zahnrädern wurden zunehmend eingesetzt, um Pumpen in Bergwerken anzutreiben oder um Sümpfe und Fennen trockenzulegen. Man entdeckte die Macht der Kraftvervielfältigungsmaschine.

Schon seit der Steinzeit wurden Samen und Körner mit Schlagsteinen und Mörsern zerstoßen, zerrieben und zu Mehl vermahlen. Noch im frühen Mittelalter, wie schon bei den Germanen und Kelten, mahlte jeder Bauernhof sein eigenes Getreide, und zwar mit Handmühlen. Als man jedoch das Herrschaftspotential der Maschine entdeckte, wurde das herrschaftliche Mühlenprivileg etabliert. Die Handmühlen wurden verboten. Das »Bannrecht« gab den Gutsherren die alleinige Befugnis, Mühlen zu betreiben; der »Mahlzwang« erforderte, dass alle Untertanen gegen Abgabe in der Dorfmühle ihr Getreide zu mahlen hatten. Bauernhäuser wurden inspiziert, illegale Mühlen wurden zerstört.[72]

Die Großmühle, die dem Volk aufgezwungen wurde, war den Leuten von Anfang an unheimlich. Oft wurde an Sonntagen oder Feiertagen gemahlen. Das war dem Müller erlaubt, denn der Wind weht, wann, wie und wohin er will, und der Müller war auf ihn angewiesen. Es kam auch vor, dass sich während der Ernte die Getreidesäcke anhäuften, sodass der Müller ohne Rücksicht auf die christliche Zeitenordnung Tag und Nacht mahlen musste, um nachzukommen. Im gnadenlosen Takt, ohne Unterlass und fernab von einem organischen Rhythmus klapperte das Mühlrad. Oft rauschte und knarrte das Getriebe nach dem Feierabend bis spät in die Nacht. Einzig am 25. November, dem Tag der Katharina, der Schutzpatronin der Müller, musste das Mühlrad stillstehen, denn an diesem Tag hatte man die Heilige mit einem Rad zu Tode gemartert. Bei Missachtung dieses Gesetzes müsste der Müller selbst sterben, glaubte man; da benutzte er lieber den Tag, um die Mühlsteine zu reinigen oder um aufzuräumen.

Kein Wunder, dass die Mühle, die so aus dem gottgegebenen Tag-Nacht-Rhythmus herausfällt, als teuflischer Ort galt. Deswegen wurde sie

---

72 Auf ähnliche Weise wurden auch andere Tätigkeiten, die einst zu den autarken Bauernhöfen oder zur Dorfgemeinschaft gehörten, wie etwa das Brauen oder das Heilen, der herrschaftlichen, kirchlichen oder staatlichen Reglementierung unterworfen.

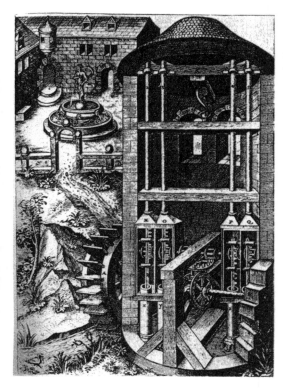

Wassermühle. (Zeichnung von Agostino Ramelli, Le Diverse ed Artificiose Macchine, Paris 1588)

vorsichtshalber aus dem Dorf verbannt und am Dorfrand oder weiter außerhalb gebaut. In den nordischen Sprachen heißt die Mühle *Qvärn*, eine Lautmalerei, die das Geräusch der hölzernen Mechanik imitiert. In diesem Wort stöhnt die Materie wie von Geistern gefoltert. Der Teufel selbst, hieß es, sucht die Mühle um Mitternacht heim. Auch gefährliche Geister hielten sich dort auf; bei den Wassermühlen war es der Nix oder andere Wassergeister, bei der Windmühle der Kobold und klabautermannähnliche Wesen.

Die Mühle außerhalb des Dorfes galt als rechtmäßige Herberge für Wandernde und Streunende. Der verrufene Ort, fern der Augen der Sittenwächter, war auch eine Stätte, wo man sich für verbotene Liebesabenteuer traf oder Ehebruch beging. Die schöne Müllerin, so die damalige Männerfantasie, trieb es mit ihren Gästen. Sie kannte sich ja mit dem »Mahlen« – ein Synonym für Geschlechtsverkehr – gut aus. Die *Moulin Rouge*, »die rote Mühle«, ist bis heute der Inbegriff der Sündenmühle. Aber nicht nur als Verführerin erscheint die Müllersfrau in Märchen und Sagen, sondern oft auch als Hexe, die in Katzengestalt ihr Unwesen treibt. Ihr arges Treiben kann Windstürme, Überschwemmungen und auch den Mühlenbrand zur Folge haben.

Da der Müller auch gelegentlich die Bauern mit ihrem Mehl betrog, galt er vielerorts als »ungerecht«. Nach dem Tode bleibt ihm die Himmelstür verschlossen; er fährt zur Hölle oder geht als Spukgeist um. Aber gerade der Umgang mit dem Teufel beschert ihm Zauberkräfte. Er kann zum Beispiel Blut stillen. Im Blutsegen (aus Westfalen) heißt es:

> »*Blut stehe still, still, still,*
> *Wie der ungerechte Müller es will.*
> *Im Namen des Vaters, des Sohnes …*«

Oder (aus Nürnberg, 16. Jahrhundert):

> »[Name], *dir verstehe das Blut,*
> *als die Himmelstür gegen einen ungerechten Müller tut.*«

Die Mühle, High-Tech der damaligen Zeit, wurde zum Symbol des Verlassens der gottesgefälligen Ordnung. Der Dichter Cervantes lässt den Ritter Don Quijote vergeblich gegen Windmühlen anrennen, und Mary Wollstonecraft Shelley lässt in ihrem klassischen Werk *Frankenstein, oder der moderne Prometheus* (1818) den von einem machthungrigen, wahnsinnigen Wissenschaftler aus einzelnen Teilen zusammengeflickten, misslungenen Übermenschen in einer brennenden Mühle verglühen. Die Mühle steht auch hier für die von der natürlichen Ordnung emanzipierte Technologie.

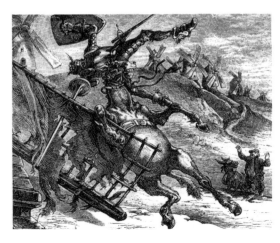

Don Quijote im Kampf gegen Windmühlen.

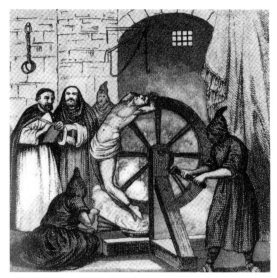

Folterrad.

Hexenfolter

In der frühen Neuzeit wurde die europäische Elite regelrecht vom Geiste der Zahnräder und Kraftmaschinen besessen. Selbst Gott, das absolute Wesen, wurde – wie wir schon sahen – als rationell denkender Maschinenbauer imaginiert. Auch wenn der Mensch körperlich lediglich eine Maschine war, so hatte er, Dank seines rationellen Intellekts, Teil an der göttlichen Schöpferkraft. Das Konstruieren und Betätigen von Maschinen war demnach gottgefällig. Es galt als modern, alles nach rationellen mechanischen Gesichtspunkten optimal und effizient zu gestalten: Produktionsvorgänge der Manufaktur, Markt und Ökonomie, Kriegskampagnen, den Tagesablauf, Gesellschaftstänze, Gartengestaltung, Medizin, die Lebensführung.

Wunder, Aberglaube, Naturgeister, ja die ganze überlieferte bäuerliche Kultur war hinderlich, rückständig und stand da nur im Weg. Es ist kein Wunder, dass im 16. und 17. Jahrhundert die Hexenverfolgung ihren Höhepunkt erreichte. Die Hexenverbrennung war vor allem ein Feldzug, ein Kreuzzug zur Ausmerzung des magischen (schamanischen) Denkens und Wahrnehmens. Die Weisen im Volk, die Hirten, Heiler, weisen Frauen, Hebammen und Dorfzauberer kamen anders zu ihren Erkenntnissen als die neuen Faktenermittler. Nicht nur hüteten sie einen Überlieferungsschatz und verfügten über eine ausgezeichnete Beobachtungsgabe, sondern ihnen wurden neue Erkenntnisse zuteil, indem sie sich in Zustände der Versenkung, Entrückung oder Verzückung in die Naturerscheinungen hineinversetzten, in sie hineinschlüpften und sich von ihnen vorübergehend verzaubern ließen. Von innen her erforschten sie die Phänomene, anstatt sie von außen zu messen, zu kalibrieren und zu analysieren. Im Traum, in der Vision, »sprachen« die Tiere, Naturgeister und Engel zu ihnen. Auch Mutter Erde in der Gestalt der Maria sprach zu ihnen und offenbarte Geheimnisse. Selbstverständlich passte so etwas nicht ins neue Weltbild. Aberglaube, dessen Wurzeln im vorchristlichen indigenen Schamanentum lagen, wurde von Kirche und Staat als gefährlicher Irrglaube bekämpft.

Die nahezu 300 Jahre dauernde Hexenverfolgung bediente sich selbst der Hilfe der Mechanik. In der Folterkammer gab es Foltermaschinen: Schraubstöcke, Streckbänke, Mechanismen zum Aufziehen, Daumenschrauben, Folterräder.

Francis Bacon (1561–1626), der Erfinder des kontrollierten wissenschaftlichen Experiments, Begründer der induktiven Methode[73] und Spiritus Rector der Royal Society, der selbst als Staatsanwalt bei Hexenprozessen tätig war, ließ sich von den »peinlichen Befragungen« der Hexen inspirieren. Für ihn glich die Natur einer widerspenstigen Hexe, der man mit Hilfe mechanischer Vorrichtungen, mit Hebeln, Rädern und Schrauben, ihre Geheimnisse herausquälen muss. Der Forscher muss die Natur ins Labor sperren und sie mit Hilfe von Gerätschaften untersuchen, analysieren und sezieren, denn nur so wird man sie – zum Wohle der Menschheit – unter Kontrolle bringen und verbessern können (Merchant 1987: 179).

Fühlst du es noch, dein starkes Herz?

Mühle und Uhr sind Vorläufer späterer Technologien, die bis heute unsere Welt zunehmend verändern. 1712 wurde die Dampfmaschine erfunden, und 1784 wurde in London die erste Dampfmühle gebaut. Die Industrielle Revolution nahm ihren Lauf. Das englische Wort für Fabrik ist bis heute *mill* (»Mühle«), wie die *paper mill* (Paperfabrik) oder die *steel mill* (Stahlwerk). In diesen »Mühlen« werden auch Menschenleben zermahlen. Die Gesellschaft selbst wurde wie eine Maschine konstruiert, das Leben rationell durchgestaltet, der Alltag zunehmend technisiert. Ein Prozess, der nicht nur bis heute anhält, sondern sich beschleunigt. Sogar der Bauernhof wurde zunehmend zur »Fabrik auf dem Land« umgestaltet. Schweinemast, Milchviehkonzentration und Legehennenbatterien: Fleisch-, Milch- und Eierproduktion nach mechanischem Takt. Was man den Tieren antut, das tut

---

73 Die induktive Methode des Wissens beruht auf Einzelbeobachtungen, die zusammengetragen werden, um anschließend Schlüsse zu ziehen. Induktion ist wichtiger Bestandteil der experimentellen Wissenschaft. Im Gegensatz dazu erfolgt die Deduktion aus der Betrachtung des Ganzen und leitet die Einzelteile aus diesem ganzheitlichen Zusammenhang ab.

man schließlich auch den Menschen an. Erst die Kuh, dann du! Warum das? Weil es die gleichen Denkmuster sind, die im Spiel sind.

Man hat das Vertrauen zur Natur und dem natürlichen Ablauf der Dinge verloren. Als ob die Blumen nicht allein wachsen und das Herz nicht von allein schlägt! Alles wird zum Zweck der Optimierung der Kontrolle bis ins kleinste Detail durchleuchtet. Es könnte ja etwas schiefgehen. Man sollte vorbeugen. Auch und vor allem im menschlichen Leben.

Werfen wir einen kurzen Blick auf den typischen Lebenslauf des Menschen, wie er sich in unserer technologisierten Welt gestaltet. Die Geburt in der Klinik ist ein kontrollierter technologischer Vorgang, ohne Ekstase, ohne Mysterium. Oft wird das Neugeborene in der Säuglingsstation optimal versorgt, oft aber wird es getrennt von der Mutter, getrennt vom mütterlichen Herzschlagrhythmus, der ihn schon im Bauch ständig begleitete. Nach dem anstrengenden Ringen, um das Licht der Welt zu erblicken, braucht das kleine Geschöpf das schlagende Herz, den Geruch, die Wärme der Mutter. Es sollte in den Armen, im Tuch, in Körpernähe getragen werden und neben der Mutter schlafen dürfen. Das abgeschirmte Kinderzimmer, vor sich her geschobene Kinderwagen, Flaschenmilch und Schnuller erzeugen im Kind eine tief unbewusste Unsicherheit, eine Angst, und sie lassen das Herz von Anfang an erkalten. Nun ja, inzwischen gibt es für den in seinem Zimmer abgelegten Säugling einen »Babyticker«, einen Apparat, der sich wie ein schlagendes Herz anhört und auf diese Weise das Kind beruhigt. Es soll glauben, dass sich ein schlagendes Herz in seiner Nähe befindet. Aber irgendwie muss die Seele doch diesen Betrug merken!

Meistens muss die neugebackene Mutter bald wieder zur Arbeit ins Büro, ins Geschäft oder in die Fabrik. Es wird ihr gesagt, sie sei emanzipiert und der Beruf außerhalb des Zuhauses und weg von der Familie sei Selbstverwirklichung. Das ist bis zu einem gewissen Grad auch richtig. Wer, wie ich, in den 1950er und 1960er Jahren in den USA aufgewachsen ist, kann sich gut erinnern, wie es in den »normalen« Familien aussah. Der Mann, der »Brotverdiener«, hetzte der Karriere nach oder verausgabte sich im Beruf, bis ihn der Infarkt oder wenigstens die Magengeschwüre einholten.[74] Viele Frauen darbten ihr Leben als »grüne Witwen« in der Vorstadt, sie fühlten sich eingesperrt und frustriert. Es gab ja in den vollautomatisierten Haushalten sowieso nicht mehr viel Sinnvolles zu tun. Fernsehunterhaltung, Shopping und das Anschaffen von Gegenständen wurden oft zum Lebens-

Das Herz in der Mühle

---

[74] Herzinfarkt und Herz-Kreislauf-Versagen galten einst vor allem als Todesursache von Männern, aber seit 1984 starben mehr Frauen als Männer an diesen Ursachen.

inhalt, und neurotische Symptome – Putzsucht, Einkaufssucht, Pillensucht, Alkoholismus – waren keine Seltenheit. Oma und Opa lebten in Seniorenapartments im sonnigen Florida oder wurden in Seniorenheimen betreut, die Kranken professionell in Kliniken behandelt. Notwendige und sinnvolle weibliche Tätigkeiten, wie sie die traditionelle sexuelle Arbeitsteilung der Agrargesellschaft seit dem Neolithikum bis zur Industriellen Revolution kannte – Kochen, Kinderpflege, Gärtnern, Vorräte anlegen, Krankenpflege, Bierbrauen, Waschen, Nähen, Spinnen, Weben, Kräuter sammeln, Tiere füttern und was sonst noch anfiel –, wurde zunehmend von Dienstleistern oder Automaten verrichtet; Nahrung und Kleidung wurden nicht mehr selbst hergestellt, sondern gekauft; die Kinder waren in Ganztagsschulen aufgehoben. In einer Geldwirtschaft ist eben Geld, was Geltung verschafft. Und das verdiente der Mann.

Mit dem Schwinden der Kaufkraft gegen Ende der 60er war es bald nötig, dass beide Ehepartner berufstätig wurden, um den gewohnten Lebensstandard zu halten. Das traute Heim hatte ausgedient. Abgesehen von Snacks, TV-Dinners und Mikrowellengerichten werden inzwischen mehr als 50 Prozent der täglichen Mahlzeiten in den USA in Fast-Food-Restaurants eingenommen. Kinder, sofern man sie sich leisten kann, werden zunehmend schon in ganz jungen Jahren in Krippen oder Kindertagesstätten betreut. Das ist sicherlich eine große Entlastung für die Eltern; die Kleinen finden intellektuelle Förderung und können sich früh im sozialen Umgang mit Gleichaltrigen und mit Erziehungspersonal üben. Man könnte sich jedoch fragen, wie es mit der Zeit zum Träumen steht, zum Wundern und Staunen, die ja für die Entwicklung der Kinderseele so wichtig ist. Und wie ist es mit dem ungezwungenen freien Spiel in der Natur, wo Pflanzen, Tiere und Naturgeister Spielgefährten sind und wo man die Mitwelt, ohne Vermittlung von Video, Wort und Schrift, unmittelbar erfahren kann? Der enorme Leistungsdruck der Ganztagschule bringt die Kinder oft an ihre Grenzen. Das bisschen Freizeit, das nach den Schulaufgaben bleibt, wird dann entweder mit pädagogisch sinnvollen Aktivitäten – Judo-Unterricht, Ballettübung, Reitstunde, Nachhilfestunden – belegt, oder der Schüler flüchtet sich in die virtuellen Rückzugsgebiete hinter den Bildschirmen.

Brenzlig kann es in der Pubertät werden. Eine ganze Heerschar von Sozialarbeitern und Psychologen ist vonnöten, um die rebellierenden Herzen in sozial verträgliche Bahnen zu geleiten und den Hormonrausch zu kanalisieren. Auch die institutionalisierte Scheinrevolution »Sex, Drugs, Rock'n' Roll«, Sport, Disco und Polit-Demos sind dazu da, jugendliches Aufbegehren abzumildern. Die Demos bewirken meistens nichts, und man duldet sie, schließlich dienen sie als Beweis, dass wir in einer freien Gesellschaft leben. Jugendliches Koma-Saufen, Drogen-Trips oder Gewaltausbrüche sind als Ausdruck verzweifelter Seelen zu werten. Irgendwann werden die Rebellen dann doch wieder auf den Boden der Tatsachen zurückgeholt und als Steuerzahler oder auch Sozialhilfempfänger wieder in die Megamaschine eingegliedert. Sport- und Unterhaltungsindustrie, deren Stars Millionen verdienen, lenken ab, verzaubern, halten den *Spell*, die Verzauberung, in Gang. Eine Medizinindustrie kümmert sich um die Opfer der Megamaschine, und die Ärzte dienen als Mechaniker, die die menschlichen Arbeitsmaschinen funktionsfähig halten. Dem Ruhestand folgt der Tod. Mit dem Ableben des Hirns und Nervensystems bleibt nur noch eine sich zersetzende Leiche als Entsorgungsproblem und Kostenfaktor für Hinterbliebene. 60 Prozent der Deutschen sterben heutzutage im Krankenhaus, 30 Prozent in Altersheimen. In anderen Industrieländern ist es ähnlich. Todesursache für nahezu die Hälfte der Menschen: Herz-Kreislauf-Versagen.

Das ist – zugegeben – eine eher überspitzte Charakterisierung der heutigen Lebenssituation. Aber die Frage ist dennoch berechtigt: Wo kann die Menschenseele in einer solch herzlosen Zeit Sinn und Orientierung finden? Religiöser Fundamentalismus, Hedonismus, gedankenloser Konsum oder die Flucht in eine Utopie bieten sich an. Letzteres versuchte die alternative Subkultur der 1960er und 1970er Jahre. Inzwischen ist erkannt worden, dass der sanfte Hippietraum der Sechziger – Tim Learys »*turn on, tune in, drop out*«[75] – Traumtänzerei war. Aussteigen ist praktisch unmöglich. Die Maschine fährt zu schnell.

Wo liegt die Antwort? Dichter und Sänger, wie Marie Fredriksson (Roxette), rufen uns zu: *Listen to your heart!* (»Höre auf dein Herz«). IC Falkenberg, Sänger aus der ehemaligen DDR, sang in der Ballade *Dein Herz* (1989):

»Alles um dich rum ist kalt,
Fühlst dich hundert Jahre alt.
Sie sagen, das Gefühl ist tot.
Fühl nur dein Herz – glaubst du es noch?
Fühlst du dein Herz – es schlägt für dich.
Fühlst du dein Herz – es kämpft um dich.
Fühlst du dein Herz – es bricht jedes Eis.
Fühlst du es noch, dein starkes Herz?«

75 »Schalte an (mit Drogen), stimm dich ein (in die guten Vibrationen), steig aus (der Gesellschaft aus).«

Ähnlich sagen es die Weisen Indiens: Das Rad des *Samsara*, der Wirbelwind des Wandels innerhalb der Raum-Zeit-Dimension, in dem wir gefangen sind, kann erschreckende Dimensionen annehmen. Aber in der Mitte des Sturms, im Herz des Seins, im eigenen Herz, da ist Ruhe. Da thront das gütige, friedliche, gnadenvolle göttliche Selbst (Christus, Shiva, Krishna, Buddha). Da findet man die Quelle der Liebe *(Shanti)*, und diese Liebe heilt alles. Also suche dein Herz, geh in deine Mitte, so lautet die Botschaft.

Das Herz ist König

In unserem Kulturkreis hat man in früheren Zeiten vom Herzensmysterium gewusst. In der Renaissance etwa hat man die Imagination der Planetengötter zu Hilfe genommen: Jede dieser Gottheiten hat ihre besondere Aufgabe, im großen Universum (Makrokosmos) wie auch im kleinen (Mikrokosmos); alle sind wichtig, auf keinen kann man verzichten. Die sieben sichtbaren Planeten am äußeren Himmel haben jeweils ihr »Haus« in einem Teil des kosmischen Urriesen (Makroanthropos), im Zodiak. So ist es auch im Mikrokosmos des menschlichen Körpers, auch hier hat jeder Planet sein »Haus« oder seine Wohnstätte: Der Mond hat sein Haus im Kopf, die Sonne im Herzen, Jupiter in der Leber, Merkur in der Lunge, Venus in der Niere und so weiter. Jeder Planet (jedes Organ) hat seine Aufgabe im Gesamtorganismus. Jedes ist wichtig. Jedes spielt seinen Part im Lebenskonzert. Die Sonne ist jedoch die Mitte – das war schon so, ehe Kopernikus die Erde und die anderen Planeten um die Sonne kreisen ließ. Schon bei den alten Babyloniern galt die Sonne als die Mitte zwischen den obersonnigen und den untersonnigen Planeten. Sie ist der Sitz des jungen Königs mit strahlender Krone. Sie gibt der Welt Licht (Erleuchtung) und Wärme (Liebe). Der weise Jupiter, der Herrscher der Leber, ist der alte König, der sich vom aktiven Regieren zurückgezogen hat und uns die Freuden des Lebens genießen lässt. Merkur ist der schlaue, verschlagene Schalk neben dem Sonnenthron, der es wagen darf, mit Witz und Verstand die Entscheidungen des Königs in Frage zu stellen. Auch wenn er noch so klug ist, er darf sich nicht selbst auf den Thron setzen. Der Mond symbolisiert verträumtes oder – je nach Anschauung – reflektierendes Bewusstsein, das ebenfalls ein wichtiger Bestandteil der Ganzheit ist. Die liebliche Venus spielt eine harmonisierende Rolle, Mars, der angriffslustige Krieger, schützt und verteidigt, und der steinalte Saturn verwandelt die Lebenslast in kristallene Weisheit.

Heute leben wir in einer Zeit, in der wir das Wechselspiel der inneren Planeten vergessen haben. Der Kopf (Intellekt, zerebrale Funktion) hat die

Herrschaft an sich gerissen und die anderen Planeten untergeordnet und verdrängt. In unserem heutigen kulturellen Verständnis wird Kopfwissen überbewertet und die Herzweisheit unterbewertet.[76] Das Herz aber ist die Mitte, es ist der junge König in uns, es ist Licht und wohltuende Wärme. Die Planeten müssen der Sonne dienen; Kopf muss Herz dienen, nicht umgekehrt.

»Kopf ohne Herz macht böses Blut;
Herz ohne Kopf tut auch nicht gut.
Wo Glück und Segen soll gedeihn
Muss Kopf und Herz beisammen sein.«
Friedrich Bodenstedt, *Aus dem Nachlasse des Mirza-Schaffy*

76 Für den Bauernphilosophen Arthur Hermes war klar, dass die Überbewertung des Intellekts auch der Grund für die übertriebene Sexualisierung und Pornografisierung unserer modernen Kultur ist. Der heiße, irrationale Geschlechtstrieb ist das dialektische Gegenstück zum kühl berechnenden Kopf. Wird der Kopf überbewertet, muss notgedrungen der Gegenpol den Ausgleich bringen. Leider fehlt die harmonisierende, ausgleichende Mitte, das Herz.

Herzpflanzen aus früheren Zeiten

»Herzerkrankungen sind keine mechanischen Defekte,
sondern Ausdruck unserer seelischen Befindlichkeit.«
Olaf Rippe, *Das Herz – Organ der Selbsterkenntnis*

Unter »alten Herzpflanzen« verstehen wir jene Kräuter, Sträucher und Bäume, mit deren Hilfe man in früheren Zeiten gekränkte Herzen und Herzleiden wie etwa Traurigkeit, Melancholie, Engherzigkeit, Neid, Hass, Lieblosigkeit oder Unbarmherzigkeit zu heilen versuchte. Bei diesen Pflanzen sucht man meist vergebens nach herzwirksamen Glykosiden, Flavoniden oder Alkaloiden. Vom heutigen Standpunkt aus gesehen würde man sagen, sie haben eine »psychogene« Wirkung, sie sind Placebos. Aber auch Placebos heilen, und sie sind oft sogar verblüffend effektiv. Wir sollten uns nicht einbilden, dass wir das, was wir so leichtfertig Placebo nennen, wirklich verstehen. Die altüberlieferten »Herzpflanzen« sprechen vor allem die Seele an. Sie sind Teil des kulturellen morphogenetischen Feldes. Schon unsere Ahnen, die in uns noch irgendwie gegenwärtig sind, kannten sie. Indem sie in vorchristlichen Zeiten den Göttern zugeordnet wurden und später der Maria, dem Heiland oder verschiedenen Heiligen, weisen sie auf den heiligen Urgrund hin, auf das Heilbringende; so können sie der Seele Geborgenheit und Wärme geben und das »Herz« beruhigen. Die Liste derartig angewendeter Heilkräuter ist sehr lang. Einige sollen hier eine kurze Erwähnung finden.

Baldrian *(Valeriana officinalis)*

Die alten Tanten des viktorianisch-wilhelminischen Zeitalters nahmen gern einige Tröpfchen Baldriantinktur, um Nerven und »Herz« zu beruhigen. So konnten sie Aufregungen besser verkraften, konnten schlafen und wurden nicht vom nächtlichen Herzklopfen geplagt. Ein richtiges Herzmittel im modernen Sinn ist der Baldrian aber nicht. Er wirkt eher nervenberuhigend bei andauerndem Stress.

Interessant ist, dass Baldrian zwar seit der Antike bekannt ist und in den Apotheken gehandelt wurde – deswegen auch der Beiname *officinalis*.[77] Als

---

77   Mittellateinisch *officina*, »Offizin«, Verkaufsraum und Werkstatt (Rezeptur) der Apotheke.

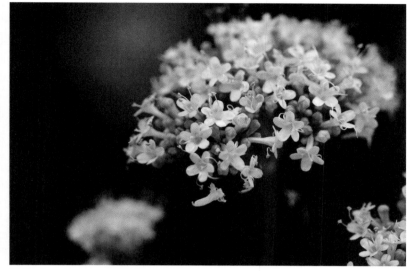

Blüte des Baldrians (Valeriana officinalis).

Nervenmittel wurde die Heilpflanze aber erst im Maschinenzeitalter, gegen Ende des 18. Jahrhunderts, durch den englischen Arzt John Hill entdeckt. Christoph Wilhelm Hufeland, der geniale Arzt aus der Goethezeit, pries es als »eines der besten Nervenmittel«, wenn es als Tee morgens und abends getrunken wurde, habe er »langwierige Nervenschäden, Hysterie und Krämpfe aller Art verschwinden sehen«. Seit dieser Zeit wird die Wurzel als Pille, Tinktur, in Wein, als Badezusatz, als Tee oder heutzutage als Kaltwasserauszug (acht Stunden ziehen lassen) bei allen Spannungs- und Erregungszuständen, bei Schlafstörungen, Depressionen, vegetativer Dystonie, Herzneurosen, Kreislaufbeschwerden und geistiger Überarbeitung verschrieben. Baldrian hat eine adaptogene Wirkung, das heißt, es passt sich an, es ist vegetativ ausgleichend: Es kann Unruhige beruhigen, aber auch Erschöpfte anregen. Es narkotisiert nicht, verwirrt die Sinne nicht, macht nicht müde, sondern lässt den völlig Verspannten genügend entspannen, sodass er auch ohne Schäfchen zu zählen einschlummern kann. Und wer keinen Schlaf nötig hat, kann ohne weiteres ein Buch lesen oder Auto fahren. Im Gegensatz zu dem, was gelegentlich behauptet wird, macht Baldrian nicht süchtig.

Vor der Industriellen Revolution kannte man ihn als Liebesmittel, als Augenheilmittel und als Schutz gegen die Pest und die Boshaftigkeit der Hexen und Teufel. Dass das schöne rosablühende Waldkraut ein Aphrodisiakum war, geht aus einer alten Handschrift aus Schloss Wolfsthurn (15. Jahrhundert) hervor: »Willst du gute Freundschaft machen unter Manne und Weibe, so nehme Valerianam und stoß die zu Pulver und gib ihnen zu trinken in Wein.« Der Kräutervater Otto Brunfels (16. Jahrhundert) bestätigte: Baldrian »macht holdtselig, eyns und fridsam, wo zwey des Wassers drincken« (Marzell 2002: 255). Im Aberglauben heißt es: »Wenn du Baldrian in den Mund nimmst und jemanden küsst, gewinnt diese Person dich gleich lieb.« Oder der Rat an den geilen Mann: Damit Frauen ihm nichts abschlagen können, sollte er Baldrian und Eberwurz (Silberdistelwurzel) im Hosensack tragen.

Man möge meinen, die angebliche aphrodisierende Wirkung beruht darauf, dass Katzen wild romantisch auf den Baldriangeruch reagieren. Schließlich sind Katzen ein Symbol der Erotik und Begleiter der Liebesgöttinnen. Der dem Baldrian eigene pheromonartige Geruch (Isovaleriansäure) ähnelt dem des Achselschweißes eines Mannes – der ja tatsächlich eine unterschwellige sexuelle Signalwirkung haben soll. Wahrscheinlich aber ist der Baldrian darüber hinaus ein Liebeselixier, weil er, in Wein genossen, eine entspannende, dem Liebesspiel entgegenkommende Wirkung hat. In früheren Zeiten galt der Georgstag (23. April) als bester Tag, die Wurzel zu graben. Der Tag des Ritters Georg, der den Erddrachen mit seiner Lanze rammt und die Jungfrau befreit, ist ein guter Tag für Liebeszauber. An diesem Tag, heißt es, können unfruchtbare Frauen fruchtbar gemacht werden. *Sancti Georgii Herba* (englisch *Herb of St. Georg*) ist denn auch die mittelalterliche christliche Bezeichnung der Pflanze.

Die entspannungsfördernde Wirkung erklärt auch zum Teil die Anwendung als Augenmittel. Der Botaniker Leonard Fuchs (1543) schrieb: Baldrianwurzel »in Wein oder Wasser gesotten und in die Augen getropft, macht ein klar Gesicht«. Es gehörte zu den Zunftgeheimnissen der Goldschmiede, ein derartiges Augenwasser zu bereiten, wenn sie ganz feine Arbeiten zu verrichten hatten. In Siebenbürgen wurden kranke Augen behandelt, indem der Heiler die Baldrianwurzel zerkaute und dann mit seinem Atem die Augen anhauchte. Und in St. Gallen war die Wurzel Teil des »Augebündeli«, des Beutels, das bei entzündeten Augen um den Hals getragen wurde.

Weiterhin war man überzeugt, dass Baldrian den Pesttod, Hexen und Teufel fernhalten konnte. Genauer betrachtet, verkörpern »Hexen« und »Teufel« verkrampfte, verhärtete, verspannte, unzufriedene und unglückliche Seelen, die anderen keine Freude gönnen. Kein Wunder, dass der Baldrian dagegen helfen kann. Dazu gibt es viele Geschichten, etwa die aus Mecklenburg von einem Knaben, der am Sonntagmorgen in den Wald

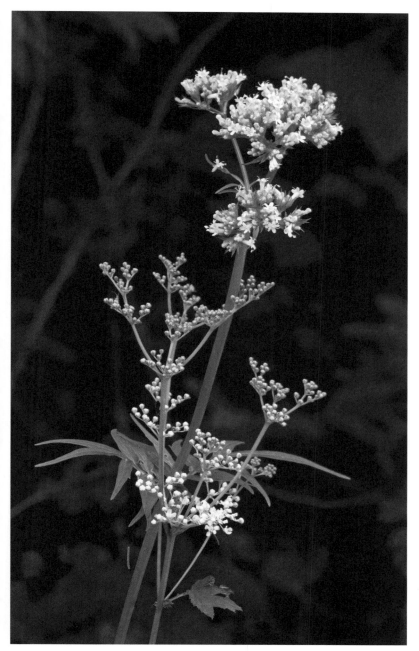

Baldrian (Valeriana officinalis) und Mädesüß (Filipendula ulmaria).

ging, um Nüsse zu sammeln. Plötzlich stand ein Waldteufel vor ihm. Er konnte dem Jungen aber nichts anhaben, denn zufällig war etwas Baldrian an den Schuhen des Kindes hängengeblieben. Erbost rief der Teufel:

>*Harrst du nich Bullerjan*
Ick wull mit die Noetplücken gan,
Dat di dei Ogen sulln in'n Nacken stan.«[78]

Auch Hexen vertreibt das Zauberkraut, wie an dem bereits genannten Spruch deutlich wird: »Baldrian, Dost und Dill, die Hex' kann nicht wie sie will!« Ein Baldrianzweig über die Tür gehängt, hindert sie daran, ins Haus oder in den Stall einzudringen. Legt der Bauer Baldrian in die Tränke, kann sein Vieh nicht verzaubert werden. Und hängt man einen Strauß Baldrian an die Zimmerdecke, dann erkennt man eine eintretende Hexe daran, dass der sich immer leicht bewegende Strauß – »Unruh« genannt – plötzlich stillsteht.

Auch neidische Elben kann man mit Baldrian fernhalten. In Schweden, wo die Pflanze *Velandsört* (Wielandswurzel) genannt wird, sollte der junge Bräutigam deswegen im Brautgemach immer etwas Baldrianwurzel bei sich tragen, denn die Elben sind oft eifersüchtig auf junge Liebespaare. Der Name deutet darauf hin, dass mit dem Baldrian viel gezaubert wurde: Wieland ist der magische Schmied, der in vielen keltisch-germanischen Sagen vorkommt und als Zauberer bekannt ist.

Als Schutz oder Heilmittel gegen die Pest findet der Baldrian immer wieder Erwähnung. Als der Schwarze Tod in der Oberpfalz wütete und die Menschen weder ein noch aus wussten, da erschien ein Holzfräulein, ein freundlicher Waldgeist, und sagte:

>*Esst Bibernell und Baldrian,*
so geht die Pest euch nichts an.«

In Westsachsen in Bernsdorf erschien ein gnomenhaftes »graues Männel«, ging von Haus zu Haus und klopfte an die Tür. So viel Mal es klopfte, so viele starben in dem Haus. Einem Mann und seiner Frau sagte es: »Eure Nachbarn werden sterben, ihr müsst die Gräber machen. Trinkt Baldrian, so kommt ihr davon« (Schrödter 1997: 213). In Schlesien sagte ein Geist den verängstigten Leuten: »Koch, koch Baldrian. Es wird schon wieder besser wa'n!«

---

[78] »Hättest du nicht Baldrian, würde ich mit dir Nüsse pflücken gehen, dass dir deine Augen in den Nacken stehen!« (Der Teufel hätte ihm den Hals umgedreht.)

Auch sonst hatte der Baldrian großen Nutzen. Kleinkindern wurde er unters Kissen gelegt, wenn sie an Krampfanfällen (Eklampsie) litten. Man legte es in Bienenstöcke, um die Bienen gesundzuhalten und vor Raubbienen zu schützen. Apotheker rührten Baldrian mit in den Theriak, das Allheilmittel. Henker kauten Baldrianwurzel, um bei ihrem grausamen Handwerk die Nerven zu behalten. Noch immer baden leidenschaftliche Angler ihre Regenwürmer in Baldriansaft, um die Fische, insbesondere die Forellen, anzulocken. Biodynamische Gärtner und Bauern besprühen den Kompost mit dem Saft (Präparat 507), um den Humus empfänglich für die Einflüsse des Saturn und der kosmischen Urbilder zu machen. Baldrianpräparat wird auch auf Tomaten gesprüht, um sie frostresistenter werden zu lassen. Nicht nur Katzen, sondern auch Ratten soll der Baldrian anlocken. Auf diese Weise hätte der Rattenfänger von Hameln die Ratten aus der Stadt geholt.

Baldrian enthält keine Herzglykoside, sondern eine Mischung von verschiedenen Wirkstoffkomplexen, die einzeln, isoliert, relativ unwirksam sind. Darunter befinden sich Valepotriate, die den Abbau von GABA (Gamma-Aminobuttersäure), einen Botenstoff im Hirn, hemmen – Mangel an GABA ist mit Stress, Nervosität und Angst verbunden. Hinzu kommen ätherische Öle und Valerensäure, die im Zusammenwirken die Beta-Wellen im Hirn zugunsten der langsameren Delta- und Thetawellen beruhigen. Unter anderem weist er zudem noch die Alkaloide Chatinin und Valerin auf, die das Verdauungssystem entspannen. Der große Phythotherapeut Prof. Dr. med. emeritus Rudolf Fritz Weiss erklärte dazu, dass sich der Baldrian geradezu als Musterbeispiel dafür erwiesen hat, dass kein einzelner Wirkstoff zu finden ist, sondern erst das Zusammenwirken verschiedener Stoffe den therapeutischen Effekt ergibt (Weiss 1982: 50).

Bärenpflanzen: Bärwurz, Madaun und Bärlauch

Die Angst, die die heutigen Menschen vor Bären haben, ist nicht nur ein Zeichen ihrer Entfremdung von der Natur an sich, sondern auch von ihrer eigenen Herzensnatur. Bären sind, wie wirkliche Bärenkenner bestätigen, stark, mutig, gemütlich und sie können genießen. Eigentlich könnte der Mensch mit dem zotteligen Gesellen gut auskommen. Mensch-Bären-Begegnungen bräuchten kein Problem zu sein, vorausgesetzt, dass der Mensch selbst gelassen ist und kein feiges Herz hat. Bei den Cheyenne-Indianern – so erzählte der Medizinmann Tallbull – gingen die Frauen mit ihren Kindern im Herbst in die Wildnis, um Beeren zum Trocknen für den Winter zu sammeln. Die Bären waren auch da. Sie futterten riesige Mengen des leckeren Wildobstes, um selbst gut durch den Winter zu kommen. Manchmal, so der alte Medizinmann, waren sie so nahe, dass man sie schmatzen hörte und sogar riechen konnte. Ungemütlich wurden sie nur, wenn man ihre Würde verletzte, indem man ihren Vortritt missachtete. Richtig gefährlich werden Bären erst, wenn sie den Angstgeruch eines Menschen wittern; dann bekommen sie selbst Angst und wehren sich.

Die Naturvölker bewunderten den Bären. Er galt für sie als wilder Bruder oder als eine verkörperte Gottheit, als Kenner der Pflanzen und Meister der Heilkunde. Sein Geist gab den Schamanen Kraft, den Heilern Heilkraft, den Kriegern Mut. Noch immer tröstet und schützt der Bär, als geliebter Teddybär, die Kinder, wenn sie traurig oder einsam sind. Einige Urgeschichtler vermuten, dass einst der Höhlenbär mit den Menschen gelegentlich das Winterquartier teilte und dass seine bloße Anwesenheit den Frühmenschen vor Wölfen, Raubkatzen, Riesenhyänen und anderen Raubtieren beschützte (Storl 2005c: 246).

Die Eingeborenen des europäischen Waldlandes ordneten die Pflanzen nicht nach planetarischer Zugehörigkeit wie die Gelehrten der Renaissance und schon gar nicht nach den sexuellen Merkmalen der Blütenorgane wie die heutigen Wissenschaftler. Sie gaben den Pflanzen totemische Zugehörigkeiten: Wolfspflanzen waren die ätzenden giftigen Gewächse, Pferdepflanzen die groben, Hundsgewächse die nutzlosen, Storchenpflanzen die Kinderbringer. Als Bärenpflanzen galten die großen, haarigen Pflanzen, die stärksten der Heilpflanzen, die fruchtbarmachenden, Mut gebenden… und jene, die das »Herz« glücklich machen.

Die Bärenpflanzen gehörten dem Götterbär, dem Asen-Bär, dem Asbjörn (angelsächsisch *Osborn*), und dieser war kein anderer als der stärkste und gütigste der Götter, nämlich Donar (skandinavisch *Thor*; angelsächsisch *Thunar*). Der Götterbär ist Frühlingsbringer, er ist ein, wie die Volkskundler sagen, »Vegetationsdämon«. Mit seinen blitzschlagenden Tatzen und seinem Grollen (Frühlingsgewitter) vertreibt er die Winterstarre, die Erde wird grün und erneuert sich. Die grünen Kräuter – die »Neunstärke«, die »grünen Neune« –, die nun überall sprießen, galten als reinigend, verjüngend und erneuernd. Auch der Erdenbär fraß sie, um nach seinem langen Winterschlaf wieder zu Kräften zu kommen. Donar vertreibt das »Gewürm«, die Krankheitsdämonen, er zermalmt sie mit seinem Blitzhammer – auch die »Herzwürmer«, die an der Lebenskraft zehren, vernichtet er.

Hier nun einige der »herzstärkenden« Bärenpflanzen:

Die **Bärwurz** (*Meum athamanticum*), auch Bärenfenchel, Bärendille, Bärkümmel, Bärmutterkraut, Mutterwurz und Herzwurz genannt, ist ein

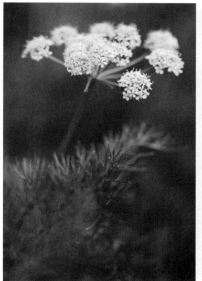
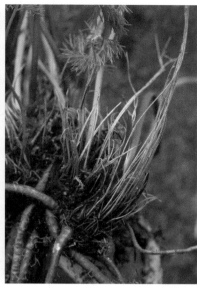

Bärwurz (Meum athamanticum), links Blüte und Blatt, rechts Wurzel mit Faserschopf.

Schirmblütler mit äußerst fein gefiederten aromatischen Blättern und einer würzigen Wurzel, die dermaßen mit braunen Fasern behaart ist, dass sie an einen Braunbären erinnert. Der kleine pflanzliche Bär wächst auf kalkarmen Böden oberhalb von 700 Metern. Für die Bergbauern war er praktisch ein Allesheiler. Noch immer brauen sich die Schwarzwälder einen Bärwurzschnaps, den sie im Herrgottswinkel aufbewahren, damit er zusätzlich noch mit der Kraft der Gottesmutter und der Heiligen aufgeladen wird. Verwendet wurde der Bärenfenchel vor allem bei Gebärmutterleiden, Magen-Darm-Beschwerden, bei Erkältung, Husten, Bronchialleiden und gegen Herzschwäche. Pierandrea Matthiolus, der italienische Leibarzt von Kaiser Maximillian, erwähnte ihn 1563 als herzstärkendes Mittel.

Das **Madaun** *(Ligusticum mutellina)* ist nahe verwandt mit der Bärwurz. Es wächst in den Alpen in Höhen von etwa 1500 bis 2800 Metern. Die Sennen loben Madaun – auch Muttern, Mutterwurz, Alpen-Bärwurz, Rahmbluem oder Nidelbrod (schweizerdeutsch *Nidel*, »Sahne«) genannt – als Futterpflanze, die nach dem Genuss reichlich gute, sahnige Milch erzeugt. Es heißt:

»Rispe, Muttern und Adelgras [Spitzwegerich],
sind das Beste, was das Kühli fraß.«

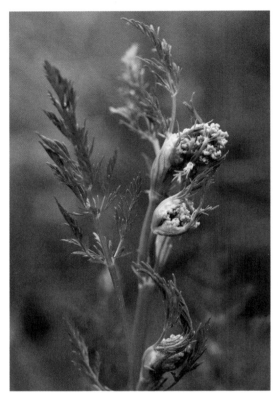

Madaun (Ligusticum mutellina), junge Pflanze mit Blütenknospen im Frühjahr.

In der Allgäuer Volksmedizin gilt Madaun als eines der besten Magenmittel und als herzstärkend. Der Tee aus der Wurzel wird dreimal am Tag bei Blähungen, Wassersucht, Husten, Magenleiden und Herzschwäche getrunken. Die Pflanze hat eine antivirale Wirkung. Auch die Indianer kannten eine Mutterwurzart *(Lingusticum porteri)*. Sie nannten sie »Bärenmedizin«; *Osha* (Bär) nennt man es in den Rocky Mountains. Die aromatische Wurzel hat den Geist eines Bären, sagen die Indianer, sie verleiht dem Krieger ein starkes, mutiges Herz.

Ramser oder **Bärlauch** *(Allium ursinum)* wächst in feuchten Laubwäldern und nutzt die Zeit zwischen Schneeschmelze und neuer Belaubung, um seine grünen Blätter zu treiben. Der Lauch blüht um die Walpurgiszeit gegen Ende April, und die Blätter sterben gegen Ende Mai ab. Unter dem Erdboden harren die Zwiebeln bis zum nächsten Frühjahr aus. Die Samen werden von Ameisen verbreitet.

Das frische Grün und der die Luft schwängernde kräftige Duft des schwefelhaltigen ätherischen Lauchöls waren für die Kelten, Germanen und Slawen ein sicheres Zeichen des Sieges des Lebens über Winterstarre und Tod. So heilig war die Pflanze, dass die Germanen eine Lauch-Rune (ᛚ) ritzten; es ist die Rune des Lebenswassers, der saftigen frisch sprossenden Vegetation. Die Wertschätzung der Pflanze bei den germanischen Völkern lässt sich am Beispiel der Brautwerbung bei den Angelsachsen zeigen: Der junge Freier erfuhr durch die Speise, die man ihm vorsetzte, ob er als Schwiegersohn angenommen wird. Bei einem Rübengericht sollte er sich verziehen, bei Mehlbrei war er als Freund willkommen, bei Eierkuchen mit grünem Lauch war er als Schwiegersohn anerkannt.

Bei den slawischen Völkern galt der Bärlauch, später auch der aus dem Orient stammende Knoblauch, als eines der besten Mittel, um blutsaugende Vampire fernzuhalten. Und noch bis in die Neuzeit hinein hieß es, man solle in der Walpurgisnacht eine Bärlauchsuppe essen, damit die umherschwirrenden Hexen einen in Ruhe lassen.

Der Bärlauch kann alles das, was der Knoblauch *(Allium sativum)* kann. Die ätherischen Öle regen die Sekretion des Magensafts und der Galle an, sie erneuern und regenerieren die natürliche Darmflora und wirken krampflösend bei Gallen-, Magen- und Darmkrämpfen sowie auf die Bronchien. Bärlauch, wie auch Knoblauch, erweitert die Blutgefäße und senkt

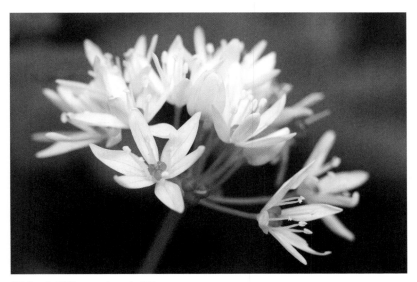

Bärlauch (Allium ursinum), Blüte.

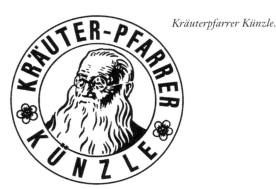

Kräuterpfarrer Künzle.

den Blutdruck, was sich positiv bei Arteriosklerose auswirkt. Beide tun das ohne die Nebenwirkungen (Impotenz, Kopfschmerzen usw.) der chemischen blutdrucksenkenden Mittel. Auch verbessert der Lauch die Blutfettwerte; er erhöht gleichzeitig den Anteil des »guten« HDL-Cholesterins und reduziert die Oxidationsneigung des LDL-Cholesterins. Er hemmt die Blutgerinnung, indem er die Neigung der Blutplättchen zur Zusammenballung bremst. Mit anderen Worten: Bärlauch und Knoblauch schützen mit vor Herz- und Gefäßkrankheiten.

Weiterhin stärkt das ätherische Öl Allicin die Widerstandskräfte unseres Körpers, es begünstigt die Vermehrung natürlicher Killerzellen, es wirkt vorbeugend gegen Krebserkrankungen, insbesondere im Darm (Weil 1995: 246). Allicin hat eine antibakterielle und antimykotische (pilzwidrige) Wirkung. Es wirkt sogar noch bei einer Verdünnung von 1:10 000. Bei Pilzerkrankungen und zur Wundbehandlung kann der Saft äußerlich angewendet werden. Das ätherische Öl wird vor allem durch die Haut und über die Lunge (zu zehn Prozent) ausgeschieden – das kann im sozialen Umgang zum Problem werden. Doch beim Passieren der Lunge reinigt, entspannt und desinfiziert es diese. Demzufolge ist Knoblauch oder Bärlauch, in Milch gesotten, auch ein hervorragendes Mittel bei Lungenentzündung.

Für den Schweizer Kräuterpfarrer Johann Künzle gab es kein Kraut auf der Erde, das so wirksam zur Reinigung von Magen, Gedärmen und Blut ist wie der Bärlauch oder »Rämschelen«. Er ermöglicht die einfachste und angenehmste Frühlings-Blutreinigungskur. »Ewig kränkelnde Leute, Leute mit Flechten und Aißen[79] und Ausschlägen, die Skrophulösen und Bleichsüchtigen sollten den Bärlauch verehren wie Gold. (…) Die jungen Leute würden dabei trüehen wie ein Rosenspalier und aufgehen wie Tannenzap-

---

79 Aißen, Eiße, Bluteiß: volkstümlicher Name für Furunkel oder entzündete Mitesser.

fen in der Sonne« (Künzle 1945: 358). Er fügte dem hinzu: »Den Namen ›Bärlauch‹ gaben ihm die Alten, weil sie sahen, dass die Bären, nach langem Winterschlaf noch schwach und abgemagert, massenhaft dies Kraut verzehrten und bald wieder die alte Stärke gewannen« (Künzle 1911: 31).

Borretsch *(Borago officinalis)*

Allein schon der Anblick des Borretschs im Garten, wie er mit uns seinen himmelsblauen, sternförmigen Blüten entgegenleuchtet, tut der Seele wohl. Blauhimmelstern ist einer seiner Namen. Die frommen Christen weihten die aus dem Mittelmeerraum stammende und in Klostergärten angebaute Pflanze der Gottesmutter Maria, die sich, als Herrin der Natur, in einen blauen, mit Sternen verzierten Mantel hüllt.[80]

Das Blau der Blüten ist auch die Farbe des siebten Himmels, des Himmelzeltes, jener Sphäre, die Saturn, der äußerste sichtbare Planet, mit seiner Bahn umschreibt. Dieses saturnische Blau, das wir ebenfalls in der Blüte des nahverwandten Vergissmeinnicht *(Myosotis palustris)* finden, ruft Gefühle des fernen Horizonts, des Heimwehs oder Fernwehs, der Sehnsucht und auch manchmal der Traurigkeit und Melancholie hervor. Es ist das blaue Wunder, die Fahrt ins Blaue, die schwer erreichbare blaue Blume der Romantik, das Blaumachen (aus dem Alltag aussteigen, frei machen) und auch das Gefühl des Blues. Blues ist ein Ausdruck des unendlich tiefen Schmerzes, der einst aus ihrer warmen afrikanischen Heimat als Sklaven verschleppten schwarzen Amerikaner. Das saftige blaublühende Borretschkraut galt als homöopathisches Gegenmittel für solche melancholischen, wehmütigen Stimmungen. Deswegen nannte man es in der Antike auch *Euphrosinon*, was die gelehrten Pfarrer als »Wohlgemut« übersetzten. Dazu schrieb Hieronymus Bock, einer der Väter der Botanik, man solle das »Burreskraut« den »blöden und schwachen menschen« zu essen geben und die »holdseligen blumen zu drinken befehlen auff das die schwachen traurigen menschen ihres leyds vergessen mögen« (Bock 1539).

Ego borago, gaudi semper ago (»Ich, Borretsch, mache immer guten Mut«), sagten die Römer über diese Pflanze, und taten die Blüten gern in ihren Wein. Mut und Lebensfreude sind die Haupteigenschaften des Herzens. Immer wieder liest man in den alten Kräuterbüchern: Borretsch stärkt das Herz. Etwa bei Tabernaemontanus: »Die blümlein roh gegessen und darüber getrunken, benymbt das Herzzytteren« oder »es sollen die holdse-

---

80 Auch Freya, die altgermanische Göttin, wie auch die Walas und Veledas (die hellsichtigen Schamaninnen) trugen einen himmelblauen Mantel.

ligen borragenblumen in Speis und trank fröhlich genützet werden (...), dann sie stärken das Herz und Hirn, erwecken die verzagte, trawrige, melancholische Menschen zur frewd (Freude) und leichtsinigkeit und leutern das Geblüt« (Tabernaemontanus 1591).

Für die Humoralärzte des Mittelalters, die Krankheiten als ein Ungleichgewicht der vier Säfte (Humore) – gelbe Galle *(Cholera)*, schwarze Galle *(Melancholera)*, Blut *(Sanguis)*, Schleim *(Phlegma)* – definierten, galt der Borretsch als warm und feucht; die Pflanze wirke reinigend, erweichend, melancholische Säfte korrigierend und die gelbe Galle mäßigend. Mit anderen Worten, sie vertreibt die Schwermut (Melancholie) und den Zorn (die cholerische Regung) vom Herzen. Zudem stärkt sie das Gedächtnis und Herz, vertreibt die Gifte vom »Spiritus« und erheitert das Gemüt (Müller, Ingo Wilhelm 1993: 152). Die alten Apotheker zählten den Borretsch, zusammen mit dem Veilchen, dem Waldmeister und der Rose, zu den vier herzstärkenden Blüten, den *Quatuor flores cordiales*. Aus diesen Gründen nannte das einfache Volk die Pflanze, die nun auch die Bauerngärten bevölkerte, Herzblümlein, Herzfreude oder Herzblume.

Da das rauh behaarte Blatt im Geschmack an Gurke erinnert, wird der Borretsch auch Gurkenkraut, Gukummerkraut, Gummerkraut, Gurkenkönig oder niederländisch Konkommerbloem genannt. In der Steiermark heißt das Kräutlein wegen seiner honigreichen Blüten Beinlfutter (Bienenfutter) und in St. Gallen ist es das Jumpfergsichtli (Jungferngesicht).

Über die Bezeichnung Borretsch selbst streiten sich die Sprachwissenschaftler. Einige behaupten, das Wort komme vom arabischen *abu' araq*, »Vater des Schweißes«, da es im Nahen Osten als blutreinigendes Schwitzmittel zur Austreibung von schlechten Körpersäften verwendet wurde. Wahrscheinlicher ist, dass der Name auf das italienische *borra* (»haarig,

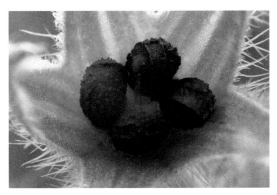

Borretsch (Borago officinalis), Samen.

Borretsch (Borago officinalis), Blatt und Blüte.

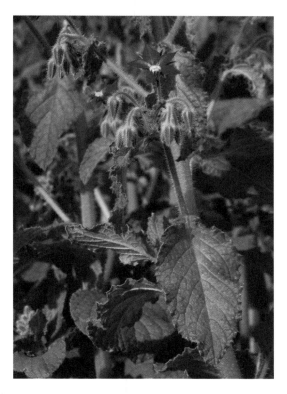

borstig«, vom lateinischen *burra*, »Wolle, zottiges Gewand«) zurückzuführen ist. Das wäre für dieses Raublattgewächs *(Boraginaceae)* durchaus angebracht. Wiederum andere Etymologen suchen den Ursprung in dem keltisch-gaelischen Wort *Barrach*, was »stolzer Mann« bedeutet. Und schließlich vermuten einige, wir hätten es mit der Verballhornung von *Corago (cor,* cordis, »Herz«; *ago,* »ich stärke«), also »Herzstärker« zu tun, denn als solcher wurde die Pflanze häufig bezeichnet.

Inzwischen wissen wir, dass der Borretsch zwar den Blutdruck leicht senkt, da er die Blutgefäße entspannen hilft, aber auf den »Pumpmechanismus« hat er keinen unmittelbaren Einfluss. Es sind auch keine psychotropen Alkaloide vorhanden, die auf Hirn- oder Nervenfunktionen wirken. Borretsch ist vor allem ein den Stress milderndes Mittel. Er unterstützt die Funktion der Nebennierenrinde, jener endokrinen Drüse, die rund 50 Hormone verschiedener Art für den Körper bereitstellt, darunter Geschlechtshormone und Hormone, die in der Stressreaktion eine Rolle spielen, sowie Steroidhormone, die bei der Regeneration von Zellen und bei der Bekämpfung von Entzündungen wirksam sind, zudem Kortisone, die eine antiphlogistische und antiallergische Wirkung haben. Borretsch wirkt antimelancholisch, »wenn einem etwas an die Nieren geht«. Indem er die Nebennierendrüsen unterstützt, wirkt er regulierend und regenerierend bei Rekonvaleszenzen nach Kortison- und Steroidbehandlungen. Da er auf die Sexualhormone wirkt, ist es verständlich, dass in der Volksmedizin des Emmentals die Frauen Borretschkraut in den Salat mischen, wenn sie schwanger werden wollen. Gurkenkraut und -samen regen auch den Milchfluss bei stillenden Müttern an. Ansonsten gilt das Kraut, als Tee getrunken, als schweißtreibendes, blutreinigendes Mittel zur Ausscheidung von Schlacken. Weiterhin wird das Borretschkraut – es enthält Gerbstoffe, Kieselsäure, Schleimstoffe und das harntreibende, antiseptisch wirkende Asparigin – als Aufguss bei Erkältungen, Husten, Halsentzündung und Lungenentzündung verabreicht. Äußerlich kann das zerstampfte frische Kraut auf Ge-

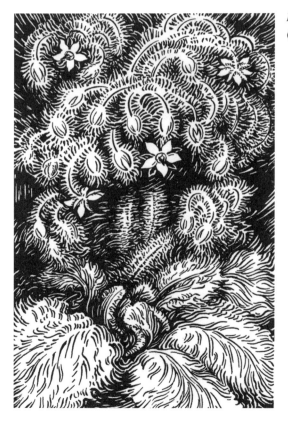

Borretsch
(Borago officinalis).

schwüre, Ekzeme, Nesselausschläge, Insektenstiche und Eiterbeulen aufgetragen werden.

Die dicken schwarzen Samen der einjährigen Pflanze sind myrmekochor (von griechisch *myrmex, myrmekos*, »Ameise«; *chorizein*, »absondern, verbreiten«), das bedeutet, wie beim Veilchen, sie werden von den Ameisen fleißig verbreitet. In jüngster Zeit hat man entdeckt, dass das Öl der Samen ein echtes Wundermittel ist. Es enthält bis zu 25 Prozent Gamma-Linolensäure (GLS), eine ungesättigte, essentielle Fettsäure, die dem Körper unter anderem hilft, Prostaglandin zu erzeugen. Studien zeigen, das diese Gamma-Linolensäure, die übrigens auch in den Samen der Schwarzen Johannisbeere, des Hanfes und der Nachtkerze vorhanden ist, bei Polyarthritis, endogenen Ekzemen, bei Prämenstruellem Syndrom (PMS), Heuschnupfen, brüchigen Haaren und Nägeln, Austrocknung der Haut und Tränendrüsen (Sjögren-Syndrom) und sogar bei Multipler Sklerose hilfreich sein kann (Phaneuf 2005: 57; Mabey 1993: 89).

Auch eine Blütenessenz, den Essenzen des Edward Bach nachempfunden, wird aus der Borretschblüte hergestellt. Diese soll angeblich Herzensmut und Optimismus stärken (McIntyre 1998: 75). In der Blumensprache des Mittelalters bedeutete das Tragen oder Verschenken eines Borretschblütenstengels Treue, Aufrichtigkeit und guten Mut. Die Nonne Hätzerlin aus Augsburg (1471) schrieb in ihrem Liederbuch: »Borretsch soll der tragen, dessen Herz frei von allem Argen ist, und er will zu ganzer Gerechtigkeit stehen. Das Kraut ist rauh und nicht gut abzubrechen. Desto freier steht die Blüte und erfreuet auch die kranken Herzen« (Zacharias 1982: 31). In den Sinnsprüchen des Herrn Stanislao Reinhardo Axtelmeier (Augsburg 1705) heißt es: »Dieses Kraut ist ein recht Herz-Kraut, macht Freude und guten Mut und vertreibt die Traurigkeit« (Zacharias 1982: 31). Wenn man es sich überlegt, so wäre der Borretsch das richtige Kraut in der heutigen Zeit!

Duftendes Veilchen *(Viola odorata)*
Für Europa gibt man ungefähr 25 Arten von Veilchen an. Da sie aber einander bestäuben und es viele Bastarde gibt, kann kein Botaniker wirklich sagen, wie viele Veilchenarten es tatsächlich gibt. Die Volksmedizin kennt – abgesehen von gelben und weißen Veilchen, nur zwei: das duftende Märzveilchen – auch Mariennägelein, Schwalbenblume, Oeschen, Osterveigerl oder Heckenveilchen genannt – und das Hundsveilchen. Das Duftende Veilchen eignet sich zum Heilen, das Hundsveilchen ist »für den Hund«, man traut ihm keine Heilkraft zu.

Die schöne blau-purpurne Blütenfarbe und der betörende Duft zogen schon immer die Aufmerksamkeit der Menschen auf sich. Das Veilchen ist der Gruß des Frühlings, jener ersehnten Zeit, wenn die Winternot für Mensch und Tier aufhört und das Herz sich wieder freuen kann. Wir kennen es aus dem Lied:

»Komm, lieber Mai, und mache die Bäume wieder grün,
und lasse an dem Bache die kleinen Veilchen blühn!
Wie möchte ich doch so gerne ein Veilchen wieder seh'n,
ach, lieber Mai, wie gerne einmal spazieren gehen.«

Vielerorts war es Brauch, dass derjenige, der das erste Veilchen fand, damit durchs Dorf rannte und die frohe Botschaft verkündete. Veilchengrün gehörte immer mit in die Frühlingskultspeise, die Grüne Suppe, mit der schon in vorchristlichen Zeiten das Blut gereinigt und erneuert wurde. Durch das Verspeisen der Suppe zog der Frühling auch in den Körper ein.

Die purpurnen Blüten, die süß riechen, aber sauer schmecken, wurden ebenfalls eifrig gesammelt: Im Mittelalter als Medizin und zum Würzen und Färben des Essigs, in späteren Zeiten, besonders im 18. und 19. Jahrhundert, zur Herstellung von Gelee, Marmelade und Pastillen (»parfümierte Küsse«); die Blüten wurden kandiert als Bonbons, kamen in Likör, Sirup, Toilettenwasser und Eiscreme. Zum Glück schadet das Sammeln der kleinen Pflanze nicht. Nicht nur ist sie mehrjährig und vermehrt sich durch Wurzelausläufer, die wohlriechenden Märzblüten sind zudem meistens steril und bilden keine Samen. Viel später im Jahr treiben sie noch einmal Blüten: Es sind Zwergblüten, die sich unter den Blättern verstecken und sich nicht einmal öffnen, sondern sich meistens selbst bestäuben, dann aber viele Samen erzeugen. Die Samen sind mit fett- und eiweißreichen Anhängseln (Elaiosome) versehen, sodass sie Ameisen anziehen, die sie dann verbreiten.

Die hübschen Blüten galten in der Säftelehre (Humoralpathologie) des Hippokrates und Galen als kühl und feucht. Die Wirkung wird als erweichend, scharfe Säfte mildernd, auswurffördernd, abführend und beruhigend beschrieben. Man traute dem Veilchen zu, das »Herz« zu stärken, Bösartigkeit und schwarze Galle (Melancholie) zu vertreiben, Epilepsie, Geistesverwirrung, Fieber, Husten, Kopfschmerzen und Geschwüre zu heilen (Müller, Ingo Wilhelm 1993: 220). Die alten Griechen kannten einen Veilchenherztrunk gegen hitzige Zornesausbrüche, Schlaflosigkeit und zur Beruhigung des »Herzens«. Ein Veilchenkranz sollte auch den Katzenjammer nach Alkoholexzessen lindern und den Kopf kühlen.

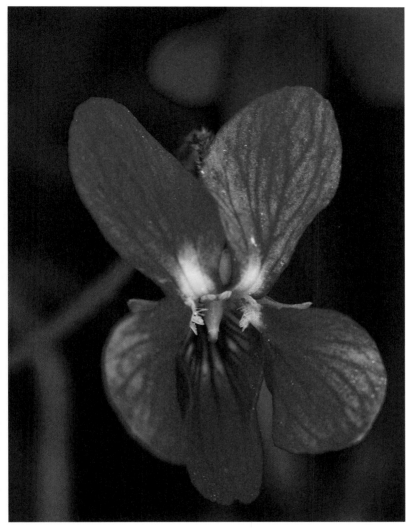

Duftendes Veilchen (Viola odorata), Blüte.

Kräutervater Hieronymus Bock (16. Jahrhundert) verschrieb sie für alle hitzigen Krankheiten, Seitenstechen, Kopfschmerzen, Leberentzündung. Er schrieb: »Viola (...) behalt den bauch offen und krefftigt das herz« (Bock 1539). Die heilige Hildegard empfahl das Veilchen bei Melancholie, trüben Augen und »Krebs«. Otto Brunfels setzte Veilchenblätterumschläge und Veilchenwasser bei Fieber, Geschwülsten und hitziger Leber ein. Zudem vertreibe es Magenschmerzen, Herzstechen und treibe das Zornesfeuer aus dem Gehirn. Der englische Kräuterarzt Nicholas Culpeper bestätigte, dass die Blätter und Blüten in Wein gekocht die cholerischen Säfte vertreiben und das Herz stärken. Das Heilmittel »klärt den Kopf bei jenen, die zu viel Kopfarbeit leisten, heilt Ohnmacht und Fallsucht, und erfrischt den Lebenssinn« (Culpeper 1653: 219). Culpeper, der von dem Einfluss der Planeten auf die Pflanzen überzeugt war, stellte das Veilchen unter die Herrschaft der milden Venus. Rudolf Steiner dagegen sah vor allem die Wirkung des Merkur im Veilchen. »Das Veilchen ist ganz Nase; es nimmt den Weltgeruch des Merkur auf.« Wir riechen Merkur im Veilchen (Pelikan III 1975: 241).

Früher galt eine starke Abkochung der Veilchenwurzeln als ein hervorragendes Brechreiz erzeugendes Mittel, das half, die Krankheit zu purgieren bzw. herauszubrechen. Die südamerikanische Ipecacuanha (*Cephaelis ipecacuanha*), die ebenfalls eine starke Reizwirkung auf die Magenschleimhaut ausübt, hat später die Veilchenwurzel als Brechmittel ersetzt. Noch immer kennt die Volksmedizin Veilchentee als Gurgelwasser bei entzündeten Mandeln und Kehlkopfgeschwüren. Auch hat man den saponinhaltigen Tee oder Sirup als schleimlösendes, auswurfförderndes Mittel bei Husten und Bronchialkatarrh nicht vergessen.

Viele Sagen umweben das zarte Duftblümchen. Wo immer es wuchs, liebte man es. Die Nordgermanen weihten es dem Himmelsgott Tyr. Für Mohammed verkörperte es die Herrlichkeit des Islam; es sei der »Prophet der Rose« ebenso wie er der Prophet Allahs ist. Bei den alten Griechen galt das Veilchen als die liebliche Tochter des Bergriesen Atlas; als Apollo sie begehrte, entzog sie sich dem Annäherungsversuch, indem sie sich in ebendiese Blume verwandelte. Anderswo hieß es, dass das Veilchen entstand, nachdem der Göttervater Zeus seine junge Geliebte Io in eine Kuh verwandelt hatte, um sie vor der Eifersucht seiner Gattin Hera zu schützen. (Das nützte leider nichts, denn Hera plagte die Kuh nun in Gestalt einer Bremse.) Damit die geliebte Kuh auch etwas zu fressen habe, was ihr würdig sei, ließ Zeus eine Weide aus Duftenden Veilchen sprießen.

Auch wenn man in der Antike die Liebesgöttin Aphrodite die »Veilchenhaarige« nannte und sich bei ausschweifenden Festen gern mit Veilchenkränzen schmückte, galt sie dennoch schon damals als Blume der Unschuld und der Jungfrauen. Das Motiv wurde von den Christen aufgegriffen und erweitert: Gott hatte das Blümchen geschaffen, um den Frommen ein Bild der Demut vorzuhalten. Ja, für die Christen wurde das Veilchen ein Sinnbild des Gekreuzigten selbst. Es erinnerte an die geduldig ertragene Erniedrigung des Heilands, und die purpurblaue Blütenfarbe an den Purpurmantel, den ihm seine Peiniger während der Passion anlegten. Aus Wien ist aus dem 12. Jahrhundert überliefert, dass die Veilchen, die in den Donauauen für das Herrscherhaus im Frühling gesammelt wurden, nur von unschuldigen Jungfrauen gepflückt werden durften.

Das so erdnah im Unterholz wachsende Veilchen gehörte auch zur Totengöttin Persephone, die das unterirdische Reich mit ihrem schwarzen Gebieter Pluto beherrscht. Deswegen wohl wurden in der Antike die Särge und Gräber mit Veilchen geschmückt. Die slawischen Wenden erzählen, dass die Tochter ihres reichen, viele Schätze besitzenden Unterweltgottes Tschernebog unerkannt als Veilchen wächst. Alle zehn Jahre in der Walpurgisnacht nimmt sie für kurze Zeit ihre wahre Gestalt als bezaubernd schöne Jungfrau an. Wer die Blume in der Nacht, ehe sie sich verwandelt, findet und pflückt, der erlöst sie, er gewinnt sie zur Frau und hat Zugang zu den verborgenen Schätzen des Tschernebog.

Dost oder Wilder Majoran *(Origanum vulgare)*

Der rotblühende, duftende Lippenblütler, den man auch Wohlgemuth nennt, wirkt krampflösend, magenstärkend, hustenstillend, nervenkräftigend und durchwärmend. Er enthält ätherisches Öl (Thymol, Carvacrol),

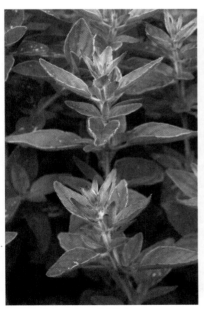 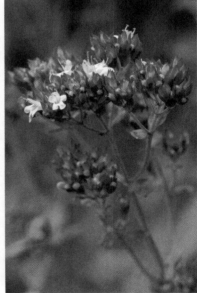

Dost (Origanum vulgare), links Pflanze vor der Blüte, rechts Blütenstand.

dazu Bitterstoffe und Gerbstoffe. Gern nahm man das anmutige Kräutlein als Badekraut, um die Nerven zu stärken. In Frauenbädern hatte er ebenso seinen Platz wie in dem »Liebfrauenbettstroh«. Als letzteres bezeichnete man die mit duftenden Kräutern (Labkraut, Quendel, Mariengras, Kamille usw.) ausgelegte Lagerstätte der neuen Mutter und ihres Kindleins. Dost schützt nämlich gegen Dämonen und böse Zauberei und gibt Lebensmut, diese Eigenschaft des Herzens. Ein Unhold, der einem Mädchen auflauerte, aber merkte, dass sie den Wilden Majoran bei sich trug, stieß diesen Fluch aus:

> *»Roter Dost!*
> *Hätt' ich das gewost,*
> *Hätt' ich das vernomme,*
> *Wär ich net daher gekomme.«*

Und ein anderer Teufel, der im Bierkeller eine Wöchnerin anfallen wollte, schrie erbost:

> *»Hättest du nicht Dorant und Dosten,*
> *Tät's dich dein Leben kosten.«*

Ehrenpreis *(Veronica officinalis)*
Der Ehrenpreis war der heiligen Veronika geweiht. Sie reichte dem kreuztragenden Jesus, als dieser durch die engen Gassen Jerusalems getrieben wurde, ein Schweißtuch. Die Legende gibt einen Hinweis auf die schweißtreibende, blutreinigende Wirkung der Pflanze. Wie Hieronymus Bock sagte, ist die Pflanze »eine fürtrefflich bewehrte artzney, für alle gifftige pestilentzische feber«, denn »darvon muß das gifft vom hertzen raumen und mit schwitzen ausfahren« (Marzell 1938: 234). Weiter schrieb der alte Meister der Kräuterkunde, es sei »ein recht gut kraut zu dem boßhafftigen miltz.« In der alten Säftelehre galt die Milz als Organ des schweren düsteren Saturn. Wenn sie krank ist, dann steigt von ihr die schwarze Galle nach oben und kann das Herz schwer und melancholisch machen.

Für viele Leiden und Gebrechen nutzte man den Ehrenpreis als Tee. Grundheil nannte Leonard Fuchs das Kräutlein. »Sta up en ga weg«, hieß es in Hamburg, in Anlehnung an das Christuswort an einen Gichtbrüchigen: »Steh auf und wandle!« (Matth. 9,5–6). Anderswo war er der »Trost aller Welt«, »Allerweltsheil«, »Heil um die Welt«, »Heil aller Schmerzen« und »Zuhause ist er nicht« (das bezieht sich auf den Fiebergeist, der den

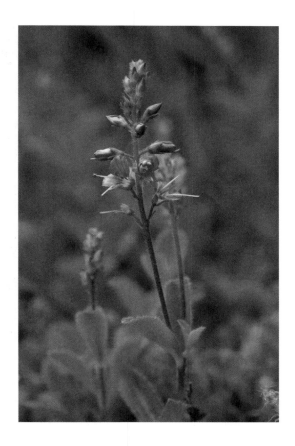

Ehrenpreis (Veronica officinalis), Einzelpflanze

Kranken heimsuchen will). Man verwendete den Tee zur Blutreinigung (so auch bei Kneipp und Maria Treben), als Magen-, Leber-, Lungen- und Milzmittel. Weitere Anwendungen findet der Ehrenpreistee bei Nervosität, geistiger Überanstrengung, Schwindelgefühlen und Schwermut. Auch an der Liebe Zerbrochene können voller Hoffnung von dem Kraut einen Saft trinken (Gallwitz 1992: 109).

Eisenkraut *(Verbena officinalis)*

Mut hat seinen Sitz im Herzen, Courage ist eine Herzenstugend (französisch *cœur,* »Herz«), und kaum eine Pflanze unterstützt Herzensmut so sehr wie das Eisenkraut. Schon bei den Römern galt Verbena als das Diplomaten- und Gesandtenkraut, denn die Botschafter trugen es, wenn sie mit Feinden verhandelten. Der Herold oder Botschafter wurde als *Verbenarius* bezeichnet, und Friedensverträge wurden mit Eisenkrautstengeln berührt, um

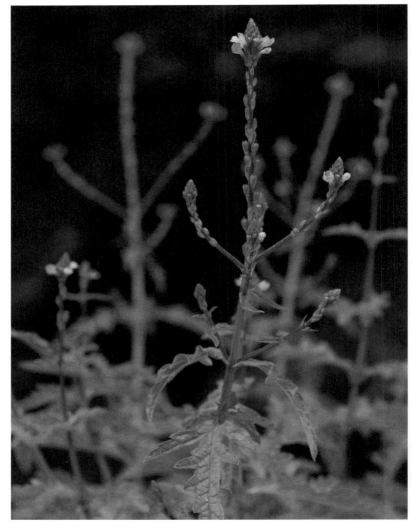

Eisenkraut (Verbena officinalis).

Gültigkeit zu erlangen. Plinius berichtete, dass das Priesterkollegium, das für Krieg und Frieden zuständig war, solch »heiliges Gezweig« auf dem Kopf hatte. Die gallischen Druiden trugen um ihr Haupt geflochtene Eisenkraut-kränze, um sich vor Verzauberungen durch Zaubergesänge zu schützen. Auch zum Wahrsagen benutzten sie die Pflanze, aber da »handelt es sich um Hirngespinste der (druidischen) Magier«, urteilte der Römer Plinius.

Eisenkraut war von Anfang an, seit der keltischen Eisenzeit, das heilige Kraut der Schmiede. Schmiede galten als Zauberer, die es wagten, der Mutter Erde ihre metallenen Embryonen zu entreißen, diese dann im Feuer zum Glühen zu bringen und auf dem Amboss mit schweren Hämmern zu traktieren. Für diesen Frevel musste der Schmied die Rache der Erdmutter und des Erddrachens fürchten, aber das Eisenkraut gab ihm Schutz. Auch die Altäre des Blitz- und Donnergottes Jupiter, der ja der natürliche Feind der Erddrachen war, wurden mit der Verbena gefegt. Später im europäischen Mittelalter rieben die Ritter ihre funkenschlagenden Eisenwaffen mit dem Kraut ein und trugen Eisenkraut als Amulett. Eisenkraut wurde als Heilmittel bei Verwundungen durch Eisenwaffen verwendet. Schatzsucher, die in der Nacht des eisenbewappneten Ritters Georg (23. April) die Erde aufwühlten, trugen vorsichtshalber Eisenkraut bei sich, um sich die wütenden Erddrachen vom Leibe zu halten.

Olaf Rippe, der uns die medizinischen Anregungen des Paracelsus für die heutige Zeit schmackhaft zu machen weiß, erklärt, dass man diese Pflanze noch immer als Mutstärker verwenden kann. Bei Behördengängen, Gehaltsverhandlungen oder Prüfungen helfen ein Schutzamulett oder einige Tropfen der Verbena-Tinktur zur Herstellung der notwendigen Gelassenheit und Ich-Stärke (Rippe 2005: 120).

Das Eisenkraut gehört nicht nur dem Mars, sondern auch seiner Geliebten Venus. Wie jeder weiß, ist das Herz nicht nur die Wohnstätte der Kühnheit, sondern auch der Liebe. So mancher Liebeszauber bediente sich dieses Krauts. Der Frühwissenschaftler, Arzt und Alchemist Leonhard Thurneysser (1531–1596) gab liebeshungrigen Männern folgenden Rat:

»*Verbeen* [Eisenkraut], *Agrimonia* [Odermennig], *Modelgeer* [Enzian],
Karfreitags graben hilft dir sehr,
dass dir die Frauen werden hold.
Doch brauch kein Eisen, grab's mit Gold.«

Verbena, die das Iridioglykosid Verbenalin, Gerbstoffe und Bitterstoffe enthält, wirkt entspannend auf den Parasympathikus, hat eine regulierende Wirkung auf die Schilddrüse, ist leicht adstringierend, entzündungshemmend, uteruskontrahierend (Vorsicht während der Schwangerschaft!), sekretolythisch, galactagog und stoffwechselanregend. Als Bachblütenelixier soll es erschöpften Kämpfernaturen helfen.

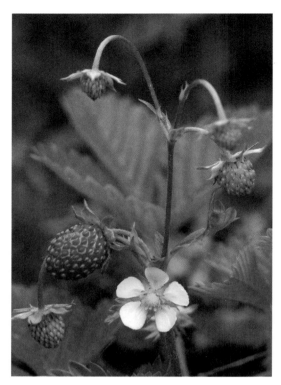

Walderdbeere (Fragaria vesca), Pflanze mit Blüte und Frucht.

Erdbeere, Walderdbeere *(Fragaria vesca)*

Die Walderdbeere, die erste süße wohlschmeckende Frucht des Jahres, bringt jedem Freude und lässt das Kind in uns lachen.[81] Dieses kleine Rosengewächs galt, wie auch das Duftende Veilchen oder die zarten Gänseblümchen, schon immer als ein Zeichen der ewig sich erneuernden Göttin der Natur, der Freya, Herrin der Lebensfreude. Für die Christen wurde das Rosengewächs, das keine Dornen hatte, aber eine süße Frucht ohne harte Schale oder Kern, zum Mariensymbol. Die Volkslegende erzählt, dass Maria die Kinderseelen im Paradies auf eine Erdbeerwiese führt.

---

81 Nur in der heutigen Zeit denken verängstigte Waldspaziergänger gleich an den Fuchsbandwurm und lassen das kleine kostbare Geschenk der Natur unberührt. Dabei wurden in ganz Europa (700 Millionen Einwohner) in der 18-jährigen Periode zwischen 1982 bis 2000 lediglich 559 Fälle von Fuchsbandwurm *(Echinokokkose)* gemeldet. Hauptüberträger scheinen Hunde und Katzen zu sein. Nie wurde ein empirischer Zusammenhang zwischen dem Verzehr von Beeren oder Pilzen und erhöhten Infektionsraten hergestellt. Molekularbiologe Klaus Brehm: »Dass man sich von Beeren Fuchsbandwurm holen kann, gehört ins Reich der Legenden« (www.wikipedia.org/wiki/Fuchsbandwurm, Stand 28. Juli 2008).

Gänseblümchen *(Bellis perennis)*

Das Gänseblümchen enthält Saponine, Gerbstoffe, Flavonide, Schleim, etwas ätherisches Öl und organische Säuren, die zusammen entschlackend, stoffwechselanregend, schleimlösend und leicht krampfstillend wirken. Deshalb findet ein Aufguss der Blüten als Hustenmittel, bei Hauterkrankungen, Magen-Darm-Beschwerden und bei Leberleiden in der Phythotherapie Verwendung. Als Herzmittel ist es jedoch heute unbekannt. Dennoch berührt die hübsche unschuldige Blüte unser Herz. Mairösl, Maßliebchen, Tausendschön und Marienblümchen sind einige ihrer Namen. Sie hat ihren Namen Gänseblümchen daher, da sie auf dem Dorfanger wuchs, wo die Mädchen die Gänse hüteten. Sie war einst der Göttin, der Freya, geweiht, die wie eine gute Gänsemagd die Menschenseelen hütet.

Das Gänseblümchen wurde von den Germanen auch »Auge der Sonne«, »Baldurs Augenbraue« oder einfach Tagesauge (angelsächsisch *daéges eage*; englisch *days eye* oder *daisy*) genannt, denn die Blüten sind ganz mit dem Sonnenrhythmus verbunden, mit dem Herzen des Makrokosmos: Sie drehen ihre Blüten mit der Sonne und öffnen sie nur bei Sonnenschein. Allein der Anblick des Gänseblümchens vertreibt alle Traurigkeit und Dunkelheit von der Seele. Der englische Dichter Chaucer (1340–1400) lobte es und schrieb, dass er jeden Morgen im Mai in aller Frühe aufsteht und die Blümchen auf der Wiese betrachtet, denn allein sie »konnten seine Traurigkeit lindern.«

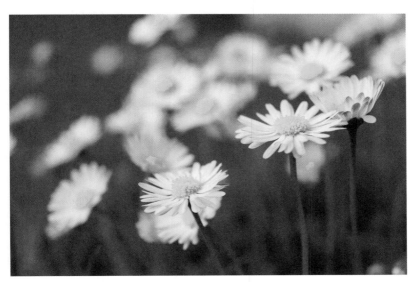

Gänseblümchen (Bellis perennis).

Es heißt, wenn man mit der Fußsohle mit einem Mal auf sieben Gänseblümchen treten kann, dann ist der Frühling wirklich da und die kalte garstige Winterzeit vorbei. Die ersten drei Gänseblümchen, die im Frühjahr
gefunden werden, gelten als besonders heilkräftig; sie schützen das ganze
Jahr hindurch vor Fieber, »bösen Augen« und Zahnschmerzen, nur muss
man sie abbeißen und nicht mit der Hand berühren. Die Wurzeln des
Blümchens als Amulett getragen, verleihen Zuneigung, Glück und Verstand.

Der kleine Korbblütler ist eine Kinderpflanze. Einst schmückten sich
die Mädchen mit Gänseblümchenkränzen im Haar und fädelten die Blüten
als Halsketten auf. Gänseblümchen symbolisieren Unschuld, Sanftmut und
ein reines Herz.

Herzblatt *(Parnassia palustris)* [82]

Das heutzutage wenig beachtete, mit den Steinbrechgewächsen nah verwandte Herzblatt wächst auf nassen Wiesen, in Mooren und Sümpfen. Das
zierliche Blümchen, das nach seinen herzförmigen Blättern benannt ist,
heißt auch Sumpfherzblatt, Studentenröschen und, wegen der kleinen
weißen Blüten, Sternli oder Sternabluemli. Wahrscheinlich wegen der Signatur der Blätter wurde einst das Kraut als Tee bei nervösem Herzklopfen

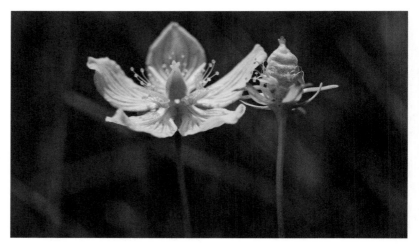

Herzblatt (Parnassia palustris), Blüte und Fruchtstand.

82 Dieses auf der nördlichen Halbkugel vorkommende Kräutlein aus der Familie der
Herzblattgewächse *(Parnassiaceae)* darf nicht mit dem in Peru beheimateten Herzblatt *(Mentzelia
cordifolia)* verwechselt werden, das die Indios als effektives Magenmittel benutzen und das inzwischen in Europa als »Aguaraté Magentee« in Apotheken erhältlich ist.

und Unruhe getrunken. Auch gegen Durchfall und Bauchschmerzen soll der Tee helfen. Übrigens kennen auch die Cheyenne-Indianer einen Aufguss aus den pulverisierten trockenen Blättern der *Parnassia fibriata* und nutzen ihn bei Magen-Darm-Problemen.

Himbeere *(Rubus idaeus)*

Die Himbeeren, schrieb der Ulmer Arzt J. J. Becher[83], tun dem Herzen gut:

>*»Hindbeeren geben den Brombeeren nicht viel nach/*
>*Sie stillen von der Ruhr im Leib das Ungemach.*
>*Vor andrem stehen sie dem Herzen treulich bey*
>*Durch Kunst darauß man macht und nützet dreyerlei:*
>*Den Durst sie löschen tun der Essig, Syrup, Safft*
>*Dem matten Hertzen sie verleyhen große Krafft.«*

»Von den ›herzstärkenden‹ Eigenschaften der Himbeeren weiß man heutzutage wohl nirgendsmehr etwas«, kommentierte Heinrich Marzell (Marzell 1938: 101). Selbstverständlich wurde mit »Herz« auch in diesem Fall das Gemüt gemeint.

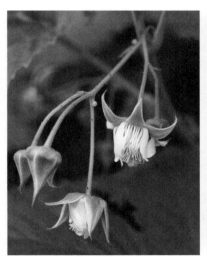 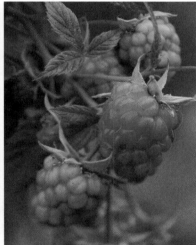

Himbeere (Rubus idaeus), links Blütenstand mit Knospen und geöffneten Blüten, rechts reife und unreife Früchte.

83   Becher, *Medizinischer Parnaß*: Ulm, 1662.

Da die Himbeere so köstlich ist und Herzensfreude bereitet, könnte man meinen, ihr Name sei auf »Himmel«, also »Himmelsbeere«, zurückzuführen. Wie verlockend diese Namensdeutung auch ist, dem ist nicht so. Die Himbeere ist die Hindbeere, die Hindlaufbeere, die Beere der Hirschkuh. Die sanftere Himbeere ist, wie die Westgermanen glaubten, die Gattin der Hirschbeere (Brombeere) (Marzell 1938: 102). In der altheidnischen Bilderwelt ist der Hirsch auch eine Verkörperung des Sonnengeistes. Die Sonne springt im Jahreslauf durch den Himmel wie ein Hirsch. Pflanzen, die der Hirschkuh geweiht sind, sind jene, die sich im Einklang mit dem Sonnenhirsch befinden. Sonnenbräute hat man sie auch genannt. Sie harmonisieren, sie bringen den Menschen in Einklang mit den natürlichen inneren und äußeren Rhythmen.

Johanniskraut, Hartheu *(Hypericum perforatum)*

Die zur Mittsommerzeit aufblühenden Johanniskrautblüten erinnern an wirbelnde Lichtchakras. Drückt man sie, dann quillt ein roter Saft – das »Johannisblut« – heraus. Die Pflanze, glaubte man, entsprang dem Blut des zur Sonnenwende tödlich verwundeten Sonnengottes Baldur, oder, wie die Christen meinten, dem Blut des geköpften Täufers Johannes. So ist es selbstverständlich, dass das Johanniskraut Teil des Sommersonnwendfestes war und blieb. Es ist eine heilige, heilbringende Pflanze. Sie vertreibt die bösen Geister der Dunkelheit. Sie verjagt, wie Paracelsus sagte, die *Phantasmata*, die krankhaften Einbildungen, die »Krankheiten ohne Corpus und Substanz«; es bringt Sonnenlicht ins Herz und löst die schweren dunklen Wolken der Melancholie und des »Schwarzsehens« auf. Man räucherte damit auch, um bedrohliche Unwetter zu vertreiben, den Hof vor Blitzschlag und das reifende Kornfeld vor Hagel zu schützen:

> *»Eisenhart* [Eisenkraut] *und Hartenau* [Johanniskraut]
> *Brennt's an, damit sich das Gewitter stau!«*

Man räucherte Kindsbettstube und Krankenzimmer mit dem Kraut aus, man steckte es an die vier Ecken des Hauses oder des Ackers, tat es ins erste Bad eines Kindes, flocht es in die erste geschnittene Korngarbe, mischte es verzaubertem Vieh ins Futter. Auch »so einer durch zauberische Liebe von Sinnen gekommen und unsinnig geworden«, also das Opfer von angezauberter Liebe, konnte man mit Johanniskrautwein oder einem Johanniskrautamulett wieder vernünftig machen und ihm das gebrochene Herz ersparen. Nicht ohne Grund hieß es auch Jageteufel und Teufelsflucht (*Fuga*

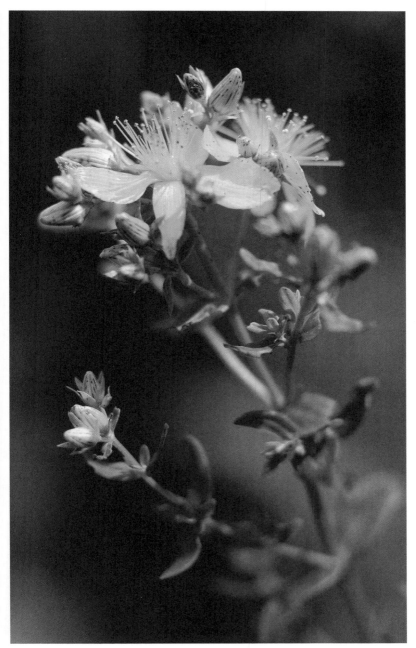

Johanniskraut (Hypericum perforatum), blühende Pflanze.

daemonum). Sogar den angeklagten Hexen auf der Folterbank flößten die dominikanischen Inquisitoren Johanniskraut ein, denn es soll Teufelsbündnisse lösen. Denn auch sie wussten:

> *»Dost, Hartheu und Wegscheid* [Wegwarte]
> *Thun dem Teuffel viel Leidt.«*

(Vielleicht hätten es die Inquisitoren besser selbst trinken sollen.)

In seinem *Buch der Natur* lässt uns Konrad von Megenberg (1309–1374) wissen, dass »das Kraut Herz und Leber stärkt, Nieren reinigt und Geschwüre heilt«. Tatsächlich tut das Johanniskraut unserem »Herz« gut, es wirkt beruhigend auf unser Gemüt. Es bringt Licht in die Seele, macht frohe, lichthafte Träume. Das kann jeder spüren, der den Tee trinkt und dann das Bewusstsein auf die psychisch-somatische Wirkung richtet. Inzwischen haben klinische Untersuchungen ergeben, dass das Johanniskraut synergistisch wirkende Wirkstoffkomplexe enthält. Darunter befinden sich Flavonide (Quercetin, Quercitrin), die als Mono-Amino-Oxidase-Hemmer (MAO) wirken und den Abbau (die Reabsorbierung) der drei wichtigsten Neurotransmittoren, Serotonin (das »Glückshormon«), Noradrenalin und Dopamin hemmen. Diese Neurotransmittoren besetzen die Rezeptoren für beruhigende Signale (Phaneuf 2005: 289). Der lichtvermittelnde (photosensibilisierende) rote Farbstoff Hypericin hemmt Depressionen, indem er sich ebenfalls in den Neurotransmittorenhaushalt des Hirns einschaltet. Weiterhin reduziert die Johanniskrautdroge die in den Nebennieren produzierten Stresshormone Corticotropin (ACTH) und Corticosternon. Sie enthält sogar Melatonin, das einen harmonisierenden Einfluss auf die Zirbeldrüse[84] hat. Zudem aktiviert die Droge den im Hirn vorhandenen Tranquilizer GABA (Gamma-Aminobuttersäure). Hinzu kommen Gerbstoffe, die die Durchblutung des Herzens steigern, und ätherische Öle, die schmerzlindernd wirken (Bäumler 2007: 222).

Johanniskraut hat keine ernsthaften gesundheitsschädlichen Nebenwirkungen. Es wirkt kumulativ, das heißt, die stimmungserhellende Wirkung tritt allmählich nach drei Wochen des regelmäßigen Gebrauchs auf. Interessant ist übrigens, dass Johanniskraut die Ausleitung von chemisch-pharmazeutischen Fremdstoffen beschleunigt. Es macht manche »unnatürlichen« Medikamente weniger wirksam, wie bei den folgenden beobachtet (Phaneuf 2005: 291):

---

84 Die Zirbeldrüse oder Epiphyse nimmt kosmische Lichtreize auf und bringt den Organismus in Einklang mit dem natürlichen Tag-Nacht-Rhythmus und den lunaren Rhythmen.

- gerinnungshemmende Blutverdünner wie Phenprocoumon und Warfarin, die bei Thrombosegefahr, Lungenembolie und Herzinfarkt eingesetzt werden;
- Blutfettsenker wie Simvastatin;
- immununterdrückende Präparate wie Ciclosporin und Tacrolimus, auf die Organtransplantierte angewiesen sind;
- synthetische herzleistungssteigernde Mittel wie Digoxin und Theophyllin;
- Psychopharmaka wie Amitriptylin;
- Antihistaminika wie Fexofenadine;
- Virushemmer wie Idinavir und Nevirapin, die man AIDS-Kranken verschreibt;
- Methadon für Heroinabhängige;
- Midazolam, das zur Narkoseeinleitung verwendet wird;
- das chemotherapeutische Krebsmittel Irinotecan, das durch Johanniskraut ebenfalls schneller aus dem Blut befördert wird als während der Therapie erwünscht.

Auch die Wirkung der Antibabypille kann von dieser Sonnenpflanze ausgeschaltet werden. Trotz »Pille« werden immer wieder »Johanniskrautbabys« geboren, worüber die Eltern, trotz ihrer vorhergehenden Vorbehalte, meistens sehr glücklich sind.

Johanniskraut regt vor allem die Produktion eines Leberenzyms (Cytochrom P450 3A4) an, das die Entgiftung und Ausscheidung fremder chemischer Substanzen beschleunigt und somit die Wirkung vieler pharmazeutischer Medikamente abschwächt. Diese Kraft des Johanniskrauts gilt in der heutigen Medizin als höchst problematisch, und es werden Stimmen laut, das lichtvermittelnde, stimmungserhellende, »dämonenvertreibende« Heilkraut gesetzlich zu verbieten.

Doch indem Johanniskraut die Seele mit Sonnenlicht, mit der Ausstrahlung und dem Pulsschlag des kosmischen Herzens verbindet, bringt es uns wieder in Einklang mit allem Lebendigen.

Kamille (*Matricaria recutita, M. chamomilla*)

Die Kamille ist eine Sonnenpflanze. Wie das Gänseblümchen erfreut sie Herz und Sinne. Mit ihrem gewölbten gelben Blütenköpfchen, umrandet von einem leuchtenden Kranz aus weißen Strahlenblüten, erinnert sie an eine kleine Sonne, die vom hellblauen Himmel strahlt. Die fein gefiederten Blätter sind vollkommen »durchlichtet«, sie haben die schwere, wässrige,

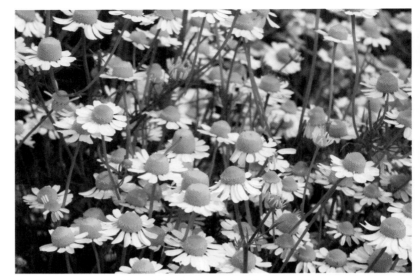

Ein Meer von Kamillenblüten (Matricaria recutita, M. chamomilla).

mondhafte Masse abgelegt und deuten Empfänglichkeit gegenüber den ordnungsgebenden kosmischen Lichtkräften an. Die Blüten sind »sonnenfühlig«, nachts und bei trübem Regenwetter hängen sie nach unten. In den hellen Tagen der Sommermitte blühen sie am üppigsten und duften am stärksten. Verständlicherweise wurden sie dem Sonnengott Baldur geweiht, dessen »Augenwimpern so sanft und anmutig wie die Zungenblüten der Kamillen sind« (Zerling 2007: 133). Sie gehört zu den neun Kräutern Wotans, mit denen der heilkundige Schamanengott die verderben- und krankheitsbringende Schlange schlug (Storl 2005a: 282).

Die Kamille war schon immer ein Kraut der Mütter, ein Frauenkraut, und als Heilpflanze nachweislich seit der jüngeren Steinzeit bekannt. Noch heute ist sie das beliebteste Heilmittel in Mitteleuropa. Es ist vor allem die strömende mittsommerliche Lichtinformation, die in der überwältigenden Heilkraft der Kamille zum Ausdruck kommt. Sie wirkt bis in die Tiefen des Körpers, bis auf die Schleimhäute des Darms, der Lunge und der weiblichen Geschlechtsorgane. Überall, wo Schleim und Eiter erzeugt werden, wo auflösende, die Gewebe chaotisierende Faktoren am Werk sind, da setzt sie die ordnende kosmische Lichtwirkung dagegen. Sie lindert, reinigt, beruhigt, desinfiziert, löst Krämpfe, stillt Schmerz und fördert Heilung. Sie wirkt bis in die Seele hinein und – wenn auch nicht auf wirkstoffmäßiger, sondern auf ätherisch-energetischer Ebene – berührt das Herz.

Die Wirkungen sind heute auch wissenschaftlich nachgewiesen: Die Kamille beruhigt, da sie Flavonide enthält, die an die GABA-Rezeptoren anbinden (ähnlich wie Benzodiazepin-Tranquilizer). Sie enthalten Substanzen (Tetracoumaroyl-Spermin), die Schmerzrezeptoren blockieren. Und ihre Bisabolole wirken entzündungshemmend, krampflösend, anxiolythisch (angstvermindernd) und beruhigend (Phaneuf 2005: 71).

Königskerze *(Verbascum thapsiforme)*

In der Königskerze begegnet uns eine weitere alte heilige Pflanze. In dem Strauß heil- und zauberkräftiger Kräuter, die die Frauen einst am Mariahimmelfahrtstag (15. August)[85] segnen ließen, nahm das stolze hellgelb blühende Blütenzepter die Mitte ein. In ganz Europa wurde der filzige Blütenstengel in Pech, Harz oder Wachs getaucht und als Fackel verwendet. Kerzenkraut, Feldkerze, Himmelskerze, Muttergotteskerze, Deiwelskerze, Unholdkerze (an die Stalltür genagelt, vertreibt sie Unholde und Hexentiere wie Ratten und Mäuse), Leuchtblume, Bärenfackel, englisch *torch* oder französisch *herbe chandelier* sind weitere Namen, die auf diesen Brauch hinweisen.

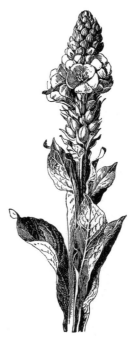

Heilige Pflanzen sind heilkräftig. Wir kennen die getrockneten Blüten der Königskerze heute nur noch als reizmildernde, auswurffördernde Zutat zum Hustentee. Die getrockneten, zu Pulver zerstoßenen Blätter dieser »Takenblume« (Take, »Hämorrhoidenknoten«) wurden aber auch zum Heilen »geschwollener Aftergeäder« verwendet (Matthioli 1563). Die Franzosen nannten sie deswegen auch *Herbe de Saint Fiacre*, denn der Heilige Fiaker ist der Beschützer vor den gefürchteten Hämorrhoiden, da er angeblich selber an ihnen gelitten hatte. Als »Schlagwurzel«, gegen Schlaganfall, musste die Königskerze am Johannistag vor Sonnenaufgang mit einem Goldstück gegraben und an einem roten Seidenfaden um den Hals getragen werden (Paullini 1734). In Niederbayern hoffte man auf Spontanheilungen, indem man

Königskerze (Verbascum thapsiforme).

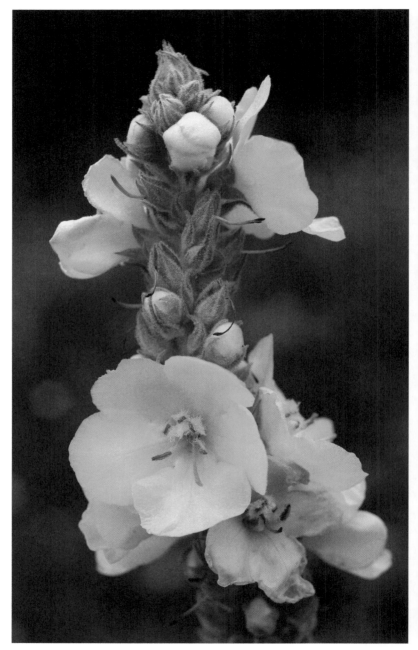

Königskerze (Verbascum thapsiforme).

die Königskerze – hier Himmelsbrand genannt – mit Weihwasser besprengte, die kranken Körperteile damit berührte und den Spruch aufsagte:

»Unsere Liebe Frau geht über das Land,
Sie trägt den Himmelsbrand in ihrer Hand.«

Hildegard von Bingen schrieb: »Wer ein schwaches und trauriges Herz hat, soll die Pflanze (sie nennt sie Wullena[86]) zusammen mit Fleisch, Fischen oder Kucheln (Kuddeln?) kochen und essen, dann wird sein Herz gekräftigt und wieder freudig werden« (Marzell 1938: 232). Auch Adam Lonitzer, genannt Lonicerus (1555), Stadtphysikus zu Frankfurt, bestätigte die Aussage: »Das gemeine Wullkraut mit anderen Kräutern bey Fleisch oder besonder in Gemüß / gekocht / und gessen / benimt alle Kranckheiten des Herzens« (Lonicerus 1679: 314).

Herzensmut vermittelt die Pflanze auch. »Wer den Stängel bei sich trägt, den erschreckt keine Furcht, und nichts Böses wird ihm begegnen«, heißt es im handgeschriebenen *Herbarius* des Pseudo-Apuleius aus dem 15. Jahrhundert.

Die Linde (Winterlinde, *Tilia cordata*; Sommerlinde, *T. platyphyllos*)
Die herzförmigen Blätter der Linde galten seit jeher als sichere Signatur, dass es sich um einen Baum handelt, der dem Herzen gut tut. »Sieh dies Lindenblatt! Du wirst es wie ein Herz gestaltet finden, darum sitzen die Verliebten auch am liebsten unter Linden«, dichtete Heinrich Heine. Die Linde strahlt Freude und Frieden aus. Der alte Lindenbaum, beim Brunnen, in der Mitte des Dorfes wurde seit vorchristlichen Zeiten nicht nur verehrt, sondern vor allem geliebt. Unter seinem Blätterdach wurde bei Dorffesten, beim Maientanz, bei der Kirmes und bei Hochzeiten getanzt, gesungen und gezecht. Im Sommer versammelten sich die Ältesten des Dorfes im Schatten der Linde, um sich zu beraten. Manchmal hielten sie dort auch das Dorfgericht, wobei das Urteil meist ge*linder* ausfiel als unter einer Eiche oder im Gerichtssaal. Der Name Linde kommt von *lind* (althochdeutsch *lindi*, »mild, sanft, weich, biegsam, wohltuend«) und gehört zu *lindern* (mildern), etwa bei Not und Beschwerden.

Auf der Bank unter der Linde saßen die betagten Weißhaarigen und träumten dem Jenseits entgegen. Unter dem hellen Frühlingsgrün der Linde trafen sich verliebte junge Paare und träumten den Seelen der Kin-

---

86 Von »Wolle«, wegen der behaarten, wolligen Blätter.

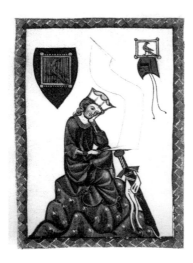

Walther von der Vogelweide. (Manessische Liederhandschrift, 12. Jahrhundert)

der entgegen, die aus der jenseitigen Welt kamen. »Unter der linden, an der heide, da unser zweier bette was …«, sang schon der fahrende Ritter und Minnesänger Walther von der Vogelweide im 12. Jahrhundert. Dass die Linde etwas mit sinnlicher Liebe zu tun hat, war den weisen Frauen und Hebammen selbstverständlich: Wenn sie Heilkräuter gegen »angezauberte« (falsche) Liebe gruben, dann musste die Schaufel oder der Grabstock aus Lindenholz sein.

Noch immer zeugen viele Volkslieder von der Freude, die sich unter der Linde einstellen kann:

> »Am Brunnen vor dem Tore, da steht ein Lindenbaum.
> Ich träumt' in seinem Schatten so manchen süßen Traum…«

Oder:

> »Kein schöner Land zu dieser Zeit als hier das unsre weit und breit,
> wo wir uns finden wohl unter Linden zur Abendzeit.«

Oder aus dem Frühlingslied »Nun will der Lenz uns grüßen«:

> »Waldvöglein Lieder singen, wie ihr sie nur begehrt.
> Drum auf zum frohen Springen, die Reis' ist Goldes wert!
> Hei, unter grünen Linden, da leuchten weiße Kleid!
> Heija, nun hat uns Kinden ein End all Wintersleid.«

Oder auch aus neuerer Zeit, aus der Schlagerwelt der Großeltern:

»Vor meines Vaters Haus steht eine Linde …«

Die Linde tut dem Herzen gut, sie bedeutet Heimat, Geborgenheit und
Frieden. Martin Luther sagte dazu: »Wenn wir Reiter sehen unter der
Linde halten, wäre das ein Zeichen des Friedens, denn unter der Linde pfle-
gen wir zu trinken, tanzen, fröhlich sein, denn die Linde ist unser Friede-
und Freudenbaum.« Das war schon immer so. Die germanischen Völker
sahen in ihr die Gegenwart der holden Freya, der Göttin der Lebensfreude,
des Friedens und der Sinnlichkeit. Besonders stark spürt man die Anwesenheit Freyas, wenn zur Sommersonnenwende die blühende, von Bienen
umschwärmte Linde summt und singt und von Honigduftwolken umwo-
ben ist. Auch in der klassischen Antike sah man die Göttin in der Linde. Der

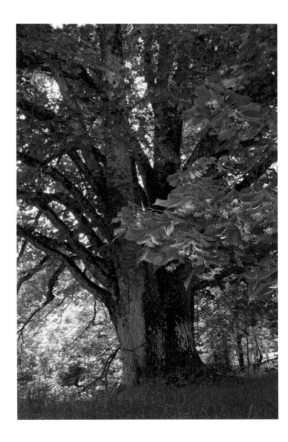

*Sehr alte, blühende Linde
(Tilia spp.).*

Baum war der Aphrodite geweiht. Die Skythen, ein wildes Reitervolk der südosteuropäischen Steppe, hielt unter Linden Orakel mit der Liebesgöttin, um die Zukunft zu erkunden.

Nachdem die Religion des Petrus und Paulus die alten Götter samt Freya abgesetzt hatten, wurde die Linde der Gottesmutter Maria geweiht. Die Mönche erfanden eine fromme Sage, die dazu diente, den heiligen Baum der Heiden zu einem gesegneten Baum für die Christenleut zu machen: Es hieß, dass sich der vor lauter Erschöpfung kränkelnde Jesus unter eine Linde setzte, da wurden seine Leiden gelindert und er wurde gesund. So segnete Maria den Baum mit duftenden Blüten. Im ganzen Mittelalter pflanzte man, Maria zu Ehren, Lindenbäume neben Kapellen. Und aus dem weichen Lindenholz, dem *lignum sanctum* (»heiliges Holz«), dessen glatte Oberfläche einen schönen Glanz annimmt, wurden Marienbildnisse geschnitzt. Auch die Meisterwerke von Riemenschneider, Stoß oder Gibbons wurden aus Lindenholz gemacht.

Wir alle kennen den Lindenblütentee, weniger als Herztee – es sind keine herzwirksamen Glykoside oder Alkaloide vorhanden –, sondern vor allem als schweißtreibenden Erkältungstee. Im kalt nebeligen Herbst oder im frostklirrenden Winter, wenn Grippe und Erkältungen umgehen, dann tut ein solcher, mit Lindenblütenhonig gesüßter Tee gut. Er erinnert die Seele an die wonnige Zeit des Sommers und vertreibt krankmachende Viren wie auch melancholische Gedanken. In der Antike galt der Lindenblütentee als Beruhigungsmittel für Nerven und Herz. Neuere Forschungen bestätigen tatsächlich eine leicht blutdrucksenkende, krampflösende und sogar eine minimale kardiotonische Wirkung des Tees. Diese ist aber dermaßen gering, dass sie nicht das Kriterium eines pharmakologisch wirksamen Herzmittels im heutigen Sinn erfüllt. Lindenblütenaufgüsse sind angesagt, wenn man eine beruhigende, entspannende Wirkung erzielen will: bei stressbedingten Krampfzuständen, Herzschmerzen, Schlafstörungen, vor allem aber bei fiebrigen Erkältungen (Bardeau 1993: 135).

Mariendistel *(Silybum marianum, Carduus marianus)*

Die Marien-, Frauen- oder Milchdistel ist ein stattliches Gewächs mit großen purpurnen Blüten und kräftigen gelben Stacheln. Im frühen Mittelalter brachten es heilkundige Mönche aus Südeuropa mit und pflanzten es in ihre Klostergärten. Die weiße Marmorierung der Blätter bezogen die Gottesmänner auf die Milch, die, als Maria das Jesuskind stillte, auf die Pflanze fiel und sie färbte. Schon die Römer erzählten, es sei die Milch der Göttin Hera gewesen, die die Pflanze markierte und heiligte. Die Milchdistel

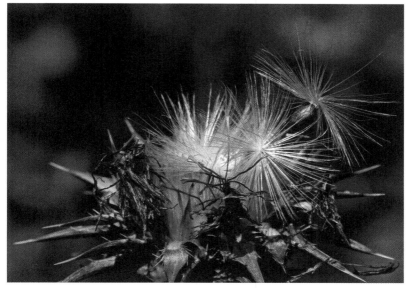

Mariendistel (Silybum marianum), reife Samen.

wurde auf vielfältige Weise medizinisch angewendet. Dioskurides hat die Wurzel in Honigmet gekocht als Brechmittel angegeben. Auch soll er, wie später die Kräuterheiler der Renaissance, die Pflanze bei Schwermut und Melancholie verschrieben haben. Vor allem aber – aufgrund der Signatur – verwendete man die stachelige Pflanze gegen Seitenstechen. Hildegard von Bingen verschrieb die *Vehedistel* (mittelhochdeutsch *vêh*, »bunt«) gegen »Stechen im Herzen und anderen Körperteilen«. Für Paracelsus war die Distel ein »stachelecht kraut, zeigt also mit seiner signatur an, das eine verborgene Kraft in im verborgen für stechen um die brust und in den seiten« (Müller, Irmgard 1993: 194).

Heutzutage gelten die Samen der Mariendistel als *das* Lebermittel schlechthin. Sie helfen bei chronischer Leberentzündung und toxischen Leberschäden. Sogar bei Knollenblätterpilzvergiftung finden sie Anwendung. Das war nicht immer so. Eigentlich wurde erst in der Mitte des 19. Jahrhunderts durch den genialen Arzt Johannes Gottfried Rademacher bekannt, dass Mariendistelsamenpräparate die Leber schützen und regenerieren können.

Die sehr bittere **Benediktendistel** *(Cnicus benedictus)*, auch Kardobenediktenkraut genannt, galt ebenfalls als Stärker des Herzens (Müller, Ingo Wilhelm 1993: 154).

Ruprechtskraut, Stinkender Storchschnabel *(Geranium robertianum)*
Der Stinkende Storchschnabel, der an Waldrändern und in Mauerritzen in der Stadt wächst – die Ameisen tragen die Samen dahin – ist vor allem ein zusammenziehendes, blutstillendes Wundheilkraut. Gottesgnadechrut nannte es Kräuterpfarrer Künzle und verschrieb es gesotten in Rotwein bei Magen-Darm-Entzündungen, als Tee bei Nieren- und Magenschmerzen, Halsweh und Zahnfleischgeschwülsten. Er empfahl Umschläge aus dem eingeweichten trockenen Kraut bei Flechten und Ausschlägen. Die Volksmedizin verwendete den frischen Saft zur äußerlichen Behandlung von Hautkrankheiten, Geschwüren, Wunden, Wundrose und auch Nervenentzündungen oder tat die Abkochung zu diesem Zweck mit ins Bad.

In früheren Zeiten war das Ruprechtskraut aber auch ein Herzstärker. Hildegard von Bingen empfahl ein Pulver aus »storkensnauel«: Wer Herzbeschwerden hat und immer traurig gestimmt ist, nehme storkensnauel und im geringeren Umfang *poleie* (Poleiminze, *Mentha pulegium*), dazu Raute in geringerem Umfang als *poleie*, pulverisiere alles und esse dieses Pulver oft mit Brot. Sein Herz wird gestärkt und froh werden, denn die Kälte des Storchschnabels, gemischt mit der Wärme der Poleiminze und der Raute sowie

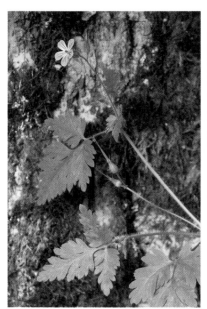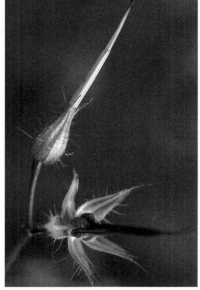

Stinkender Storchschnabel (Geranium robertianum), links ganze Pflanze, rechts unreifer und reifer Samenstand.

mit der Stärke des Brotes, führt die korrupten warmen und kalten Säfte, die das Herz des Menschen schädigen, in den gesunden Zustand zurück (Hildegard, *Liber simplicis medicinae*; Kap. CMXIII). Ein anderes Hildegard-Rezept, das gegen »Liebestrank und Zauberworte« wirke, gesund mache, Tapferkeit, Stärke und Glück verleihe, besteht aus den zu Pulver verriebenen Wurzeln des Ruprechtskrauts, der Malve und des Wegerichs. Dieses Pulver sollte man einfach bei sich tragen (Gallwitz 1992: 225). Der Kräuterarzt Adam Lonicerus bestätigte diese Aussage: »Wer beschwert am Geblüt / und traurig wäre / der nüze diß Kraut mit Poley und Rauten / jedes gleichviel / gepulvert / und mit Brot gessen /stärcket das Hertz / und macht freudig« (Lonicerus 1679: 348). Auch Paracelsus erwähnte das gehackte oder pulverisierte Kraut auf Butterbrot als froh machendes Mittel gegen den Anfall »schwarzer Galle«, die das Herz betrübt.

Vielleicht hat dieser »Aberglaube« auch eine empirische Grundlage, denn auch die ätherischen Öle der verwandten, ursprünglich aus Südafrika stammenden Geranien (Perlagonien, *Perlagonium graveolens*) sollen eine ausgleichende, zugleich anregende und beruhigende Wirkung auf das Gemüt haben. Der rosenähnliche Duft der Geranie ist vor allem in »Herzensangelegenheiten« und bei Verletzbarkeit ein Mittel der Wahl (Keller 1991: 105).

Der Storchschnabel war auch für eine andere Herzensangelegenheit wichtig: Das Kraut wurde unter das Bett gelegt, wenn ein Ehepaar den Engeln oder den Ahnen signalisieren wollte, dass es bereit war, ein Kindlein zu empfangen. Die Pflanze hat ja – mit ihren roten Beinen und einer Samenkapsel, die wie der Kopf dieses Vogels aussieht – die Signatur des Storches, des Kinderbringers Adebar. Der Storch, ein heiliger Vogel der Großen Göttin, holt die Kinderseelen aus der jenseitigen Welt. Der Name Ruprechtskraut bezieht sich auf den heiligen Ruprecht oder Robert, den Schutzheiligen der Ehe und des Hauses. Dieser Heilige hat sein Amt wahrscheinlich vom alten Heidengott Donar (Thor) übernommen, der ebenfalls Herr der Ehe und der Fruchtbarkeit ist.

Rose (*Rosa* spp.)

Die lieblich duftende Rose spricht die Seele, das Herz, das Innerste des Menschen an. Die einzelnen Blütenblätter sind herzförmig, und die Farbe ist karminrot. Wenn ein Mann der Geliebten eine rote Rose reicht, dann schenkt er ihr sein Herz. Ja, die Herzallerliebste ist selbst eine Rose: »Wie eine Rose unter den Dornen, so ist meine Freundin unter den Töchtern« (Hohelied 2,1). Oder wie es im Volkslied heißt:

»Als ich im Gärtlein war,
Nahm ich ein Blümlein wahr,
Brach mir ein Röselein,
das soll mein eigen sein.«

Man war schon immer überzeugt, dass die Liebe, auch die sinnliche, ihren Sitz im Herzen hat. In der Antike war die Rose die Blume der Liebesgöttin, der Venus oder der Aphrodite. Hebe, die Göttin der Jugend, Gaymed, der Mundschenk, der den Göttern berauschenden Wein einschenkt, Erato, die Muse der erotischen Gesänge, und der lüsterne, trunkene Dionysos – sie alle waren mit Rosen geschmückt. Auch in der islamischen Kultur, insbesondere bei den Sufis ist die Rose mit dem Geheimnis der Liebe verbunden: Die Seele öffnet sich der Liebe, wie eine aufblühende Rose. Für die eher orthodoxen Muslime symbolisiert die Rose das Blut des Propheten sowie seiner beiden Söhne Hassan und Hussain.

Bei den Germanen war die Rose, zusammen mit Schlehen, Weißdorn, Brombeere und anderen Gehölzen, ein Bestandteil des undurchdringlichen Hags, der dem kultivierten Land, den Wiesen und Äckern mit dem Gehöft in der Mitte, Schutz gab und es von der Wildnis abgrenzte. Der Herd, die Feuerstelle, an der man sich wärmte und deren Licht einem Wohlbehagen

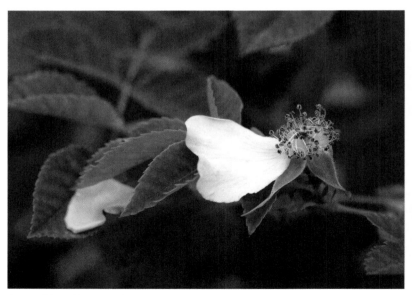

Letztes Blütenblatt einer Rose (Rosa spp.).

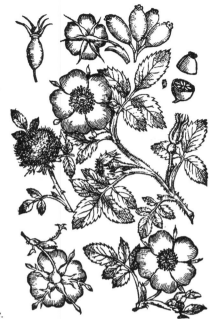

Wildrose.

schenkte, war das Herz der Gemeinschaft. Umgeben von der Dornenhecke konnten Mensch und Tier ruhig schlafen. Die Unholde fürchteten die Stacheln des Heckengestrüpps. Die im Herbst reifenden, roten Hagebutten schützten nicht nur vor Zauber, sondern auch vor Blitz und Donner. Ein Werwolf, so hieß es noch lange, verliert bei Berührung mit der Rose seinen Zottelpelz und wird wieder zum Menschen (Gallwitz 1992: 205).

Bei den Christen wird die Rose zum Symbol Marias auserkoren. Die fünf Blütenblätter stehen für die fünf Wunden des Heilands, die die Welt erlösten. Walahfried (808–849), der schielende Mönch im Kloster Reichenau, erkannte in der Rose ein Sinnbild der Passion, denn ihre Farbe ist die des Blutes und ihre Blüte eine Herzenswunde (Stoffler 2002: 131). Aber auch die Reinheit der jungfräulichen Gottesgebärerin kommt in ihr zum Ausdruck. In alten Gemälden wird Maria oft von Rosen umrankt dargestellt. Bei den Seligen thront die reine Jungfrau im Rosenhag des Herzens, ähnlich wie in Südasien die Göttin im Lotos des Herzens ihren Platz nimmt.

Von einer derartig symbolträchtigen heiligen Pflanze kann man auch starke heilende Kräfte erwarten. In der mittelalterlichen Humoralpathologie hieß es von der Rose, sie ist kühl und trocken, schützt vor Gift, stärkt Herz, Gehirn, Spiritus, Magen, Leber und Milz und nimmt den Zorn von der

Seele, indem sie die gelbe Galle purgiert (Müller, Ingo Wilhelm 1993: 205). Das Rosenöl hilft, wenn das Herz durch Schwermut, Angst, Sorgen, Kummer, Enttäuschung, Mutlosigkeit, Liebeskummer, verletzte Gefühle, Wut oder Verschlossenheit gestört ist (Keller 1991: 121).

Rosmarin *(Rosmarinus officinalis)*

Das Rosmarin, das die Benediktiner im 8. Jahrhundert über die Alpen brachten, hat weder mit Rosen noch mit Maria zu tun, der Name kommt vielmehr vom lateinischen *Ros maris,* »Tautropfen des Meeres«. Das wiederum verweist auf die Liebesgöttin Aphrodite, die aus dem Schaum des Meeres geboren wurde. Rosmarin deutet auf sinnliche Liebe und deren Pendant, den Tod, hin. Beides sind Herzensangelegenheiten. Der gelehrte Doktor Otto Brunfels beschrieb die »Tugenden« des »gedistillyerten Wassers« dieses aromatischen Lippenblütlers in seinem Werk *Contrafayt Kreuterbuch* (Straßburg, 1532) wie folgt:

> *»Stercket die Memory, das ist die gedächtnüsß.*
> *Behütet vor der pestilentz,*
> *erwörmet das marck in den beynen.*
> *Bringet die sprach härwider.*
> *Macht keck und hertzhafftig,*
> *macht jung geschaffen,*
> *retardiert das Alter, so man es allen tag trincket,*
> *ist ein theriacks für alles gyfft ...«*

Shakespeare ließ Ophelia in seinem *Hamlet* sagen: »Da ist Rosmarin, das ist zur Erinnerung!« Auch um die Wollust zu fördern, eignet sich das Kräutlein, wie Brunfels schrieb. Darauf wird ebenso in dem bekannten Kinderreim angespielt:

> *»Rosmarin und Thymian*
> *Wächst in unserem Garten,*
> *Unser Annchen ist die Braut,*
> *kann nicht länger warten.«*

Der Straßburger Kräutermann Walter Ryff (1500–1548) erwähnte den Rosmarinwein ausdrücklich als Herzmittel: »Die Geister des Herzens und des gesamten Körpers empfinden Freude durch dieses Getränk, das Mutlosigkeit und Sorgen vertreibt.« Kräuterpfarrer Kneipp pflichtet dem bei: »Rosma-

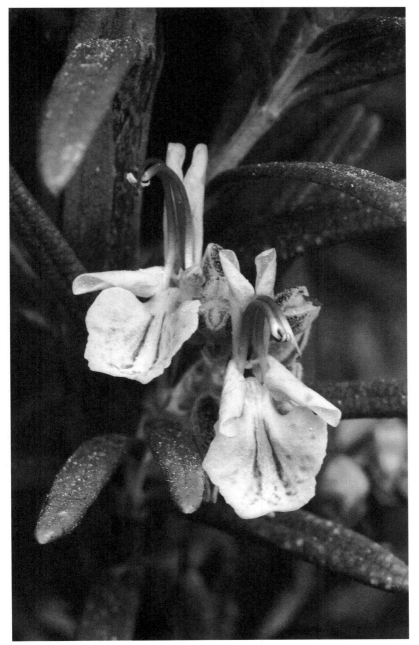

Blühender Rosmarin (Rosmarinus officinalis).

rinwein sodann, in kleinen Portionen getrunken, hat sich als treffliches Mittel gegen Herzgebrechen bewährt. Es wirkt beruhigend und bei Herzwassersucht stark auf Ausscheidung durch den Urin« (Kneipp 1894: 145).

Neue Forschungen bestätigen diese Beobachtungen. Die Phytotherapeutin Ursel Bühring schreibt: »Rosmarin regt den Kreislauf an und damit auch die Hirndurchblutung. (...) Außerdem steigert Rosmarin den koronaren Durchfluss, das heißt, er unterstützt die Durchblutung der Herzkranzgefäße und damit die Herztätigkeit. Rosmarin fördert die Durchblutung bis in die Peripherie, das macht warme Gliedmaßen und ist wohltuend bei kalten Händen und Füßen, die häufig mit niedrigem Blutdruck einhergehen« (Bühring 2007: 213).

Schlüsselblume *(Primula veris, Primula officinalis)*

Für die alten Germanen glich der Büschel sonnengelber Schlüsselblumenblüten einem Schlüsselbund, so wie ihn die Hausfrau, die Herrin des Gehöfts, an ihrem Gürtel trug; er ermöglichte ihr den Zugang zu allen Kammern und Truhen. In den schon damals Himmelsschlüssel *(himmelssluzzil)* genannten Wiesenblumen erkannten die Nordvölker den Schlüsselbund der

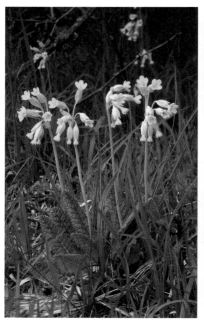 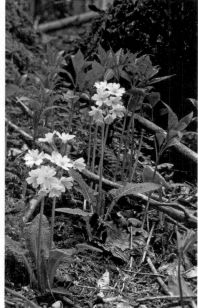

Schlüsselblume, links Primula veris, rechts Primula elatior.

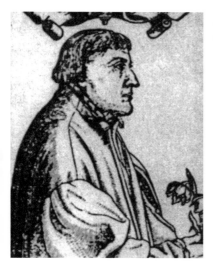

Kräutervater Hieronymus Bock, 1498–1554.

Freya, der holden Göttin des Lebens, der Liebe und Lebensfreude. Der Name Freya bedeutet, ebenso wie das Wort Frau, die »Herrin«. Sie allein hat die Schlüsselgewalt, mit der die kosmischen Zeiträume aufgeschlossen und wieder zugeschlossen werden. Mit ihren goldenen Blütenschlüsseln öffnet sie jedes Jahr die verschlossene Himmelskammer und befreit den Lenz, die warme, wonnige Jahreszeit. Mit dem Schlüssel öffnet sie auch die Herzen, damit die Lebensfreude Einzug halten kann.

Die christlichen Missionare nahmen der heidnischen Göttin ihren Schlüsselbund und gaben ihn dem Petrus, dem Wetterherrn und Himmelstorhüter. Mit den goldenen Schlüsseln öffnet er den Frommen die Himmelspforte oder verschließt sie auch den Bösen. Eines Tages, so die volkstümliche Geschichte, versuchte der Teufel in den Himmel zu schleichen. Ganz leise und behutsam pirschte er sich heran. Als Petrus den Schatten des Leibhaftigen sah, erschrak er so sehr, dass ihm der Schlüsselbund aus den Händen glitt und auf die Erde fiel. Als die Schlüssel den Boden berührten, verwandelten sie sich in Schlüsselblumen. *Herba Sancti Petri* oder Petersschlüssel sind mittelalterliche Bezeichnungen der Pflanze. Da sie vom Himmel fiel, glaubte man, die Pflanze helfe gegen Fallsucht und Schwindel. Seiltänzer trugen die Blume als Amulett, damit sie ihr Gleichgewicht behalten und schwindelfrei in luftigen Höhen wandeln konnten. Die alten Kräuterväter des 16. Jahrhunderts, wie Pietro Matthiolus oder Hieronymos Bock, verschrieben gebranntes Schlüsselblumenwasser unter anderem bei Schwindel und Schlaganfällen.

Hildegard von Bingen empfahl das schöne Primelgewächs als »Herzmittel«: »Das *himelsluzele* ist warm, und sie hat ihre ganze Grünkraft von der Intensität der Sonne (…) Daher unterdrückt es die Melancholie im Menschen. Denn wenn im Menschen die schwarze Galle anschwillt, macht sie ihn traurig und in seinem Benehmen unruhig und lässt ihn Worte gegen Gott aussprechen. Wenn das die Luftgeister sehen, eilen sie herbei und treiben ihn oft durch ihre Einflüsterungen in den Wahnsinn. Daher lege dieser Mensch das Kraut auf sein Fleisch und an sein Herz, damit es davon warm werde. Die Luftgeister aber, die ihn plagen, sind die Kraft dieses Krauts, die es von der Sonne empfängt, leid und hören auf, diesen Menschen zu quälen, und so wird durch dessen Kraft auch die Melancholie in ihm niedergezwungen« (Hildegard 2007: 496).

Heutzutage werden die Wurzeln und Blüten der Schlüsselblume vor allem bei Erkältung und chronischer Bronchitis verwendet. Sie haben diesbezüglich sogar eine Positivmonografie der Kommission E erhalten.[87]

Waldmeister (*Asperula odorata, Galium odoratum*)
Einer der vielen volkstümlichen Namen des Waldmeisters ist Herzfreund, denn wie Tabernaemontanus schrieb: Er »soll auch das Hertz stärken und erfreuen«. Vor allem als Maitrank oder Maibowle kann uns das kleine, im Mai blühende Rötegewächs Freude bereiten. Schon im Jahr 854 soll der Benediktinermönch Wandalbertus gesagt haben:

> »Schütte perlenden Wein,
> auf das Waldmeisterlein.«

Hieroymus Bock (1539), der es »Leberkraut« nannte, schrieb: »diss kreutlin mit seiner blüet, pflegt man in wein zu legen und darüber zu drincken, vermeynen also eyn fröhlickeyt unnd gesunde leber davon zu erlangen.« Um den Maitrunk herzustellen, muss man das Kraut anwelken lassen, damit sich das auf Kumarin beruhende Aroma entfalten kann. Dann erst kommt es in den Weißwein (eventuell mit ein bisschen Zitrone, Zucker und einigen Blättern vom Gundermann und Schwarzen Johanniskraut). Der Trank wirkt entspannend und aphrodisierend. Wahrscheinlich gehörte er mit zu

---

87 Die Kommission E ist eine Expertenkommission, die 1978 vom damaligen Bundesgesundheitsamt gegründet wurde und bis 1995 tätig war. Ihre Aufgabe bestand darin, die pharmazeutische Qualität, Wirkungen, Nebenwirkungen, Wechselwirkungen und Anzeigen nach wissenschaftlichen Kriterien zu ermitteln. Die untersuchten Pflanzen erhielten entweder einen positiven oder einen negativen Steckbrief (Monografie) (Bühring 2007: 10).

dem keltischen Maifest, wenn die blumengeschmückte Pflanzengöttin sich mit dem Sonnengott Bel vermählte, die Menschen Maibäume aufstellten und ausgelassen das kosmische Hochzeitsfest feierten.

Als Tee wirkt der Waldmeister antiseptisch, entschlackend, galle-, harn- und schweißtreibend, krampflösend, leicht beruhigend, tonisch und wundheilend. Die Volksmedizin verschreibt ihn bei Kopfschmerzen, Leberproblemen, Milzleiden, Grieß- und Steinleiden, zur Stärkung des Herzens und zur Verbesserung des Schlafes. Er soll auch durchblutungsfördernd, entzündungshemmend und stärkend auf die Venenwand bei Venenleiden wirken (Köbl 1993: 315). Man stopfte auch das trockene Kraut für bettlägerige Kranke zur Beruhigung ins Kissen und mischte es der jungen Mutter und dem Kind in das »Maria Bettstroh«.

Die älteren Leser mögen sich noch an sonn- und feiertägliche Familienausflüge ins Grüne erinnern. Beim Einkehren ins Wirtshaus bestellte sich

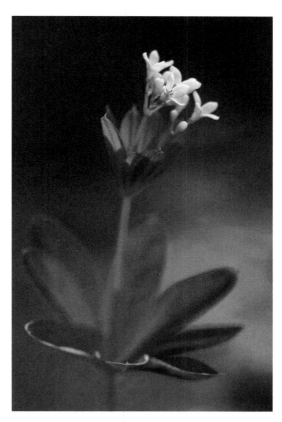

Waldmeister (Galium odoratum), Blatt und Blüte.

der Vater meistens ein Bier, die Mutter einen Kaffee und die Kinder bekamen Brause. Sie hatten die Wahl zwischen roter Brause mit Himbeergeschmack und grüner mit Waldmeistergeschmack. Cola und Soft Drinks haben inzwischen diese Sprudel verdrängt, und die grüne Waldmeisterbrause ist sogar verboten. Sie enthalte zu viel Kumarin, sei stark lebertoxisch, karzinogen. Der große Phytotherapeut Prof. Dr. Rudolf Fritz Weiss gibt jedoch Entwarnung. Er zitiert mehrere Tierversuche, in denen sogar nach Applikation von Kumarinwirkstoffen in 10-facher und 100-facher therapeutischer Dosis die Missbildungsrate gegenüber den Kontrollen nicht erhöht war. Er schreibt: »Demnach können wir also hinsichtlich der Anwendung kumarinhaltiger Pflanzen ganz beruhigt sein« (Weiss 1991: 253). Echte Waldmeisterbrause gibt es aber leider dennoch nicht mehr.

Der polnische König Stanislaus Leszczynski (18. Jahrhundert), ein Aufklärer und Patron der Künste, wurde einmal gefragt, worin das Geheimnis seines langen Lebens und seiner guten Gesundheit liege. Er antwortete: Im Waldmeistertee, von dem er jeden Morgen ein Tässchen zu sich nehme.

Waldziest *(Stachys sylvatica)*

Wer ihn einmal gerochen hat, den Waldziest, diese Stinknessel, das Bockskraut oder Stink-Hennerk, wird ihn nicht vergessen. Erdig, würzig, sensible Nasen beleidigend – so kann man den starken Duft der herzförmigen Blätter dieses Lippenblütlers beschreiben. In der Volksheilkunde wurde die Waldpflanze äußerlich gegen Drüsengeschwülste verwendet, innerlich bei Diarrhöen, Koliken und stockender, krampfartiger Menstruation. Zur Wundheilung kochte man einst einen Sud aus dem Kraut oder zerstampfte die Blätter mit Essig zu Brei und legte sie auf schwärende Wunden. Es war eines der »heidnischen Wundkräuter«, womit man besagen wollte, dass es so stark wirkt, dass schon die heidnischen Vorfahren es benutzten. Heckenwundwurz *(hedge woundwort)* heißt die alte Heilpflanze in England. Das ätherische Öl, das sie verströmt, wirkt tatsächlich antibakteriell. Der Waldziest ist darüber hinaus ein »Berufkraut«. Wenn Kinder oder Tiere berufen oder verzaubert sind, kann man sie in einer Abkochung der Pflanze baden, oder bei Kühen die Euter mit dem Wasser besprizen. Gegen böse Geister kann man mit dem Kraut räuchern oder es unter der Türschwelle begraben. Es hilft auch bei Krämpfen in den Füßen, die von bösen Geistern herrühren.

Heute kennt kaum noch jemand diese Waldpflanze, obwohl sie nicht selten ist. Auch die Anwendungen sind vergessen. Was uns aufhorchen lässt, ist, dass man mit dem Waldziest ein destilliertes Blütenwasser herstellte, um »das Herz fröhlich zu machen, Farbe ins Gesicht zu bringen und die Le-

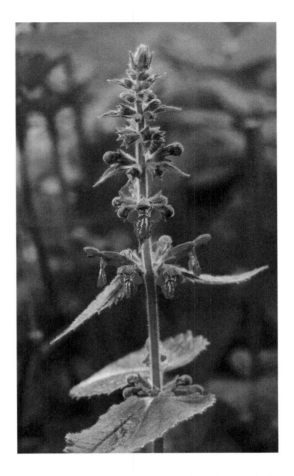

Waldziest
(Stachys sylvatica).

177 Herzpflanzen aus früheren Zeiten

bensgeister zu wecken« (Grieve 1981: 862). In seinem großen Kräuterheil-
buch schrieb Kräuterpfarrer Künzle: »Der Waldziest besitzt so viele herzstärkende Kräfte wie der giftige Fingerhut, ohne dessen Nachteile zu
haben« (Künzle 1945: 484). Niemand scheint diesem Hinweis bislang nach-
gegangen zu sein.

Zitronenmelisse, Bienensaug *(Melissa officinalis)*

Die Zitronenmelisse kennt wohl jeder. Der mehrjährige, wärmebedürftige,
von Mittsommer bis August blühende Lippenblütler wächst in jedem Bau-
erngarten. An warmen Tagen duftet die ganze Staude herrlich nach Zitrone,
womit sie ihre weiteren Namen wie Zitronenkraut oder Zitronenbalsam
(englisch *lemon balm*) verdient hat. Die Pflanze, die so viel Licht und Wärme

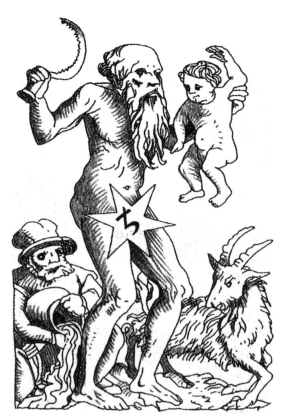

Unglücksbringer Saturn. (Deutscher Kalender, Basel, 1514)

aufnimmt und diese dann als ätherisches Öl an uns weitergibt, kommt aus dem Mittelmeerraum. Nördlich der Alpen ist sie nicht einheimisch. Mönche brachten sie nach Norden und pflegten sie in ihren Klostergärten. Aus diesem Grund gibt es kaum keltische oder germanische Überlieferungen, Sagen oder Volksaberglauben in Bezug auf dieses aromatische Heilkraut. Von der Heilkraft des »Pfaffenkrauts« jedoch war man bald überzeugt. Karl der Große (747–814), der Bezwinger der sächsischen Heiden, verordnete auf allen Ländereien in seinem Reich den Anbau der Melisse.

Hildegard von Bingen war begeistert von der Binsuga-Apiago (mittelhochdeutsch für »Bienensaug«, lateinisch *apis*, »Biene«), wie sie die Melisse nannte. Sie hätte die Kraft von fünfzehn anderen Kräutern in sich, sagte sie, und »wer sie isst, wird gern lachen, weil ihre Wärme die Milz angreift und das Herz dadurch freudig wird« (Marzell 2002: 205). Die damals vorherrschende medizinische Lehre, die Humoralpathologie oder Säftelehre, erklärte »Herzkrankheiten« wie Trübsinn, Traurigkeit, Albträume und die Unfähigkeit herzhaft zu lachen, als die Auswirkung der melancholischen

Dämpfe, die von der Milz heraufsteigen und Herz und Hirn trüben. Der Herrscher der Milz ist der bleischwere, düstere, missmutige Saturn. Die wohlriechende süße Melisse aber steht unter der Herrschaft des Jupiters, daran hatten die alten Ärzte keinen Zweifel. Wie die Sonne, so ist auch Jupiter ein Schutz vor saturnischen Einflüssen.

Wie andere Heilkräuterkundige sah Hildegard in der Form der Blätter die Signatur des Herzens. Auch die Kräuterbücher schreibenden Väter der Botanik Brunschwyg (1500), Brunfels (1532) und Bock (1539) bezeichneten die Melisse als »Herzkraut«. Für Paracelsus war sie der »Herztrost«. Er sagte: »Melissa ist von allen Dingen, welche die Erde hervorbringt, das beste Kräutlein für das Herz.« Matthiolus, Hofarzt von Kaiser Maximilian, ließ uns wissen: »Melissen hat ein trefflich gute Art / damit sie das Herz sterket und erquicket / insbesondere so es in der Nacht beängstigt wird / pocht und die Ruhe störet. Leutert das Geblüt / wendet Unmut und Trawigkeit (Traurigkeit) der Melancholei / dienet dem kalten gar feuchten Magen und beinahe alle innerlichen Gliedern« (Matthioli 1563).

Die Säftelehre beschrieb die Melisse als warm und trocken zum zweiten Grad (siehe Fußnote 12) und kräftigend für Herz, Gehirn und Gebärmut-

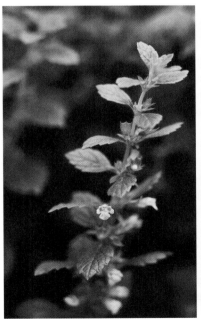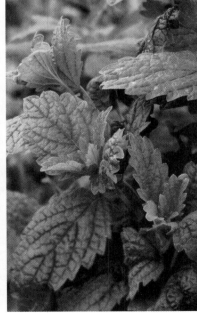

Zitronenmelisse (Melissa officinalis), links Trieb mit Blüte, rechts blütenloser Trieb.

ter. Es ist also auch ein Frauenkraut. Mutterkraut, Wehmutterkraut, Weiberwurz oder Mutterwurz sind weitere volkstümliche Namen der Pflanze. Unter »Mutter« verstand man damals die Gebärmutter. Brunfels nannte die Pflanze auch Mutter- und Frauenkraut, weil »es zu der mutter bei den frawen hefftig gebraucht würt«. Im Mainzer *Gart der Gesundheit* (1485) heißt es: Melisse »reynigt die muter und brenget krafft den frawen zu geberen«.

Auch in anderen Kräuterbüchern liest man, dass die Melisse als Frauenkraut in entsprechender Dosierung die Menstruation regelt, Empfängnis fördert, sexuelle Reizzustände dämpft, das Prämenstruelle Syndrom lindert und in den Wechseljahren beruhigend wirkt. Melissentee oder auch Melissengeist soll bei innerer Aufgeregtheit helfen, wenn man heimlich verliebt ist, bei »Verwirrung des Herzens«, bei »Schmetterlingen im Bauch«, bei Liebeskummer und selbstverständlich bei Hysterie. Hysterie (griechisch *hystéra*, »Gebärmutter«), ein Terminus der Medizin aus dem 18. Jahrhundert, beschreibt den Zustand, bei dem die sexuell unbefriedigte Gebärmutter angeblich nach oben durch den Körper bis in den Kopf steigt und dabei wirre Gedanken, Herzklopfen und Migräne erzeugt.

In der Antike weihte man die Melisse der Göttermutter Demeter und ihrer Tochter Persephone. Die Priesterinnen der Demeter hießen übrigens Melissen *(Melissai)* oder »Honigbienen«. Den Imkern ist die Melisse bis heute ein Freund. Schon die weiteren Namen wie Bienenfang, Bienensaug, Immenkraut, Immenblatt oder Honigblume deuten das an. Diese Minzart ist nicht nur eine gute Bienenweide, sondern enthält einen Duftlockstoff (Pheromon), der Bienen anlockt. Deswegen werden die Bienenstöcke – schon die alten Römer kannten das – mit Melisse ausgerieben, oder es werden einige Zweige auf den Bienenstock gelegt.

Doch die Pflanze gehörte nicht nur Demeter. Vor allem war die Melisse die Kultpflanze der wilden jungfräulichen Göttin Artemis, der Herrin der weiblichen Lebensquelle, insbesondere in ihrer Erscheinung als Artemis Eleithya, als Geburtsgöttin. Der Grieche Dioskurides, der das erste Kräuterbuch in der westlichen Welt schrieb, führte die Melisse als gynäkologisches Mittel an, etwa die Abkochung als Sitzbad zur Reinigung der »Mutter« (Marzell III 1943–79: 131). Die Christen übernahmen die heilige Pflanze der antiken Göttinnen und machten sie zum Attribut der ewig jungfräulichen Maria, »von der alle Süße kommt«.

Die christliche Kirche war schon immer ein Freund »geistiger« Getränke, schließlich wurde das Blut des menschgewordenen Gottes mit dem vergorenen Rebensaft, dem Wein, identifiziert. So ist es kein Wunder, dass

Mönche und Pfaffen, die ja auch Zugang zu den alchemistischen Schriften der Araber hatten, sich mit dem Destillieren und Brennen von Kräuterschnäpsen und Likören beschäftigten. Nach der Reformation begannen viele Mönche, die nicht vom Kirchendienst übernommen und brotlos geworden waren, alkoholische Elixiere zu brennen und damit zu handeln. Die Melisse spielte dabei eine große Rolle. In dieser Tradition entstand der heute noch beliebte Karmeliter- oder Melissengeist, der 1611 in Paris von den barfüßigen Karmelitern als Geheimmittel destilliert wurde. Das klare Gebräu enthält neben Melisse noch Zitronenschalen, Muskatnuss, Engelwurz, Betonie, Koriander, Nelken und Zimt. 1826 braute die von ihrem Vater in die Obhut des Karmeliternonnenklosters gegebene Maria Clementine Martin in Köln den Klosterfrau-Melissengeist, der vielen Frauen zum Herzensfreund wurde. Der Melissengeist tröstete sie und ihre Schwestern über das triste Klosterleben hinweg, dessen Regeln Armut, Demut, Keuschheit und Fasten verlangte. Heute wird der Melissengeist nur noch selten mit dem Zitronenmelissenkraut selbst hergestellt. Das reine ätherische Öl ist viel zu teuer, ein Liter kostet um die 20 000 Euro. Die edle Melissenessenz wird meistens durch das ätherische Öl (Zitronellenöl) des ostindischen Zitronengrases *(Cymbopogon winterianus)* ersetzt.

Moderne Forschungen bestätigen die beruhigende Wirkung der Melisse als Phyto-Tranquilizer bei Nervenleiden, Migräne, nervösen Herzbeschwerden, Magenkrämpfen und Darmstörungen. Das ätherische Öl (Citral, Geranial, Neral) wirkt über das limbische System krampflösend (antispasmodisch). Zudem kommt eine bewiesene virushemmende Wirkung aufgrund von Phenolcarbonsäuren und Polyphenolen, die als Tee bei Erkältungen oder Mumps und in Form von Salben bei Herpes, Gürtelrose, Stressbläschen und Fieberbläschen zum Zuge kommen. Melissenblätter im Duftkissen oder als Badezusatz beruhigen und entspannen ebenfalls. Da Melisse aber die Schilddrüsenfunktion leicht dämpft, sollte jemand, der an Unterfunktion der Schilddrüse leidet, vorsichtig sein. Die neusten neuropharmakologischen Forschungen geben Grund zur Hoffnung, dass Melisse auch bei Alzheimer helfen könnte (Phaneuf 2005: 217).

Herzpflanzen aus früheren Zeiten

Die neueren Herzpflanzen

»Die irrige Annahme,
die Pflanzen und die rein dargestellten Wirkstoffe entsprächen einander,
ist heute in der Pharmakologie und Medizin zu einem festen Dogma geworden.«
Andrew Weil, *Heilung und Selbstheilung*

Inzwischen gibt es über hundert verschiedene herzwirksame Pflanzenarten (Kardiaka oder Kardiotonika), die der gestressten, auf Infarkt zusteuernden Herzpumpe und dem angeschlagenen Kreislaufsystem Hilfe leisten können. In Frage kommen vor allem Pflanzen mit giftigen Glykosiden, die sich in einen Teil Steroidaglykon (Aglykon oder Genin, ein Nichtzucker) und einen anderen Teil Zucker (beispielsweise Rhamnose, Digitoxose) spalten lassen. In ihrer molekularen Struktur ähneln die Wirkstoffe den Steroiden und stehen den Sexualhormonen, den Gallensäuren, dem Cholesterin und dem Vitamin D nahe (Schmidsberger 1988: 52). Richtig dosiert kräftigen die Herzglykoside den Herzschlag und verlangsamen die Schlagfrequenz – das Herz rast weniger. Indem sie das Schlagvolumen mehren, verbessern sie die Nierendurchblutung und erhöhen die Harnabsonderung. So werden auch Venenstau vermindert und Wasseransammlungen (Ödeme) abgebaut.

Zu den Pflanzen mit Herzglykosiden gehören vorrangig Rachenblütler *(Scrophulariaceae)* wie der Fingerhut, Hundsgiftgewächse *(Apocynaceae)* wie Oleander, der Schellenbaum oder der Gelbe Oleander *(Thevetia peruviana)* und vor allem Strophanthus, Hahnenfußgewächse *(Ranunculaceae)* wie das Adonisröschen und die Nieswurz, weiterhin Liliengewächse wie die Meereszwiebel oder das Maiglöckchen. Auf Grundlage der molekularen Struktur wird bei den Herzglykosiden zwischen den mit einem fünfgliedrigen Lactonring ausgestatteten Cardenoliden *(Adonis, Convallaria, Digitalis, Nerium, Strophanthus, Thevetia)* und dem mit sechsgliedrigen Lactonring ausgestatteten Bufadienoliden *(Helleborus, Urginea)* unterschieden. Alle diese Pflanzen sind hochtoxisch und spielen als solche kaum eine Rolle in der Volksmedizin.

Bei anderen herz- und kreislaufwirksamen Pflanzen sind andere Wirkstoffe, etwa Flavonide, Bitterstoffe und Alkaloide, am Werk. Dazu gehören zum Beispiel der Besenginster, der Kaffee, der weiße Germer, Immergrün, das indische Schlangenholz *(Rauvolvia serpentina)* und der Tabak.

Der große Phythotherapeut Rudolf Fritz Weiss teilt Heilpflanzen in drei Kategorien ein:

1. *mite*-Mittel: Das sind schwach wirksame Heilpflanzen, die langfristig regulativ wirken und sich zur Vorbeugung von Krankheiten wie auch zur Behandlung von chronischen Leiden und zur Rehabilitation eignen. Sie können gefahrlos eingesetzt werden, da sie nicht toxisch sind und kaum Nebenwirkungen haben. Was die Wirkstoffe betrifft, so handelt es sich meistens um komplexe Naturstoffmischungen.

2. *media*-Mittel sind mittelwirksame Heilmittel, die sich für akute Zustände eignen und auch leicht toxisch sein können.

3. *forte*-Mittel werden in der Medizin eingesetzt, um schnelle, starke Wirkungen zu erzielen. Wirksam sind nicht komplexe Stoffmischungen, sondern oft stark toxische Reinstoffe (Alkaloide, Glykoside). Die Gefahr von Nebenwirkungen ist vorhanden.

Die von der Schulmedizin bevorzugten Herzglykoside gehören, im Sinne von Rudolf Fritz Weiss, vor allem zu den *forte*-Heilmitteln. Das Maiglöckchen *(Convallaria)* und das Adonisröschen zählt er zu den *media*-Mitteln. Herzberuhigende und vorbeugende Pflanzen, wie Melisse, Baldrian, Lavendel, Ginko, Herzgespann, Schlehe, Passionsblume, Knoblauch, Mistel, Zwiebel oder Weißdorn, zählen zu den *mite*-Mitteln.

Herzfunktion, Kreislauf und Gefäße bilden einen Funktionskreis, man kann sie nicht isoliert voneinander betrachten. Daher sind auch jene Heilpflanzen als moderne Herzpflanzen anzusehen, die nicht unmittelbar auf den Herzmuskel einwirken.

Dazu gehören etwa jene, die bei grenzwertigem Bluthochdruck in Frage kommen, wie Knoblauch, Mistel, Schlangenwurzel, Zwiebel oder Weißdorn; oder auch solche, die bei zu niedrigem Blutdruck wirken können, wie Ginseng, Lavendel oder Rosmarin. Zudem gehören solche dazu, die bei Venenbeschwerden eine Rolle spielen, wie Rosskastanie *(Aesculus hippocastanum)*, Mäusedorn *(Ruscus aesculentus)* oder die Virginianische Zaubernuss *(Hamamelis virginiana)*. Auch blutflussverbessernde Pflanzendrogen wie das Mädesüß oder blutverdünnende wie der Steinklee *(Meliolotus officinalis)* wären zu erwähnen.

Einheimische Pflanzen mit Herzglykosiden

Der Laie und Selbstbehandler ist gut beraten, die Finger von den stark wirkenden Mitteln zu lassen. Man hat es mit Giften (Kardiotoxinen) zu tun, die bei zu hoher Dosierung zum Herzstillstand führen können. Hier einige der wichtigsten einheimischen Pflanzen mit herzwirksamen Glykosiden:

Adonisröschen *(Adonis vernalis)*

Das Frühlings-Adonisröschen, ein Hahnenfußgewächs, steht in Mitteleuropa unter Naturschutz. Es ist vor allem in Südosteuropa und Südrussland auf warmen, trockenen Kalkböden zu finden. Seine hell goldgelben sonnenähnlichen Blüten gelten seit der Antike als Frühlingskünder. Sie wurden einst dem Adonis (phönizisch *adoni*, »Herr«), einem antiken Frühlingsheros und Geliebten der Aphrodite, geweiht. Als dieser junge Jäger von einem weidwunden Eber tödlich verletzt wurde – der eifersüchtige Mars hatte das Tier geschickt –, beweinte die Göttin ihren jugendlichen Liebhaber. Als sich ihre Tränen mit seinem Blut mischten, entstanden die Adonisröschen. Die Auferstehung des Frühlingsgottes wurde im antiken Nahen Osten beim jährlichen Frühlingsfest Adonia gefeiert.

In der russischen Volksmedizin spielt das Adonisröschen eine wichtige Rolle. Seit jeher werden dort die getrockneten, pulverisierten Wurzeln als Brechreiz erzeugende Droge, das getrocknete Kraut als Tee oder Absud für Wassersucht, Steinleiden, Menstruationsbeschwerden und bei Kinderkrämpfen verwendet. Aber erst gegen Ende des 19. Jahrhunderts kam der russische Forscher Bubnow darauf, dass die Pflanze nur dann bei Wassersucht hilft, wenn die hydropische Erkrankung durch eine Kompensations-

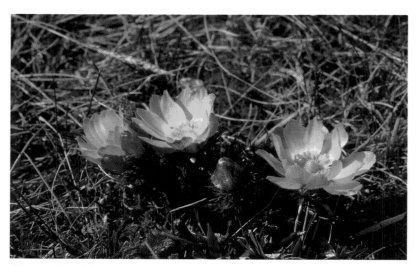

Adonisröschen (Adonis vernalis).

störung der Herztätigkeit bedingt ist. Er stellte fest, dass das Adoniskraut eine Digitaliswirkung besitzt, aber keine kumulativen Nebenerscheinungen zeitigt und auch bei längerem Gebrauch in seiner therapeutischen Wirkung nicht geschwächt werde (Madaus 1938: 408). Die herzwirksamen Glykoside (Cardenolide) stärken die Kontraktionskraft des Herzens. Sie haben aber auch eine zentral sedierende Komponente, sie beruhigen ein nervöses, rasendes Herz. Zudem erweitert Adonis die Koronargefäße und tonisiert die Venen. Bei Überdosierung treten Übelkeit, Erbrechen und Herzrhythmusstörungen auf.

Fingerhut, Roter Fingerhut *(Digitalis purpurea)*

»Ich grüße dich, bleicher Fingerhut,
Ich bin gekommen dich zu pflücken,
dass du mir die Gesundheit wiedergibst,
denn ich bin mit einem Kropf behaftet.«
Beschwörungsformel aus der Basse-Bretagne
zum Sammeln des Fingerhuts

Wer kann sich dem Zauber des zur Mittsommerzeit am Waldrand blühenden Fingerhuts entziehen? Eine magische Aura umgibt den Rachenblütler. Die Namen geben es wieder: Es ist der »Fingerhut der Elfen«, »Unser Frauen Handschuh«, das »Waldglöckchen«. Vor allem sind es die purpurnen (selten weißen), zygomorphen[88] Blüten, die sogenannten Waldschellen, mit ihren tiefen, mit braunen, weiß umrandeten Flecken versehenen Schlünden, welche die Vorstellung von Feen und Elfen hervorrufen. *Fox glove*, »Handschuh des Fuchses«, heißen sie im Englischen, aber das ist eine Verballhornung des altenglischen *folks gliev*, was sich als »Glöckchen des kleinen Volks« übersetzen lässt. Als »kleines Volk« bezeichnete man die Naturgeister, die Feen *(fairies)* und Wichtel. *Méacran na mban sidhe*, »Fingerhut der weiblichen Fee«, so hieß die Waldblume in Wales, *lus nam ban sidh*, »Kraut der Elfen«, in Irland.

Der Rote Fingerhut ist zweijährig. Er blüht in der hellen Mittsommerzeit, wobei sich die rhythmisch übereinanderliegenden Blüten auf der Seite des stärksten Lichteinfalls bilden. Vor allem erdschwere Hummeln bestäuben die nach unten hängenden Glöckchen. Die herzförmigen Samenkap-

---

88 Zygomorph: zweiseitig symmetrisch aufgebaut, so wie tierische Organismen, anstatt radial, strahlend.

seln enthalten jeweils mehrere zehntausend winzige Samen (10 000 Samen wiegen ein Gramm). Diese Samen sind Lichtkeimer. In ihrem Wesen bewegt sich die Pflanze zwischen Licht und Schatten, Leichtigkeit und Schwere. Als Vermittler dieser Polaritäten trägt sie die Signatur des Herzens, das ja ebenfalls rhythmisch schlagend zwischen Leichtigkeit und Schwere, strömender Luft und strömendem Blut vermittelt. Wenn der Herzschlag im menschlichen Mikrokosmos erlahmt und zu verebben droht, dann bietet der Makrokosmos diesen Rachenblütler als Hilfe an.

Die ungewöhnlichen tiefschlündigen, rötlich-purpurnen Blüten des Fingerhuts ähneln einem tierischen Hohlorgan. Normalerweise haben Pflanzen keine inneren Organe, keinen Ansatz zur Innerlichkeit; ihre Gewebe sind vor allem, wie Goethe schon beobachtete, flach und nach außen auf die Umwelt gerichtet. Der Fingerhut ist nicht nur ein lebendig wachsendes Wesen, sondern – seine Blüten deuten es an – er ist fast schon beseelt oder »astralisiert«. Es ist diese »Beseeltheit«, die uns beim Waldspaziergang anhalten und staunen lässt und Assoziationen mit Feen und anderen astralen Luftwesen in uns hervorruft.

Der Rote Fingerhut gedeiht im nordwesteuropäisch-atlantischen Klima.[89] Deshalb war er den Kelten wohlbekannt (und heilig), aber im Mittelmeerraum war er unbekannt. Weder die Schriften der klassischen Antike noch die der Klostermedizin erwähnen den Fingerhut. Keltische Heiler, wie etwa die Meddygion Myddfai (12. Jahrhundert), benutzten das Feenkraut zerstampft, äußerlich als Umschlag bei Geschwülsten (Tumoren), Eiterherden, Wochenbettfieber und Entzündungen. Noch immer ist der Fingerhut im Oberharz als »Schwulstkraut« bekannt und in Aveyron als *èrbo dé désènfladuro* (Geschwulstkraut). Das beruht darauf, dass man sich der Pflanze bediente, um Geschwülste, die durch Schlangenbisse entstanden sind, zu heilen. Als »Schlangenkraut« (Onkeblum, Slangenblomen, *fleur de coloûre*) wurde es auch anderswo vielfach verwendet (Marzell II 1943–79: 135).

Der Botaniker Leonhard Fuchs, der 1542 als erster der Pflanzengattung den Namen *Digitalis* (mittellateinisch, »Fingerhut«) verlieh, wusste noch nichts über die Herzwirksamkeit der Waldpflanze. Er schrieb, dass die Ärzte es kaum zu gebrauchen wissen. Als Kraft und Wirkung gab er Folgendes an: »Die Fingerhutkräuter, gesotten und getrunken, zerteilen die grobe Feuchtigkeit, säubern und reinigen, nehmen hinweg die Verstopfung der Leber und anderer inwendigen Glieder.« Zudem bringe es den Frauen

---

[89] Der Wollige Fingerhut, der heute von der chemisch-pharmazeutischen Industrie bevorzugt wird, weil er auf Feldern kultivierbar ist, ist ursprünglich in den Steppengebieten des Schwarzen Meeres und im Balkan zuhause.

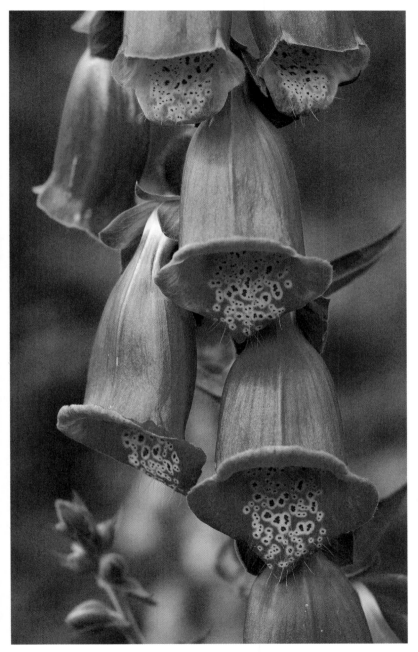

Blütenstand des Fingerhuts (Digitalis purpurea).

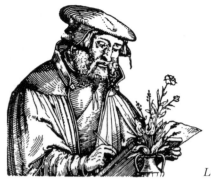

Leonhard Fuchs. (Historia stirpium, 1542)

»ihre Zeit« (Menstruation); in Wein gekocht und getrunken, treibt es Gift aus dem Körper (Anmerkung: sicherlich eine höchst gefährliche Anwendung!); mit Honig gemischt und aufgetragen vertreibt es Flecken und Unreinheiten vom Gesicht und dem Körper. Das »Zerteilen der groben Feuchtigkeit« umschreibt die Pflanze als Brech- und Purgiermittel, als ein Mittel, das reinigt, indem es Erbrechen, Durchfälle, Harndrang und kalten Schweiß erzeugt. Wahrscheinlich wurde es in der Volksmedizin schon immer als Purgierpflanze und Geschwulstmittel eingesetzt.

Erst in der Zeit der Industriellen Revolution gegen Ende des 18. Jahrhunderts entdeckte der englische Landarzt William Withering (1741–1799) die Herzwirksamkeit des Fingerhuts. Withering war Anhänger der damals modernen »heroischen Medizin«, die den »Kräuterkram« der Volksmedizin als unwissenschaftlich ablehnte und ihr Handwerk lediglich mit mineralischen Giften (Quecksilber, Arsen), Purgiermitteln, Skalpell und Aderlass betrieb. Dennoch hatte er ein Faible für die Botanik. Seine Verlobte malte, wie so manches gutbürgerliche Fräulein der damaligen Zeit, Blumenaquarelle, und er war ihr behilflich beim Suchen geeigneter pflanzlicher Motive. 1775, als das Paar Sommerfrische in Shropshire machte, begegnete ihm eine wassersüchtige[90] Frau mit grotesk aufgeschwollenen Armen, Beinen und Füßen. Sie bat ihn um Hilfe; er verschrieb einige Placebos, dachte aber bei sich, dass es mit der Patientin bald ein Ende nehmen würde. Als er jedoch einige Wochen später erneut das Dorf besuchte, sah er zu seiner Verwunderung die Patientin völlig fidel und wieder gesund. Er fragte sich, wie das möglich sein könnte, und erkundigte sich. Da wurde ihm erzählt, es gäbe eine *auld hag*, eine alte Kräuterhexe, die der Wassersüchtigen einen Kräutersud verabreicht hätte. Da der Arzt es unter seiner Würde fand, sie selbst zu

90 Wassersucht: Hydrops, Ödem.

Fingerhut (Digitalis purpurea), junger Blütenstand.

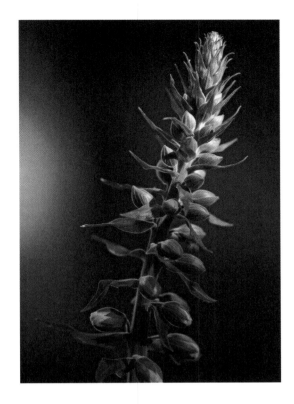

befragen, ließ er die Kräuterfrau heimlich beobachten. So erfuhr er, dass das Gebräu aus über zwanzig verschiedenen Kräutern bestand. Er untersuchte diese Mischung und war überzeugt, dass es der darin enthaltene Fingerhut war, der das wirksame Prinzip enthalte. Leider hielt er es nicht für nötig, die anderen »nutzlosen« Kräuter auch nur beim Namen zu nennen – ein Beispiel des Reduktionismus, an dem die pharmakologische Wissenschaft bis heute leidet.

Nun machte er sich daran, die Wirkung der giftigen Pflanze an Tieren zu untersuchen. Er fütterte sie an Truthähne, die qualvoll ihren Darminhalt herauswürgten und verreckten. Daraufhin experimentierte er mit mittellosen Patienten, die er kostenlos in einer Armenklinik in Birmingham mit Fingerhut behandelte. Als Forschungsresultat publizierte er 1785 den Klassiker *Eine Darstellung des Fingerhuts und einiger seiner medizinischen Anwendungen*[91]

---

91 Withering, *An Account of the Foxglove and some of its Medical uses with Practical Remark on Dropsy and other Diseases*: 1785.

und wurde so zum »Begründer der Herztherapie«. Dass Wassersucht, die Ansammlung und Stauung von Flüssigkeit in den Geweben, keine eigenständige Krankheit ist, sondern das Symptom von Herzschwäche oder Nierenkrankheit, wusste Withering noch nicht. Erst später erkannte man, dass Digitalisdrogen den unregelmäßigen Herzschlag korrigieren und die Herzkontraktion (Systole) stärken. Es handelt sich um Glykoside, die die Pumpleistung des Herzens erhöhen, dadurch den Blutkreislauf beschleunigen und Wasserstauungen durch vermehrte Harnabsonderung ausschwemmen (Pahlow 1979: 134). Ab Mitte des 19. Jahrhunderts wurde es zunehmend zur medizinischen Mode, herzschwache Patienten zu »digitalisieren«. Oft gab es Misserfolge. Digitalisvergiftung wurde zur häufigsten iatrogenen Todesursache der damaligen Zeit. Bis 1914 wurde der Fingerhut in der Form von getrocknetem Blattpulver verabreicht, danach ging man daran, standardisierte Dosen synthetisch – zuerst Digitoxin, dann Digoxin – herzustellen. Bei diesen toxischen Drogen ist der Sicherheitsfaktor so knapp bemessen, dass es im Medizinstudium als sehr wichtig erachtet wird, dass die Studenten die Symptome einer Überdosis genau erkennen können. Sie lernen, auf drei aufeinanderfolgende Stadien der Digitalisvergiftung zu achten (Weil 1988: 129):

- 1. Stadium: Magen-Darm-Beschwerden, Übelkeit und Erbrechen.
- 2. Stadium: Arrhythmien in den Vorhöfen des Herzens.
- 3. Stadium: Lebensbedrohliche ventrikuläre Arrhythmien, wobei die Herzkammern unregelmäßig schlagen.

Der bekannte amerikanische Arzt Andrew Weil wunderte sich, dass er bei Überdosierungen von Digoxin nie das erste Stadium beobachten konnte. Als erstes zeigten sich weder Übelkeit noch Erbrechen, sondern atriale Arrhythmien, die sich zuerst auf dem Elektrokardiogramm bemerkbar machten. Erst später wurde ihm klar, dass sich das erste Stadium nur bei Verabreichung der pflanzlichen Droge zeigt. Dr. Weil behandelte von nun an Fälle von Herzversagen mit den Blättern. Wenn er zu viel verabreichte, bekamen die Patienten zuerst Magenbeschwerden. Dann konnte er die Droge herabsetzen, ohne dass die Patienten auch nur in die Nähe von Arrhythmien kamen. So konnte er die individuelle Dosierung gut bestimmen. Dr. Weil kam zu folgendem Schluss: »Die ganze Pflanze hat bestimmte, eingebaute Sicherheitsmechanismen, die verlorengehen, wenn die kardiotonen (herzstärkenden) Elemente extrahiert werden und in reiner Form verwendet werden. Man kann das, wenn man will, die Weisheit der Natur nennen oder auch nicht; jedenfalls ist es eine empirisch erwiesene Tatsache« (Weil 1988: 130).

Goldlack, Lackviole *(Cheiranthus cheiri)*

Die Goldlackstaude, ein Verwandter des Kohls *(Brassicaceae)*, ist ursprünglich in Südeuropa zuhause. Wegen ihrer schönen gelben, orangefarbenen oder rotbraunen, stark duftenden Blüten ist sie eine beliebte Gartenpflanze. Auch wächst sie verwildert in wärmeren Regionen, auf Kalkböden, wo auch der Weinbau gedeiht.

Die Ärzte des Altertums, Hippokrates oder Dioskurides, kannten die Lackviolen vor allem als Frauenmittel. Sie verschrieben die getrockneten, gekochten Blüten als Sitzbad bei Entzündungen der Gebärmutter oder die Samen, innerlich gebraucht, zur Förderung der Monatsblutung, zur Abtreibung oder zur Austreibung der Nachgeburt. Auch die Kräuterärzte des Mittelalters benutzten sie auf diese Weise. Paracelsus verwendete den Goldlack gegen Lähmung und Schwindsucht (Madaus 1938: 914). In der Volksheilkunde wurde es auch bei Leberleiden und Wassersucht und als Purgativum und Emmenagogum eingesetzt.

Die Goldlackdroge, insbesondere die Samen und Blüten, enthalten herzwirksame Cardenolidglykoside mit Digitaliswirkung.

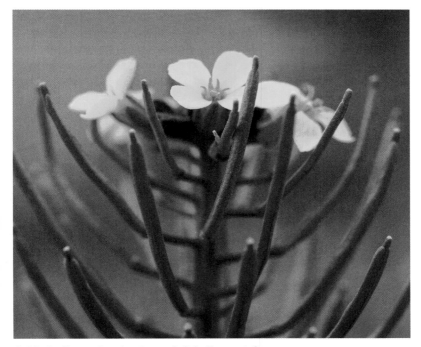

Goldlack (Cheiranthus cheiri), gewöhnliche Form mit Samenansatz.

Königin der Nacht, Schlangenkaktus (*Selenicerus grandiflorus*)

Das schlanke, fünf- bis sechskantige Kaktusgewächs, das als Zimmerpflanze bei uns beliebt ist, stammt aus den Halbwüsten der Karibik und Mittelamerikas. Man benannte die Pflanze nach Seléne, der griechischen Mondgöttin, und *Cereus*, was »Wachs« oder »Wachsfackel« bedeutet. Ein treffender Name, denn sie öffnet ihre große, nach Vanille duftende, mit gelben Staubblüten gefüllte und mit elfenbeinweißen Blütenblättern versehene Blütenkrone nur für eine Nacht, und das nur einmal im Jahr. Für jene, die das Blütenwunder erleben, hat es fast eine erotische Komponente. Angeblich sollen die Blüten für Frauen, wenn sie diese einnehmen, auch aphrodisisch wirken; auch sie würden wie diese magische Blüte für ihren Liebhaber in dieser Nacht erblühen.

In ihrer mittelamerikanischen Heimat benutzten die indigenen Heiler diese Pflanze als Mittel gegen Harnblasenentzündung, Wassersucht (Hydrops) und den frischen Saft äußerlich als hautreizendes Mittel bei rheumatischen Beschwerden (Hiller/Melzig 2003: 273). Erst 1864 wurde die Herzwirksamkeit des Kaktus durch den italienischen Arzt Rubini entdeckt und bekannt gemacht. *Selenicerus* soll die Kontraktionskraft des Herzens anregen und die Herzgefäße sowie die peripheren Gefäße erweitern. Indikationen sind unbestimmte nervöse Herzbeschwerden, Angina pectoris, Herzrhythmusstörungen und Herzmuskelschwäche. Flavonglykoside und Amine sollen für die Wirkung verantwortlich sein. Als Tee soll die Königin der Nacht nicht zu gebrauchen sein, aber als Gesamtauszug in Fertigpräparaten.

Maiglöckchen (*Convallaria majalis*)

> »Mit dem Tau der Maienglocken
> wäscht die Jungfrau ihr Gesicht,
> badet sie die goldnen Locken.«
> Ludwig Uhland

Im April und Mai öffnen sich die lieblich süß duftenden, schneeweißen, glockigen Blüten des Maiglöckchens. Das in lichten Laubwäldern, in wärmeliebenden Kiefernwäldern, auf Bergwiesen und in Gebüschen heimische Blümchen ist ein sicheres Zeichen der Erlösung von Winterkälte und -trübseligkeit. Es ist nicht viel darüber überliefert, aber sicherlich spielte das zarte Liliengewächs einst eine Rolle in Brauchtum und Religion. Wahrscheinlich war es den Frühlingsgöttinnen, der germanischen Ostera, der

Maiglöckchen
(Convallaria majalis).

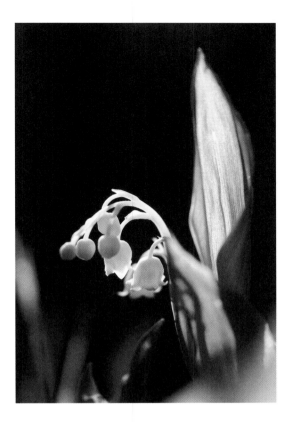

keltischen Olwen, deren Name »weiße Spur« bedeutet, oder der slawischen Marena, die den Winter vertreibt, geweiht. Auf jeden Fall gehörte es zum Maienfest, dem Hochzeitsfest des strahlenden Sonnengottes (Belenos) und der blumengeschmückten Maibraut, der Pflanzengöttin. In Paris ist der 1. Mai noch immer der Tag des Maiglöckchens *(la journée du muguet)*; wer das Blümchen trägt, hat das ganze Jahr Glück.

Schon bald übernahmen die Christen die reine weiße Blume als Attribut der Sanftmut, Jungfräulichkeit und Reinheit von Jungfrau Maria. Marienglöckchen ist einer der Namen der Maienblume. Frauentränen und Tränenblümchen sind weitere Benennungen, denn sie soll den Tränen Marias entsprungen sein, die sie unter dem Kreuz ihres Sohnes vergoss. Mittelalterliche Mönche tauften die Pflanze *Lilium convallium*, »Lilie des Tales«, und dachten dabei an das Hohelied Salomons (2,1–3): »Ich bin eine Blume auf den Wiesen des Scharon, eine Lilie der Täler. Eine Lilie unter Disteln ist meine Freundin unter den Mädchen.« Bezeichnungen wie Lillumfallum,

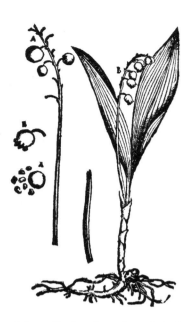

*Maiglöckchen
(Convallaria majalis).*

Tallilien, Talgilgen und das englische *lily of the valley* beruhen darauf. Auf mittelalterlichen Tafelgemälden erscheinen Maiglöckchen auch als Attribut des Mariensohns: Die reinen weißen Blüten symbolisieren seine Reinheit und Unschuld, die im Herbst reifenden scharlachroten Beeren sein erlösendes Blut.

Das Maiglöckchen scheint den Ärzten der Antike nicht bekannt gewesen zu sein, es findet keine Erwähnung in den Schriften des Altertums. Erst im 16. Jahrhundert tauchte die Pflanze in den Kräuterbüchern auf. Hieronymus Brunschwyg erwähnte in seinem »Destillierbuch«, dass das »Meyenblümleinwasser« gut gegen Gift und Ohnmacht sei, Herz, Sinne und Hirn stärke, eingerieben das Zittern der Hände und Arme vertreibe, getrunken Harnwinde vertreibe, eine entzündete Leber heile und so weiter (Madaus 1938: 1091). Bald darauf wurde die Convallaria zu einem regelrechten Modemedikament, sie galt als äußerst wirksam, man nannte sie *salus mundi*, »Heil der Welt«. Die Ärzte nahmen das Blümchen als ihr Berufszeichen; sie ließen sich mit dem Maiglöckchen portraitieren oder schmückten ihre Wappen mit den weißen Glockenblüten. Auch Kopernikus, der ja in Padua Medizin studiert hatte, wird mit einem Maiglöckchen in der Hand auf einem Holzschnitt dargestellt. Darunter liest man folgende Beschriftung:

>*»Copernicus als Arzt ziert ihn ein Mayen-Strauß,*
>*Er rechnete der Welten Laufbahn aus ...«*

Das Maiglöckchen, so lehrte man, enthalte ein flüchtiges Salz, das merkurialisch wäre und sogar schweflige Bestandteile mit sich führe, deswegen würde es die Lebensgeister stärken, hauptsächlich aber das Gehirn, die Nerven und den Nervensaft. Folglich sei es ein vortreffliches Mittel gegen alle Kopfkrankheiten wie Schwindel, Schwere Not (Epilepsie), Schlafsucht, Melancholie und Schlagfluss.[92] Man bereitete Niespulver aus den Blüten, »um das Gehirn zu reinigen«. Auch die Volksmedizin benutzte das Maiglöckchen bei Kopfweh, Schwindel, Wassersucht und Schlagfluss; eine Abkochung der Pflanze wurde bei Tollwut getrunken und als Umschlag aufgelegt. Man wusch entzündete Augen mit einem Maiglöckchenabsud und versuchte mit den vor Sonnenaufgang gepflückten Blumen Sommersprossen loszuwerden. In der russischen Volksmedizin wurden die Blüten in Branntwein drei Monate lang mazeriert und tropfenweise gegen Epilepsie gegeben (Madaus 1938: 1092). Die Wurzeln, die eine wärmende und »zerteilende« Kraft haben, konnten »alles geronnene und tote Geblüt, so von Stoßen, Fallen, Schlägen und dergleichen Zufällen herrührt«, sowie Mäler und Flecken zerteilen und vertreiben, und ferner eine zarte, weiße Haut machen (Hovorka/Kronfeld 1909: 284). Auch gegen Weißfluss und Impotenz wurden Wurzelpräparate eingesetzt. Die Volkskundler Oskar von Hovorka und Adolf Kronfeld gaben in ihrer Darstellung der überlieferten Anwendungen des Maiglöckchens zu bedenken: »Sonderbarerweise finden wir von dem Einflusse der Pflanze auf die Herztätigkeit sehr wenig erwähnt, und zwar nur die allgemeine Redensart, dass die Destillate zur Herzstärkung dienten. Die Pflanze ist ein Herzmittel der wissenschaftlichen Medizin« (Hovorka/Kronfeld 1908: 284).

Die ärztliche Convallaria-Mode verebbte im 17. Jahrhundert; im 18. Jahrhundert verschwand das Maiglöckchen aus dem Arzneimittelschatz. Erst Ende des 19. Jahrhunderts, vor allem in Russland, beschäftigte man sich wieder mit der Droge und entdeckte die Wirksamkeit der Blütentinktur bei Herzneurosen und anfallsweise auftretenden Symptomen der Herzangina (Madaus 1938: 1093). Der französische Arzt G. Sée führte die diuretisch wirkende Droge in seiner Praxis ein und hatte Erfolge bei einer Reihe von verschiedenen Herzleiden. Er verwendete sie vor allem als Herzsedativum bei nervösen Aufregungszuständen.

Inzwischen weiß man, dass das Maiglöckchen den Herzschlag kräftigt und zugleich den Rhythmus verlangsamt und regelmäßig werden lässt. Con-

---

92 Schlagfluss: plötzliche Lähmung, Apoplexie; nach der damals wissenschaftlichen humoralpathologischen Lehre fällt beim Schlagfluss ein »Tropfen ins Hirn«.

vallaria enthält etwa 40 Glykoside (Cardenolide), darunter das Reinglykosid Convallatoxin, und acht verschiedene Flavonide, die nicht als Reinsubstanzen, sondern erst in ihrer Zusammenwirkung die besten Resultate ergeben. Die Flavonide im Maiglöckchen erweitern die Blutgefäße, und das Asparagin wirkt wassertreibend. Das Herzglykosid Convallatoxin kann durchaus mit Strophantin in Konkurrenz treten; es wirkt rasch, zersetzt sich jedoch schnell und wird von den Nieren gut ausgeschieden, sodass es zu keiner toxischen Anreicherung kommt (Weiss 1991: 199). Arrhythmien sind nicht zu befürchten. Nach Rudolf Fritz Weiss[93] kommt die Droge bei leichten und mittelschweren Formen der Herzinsuffizienz in Betracht; bei schwerer Insuffizienz kann sie Digitalis jedoch nicht ersetzen. Maiglöckchen ist besonders gut bei bradykarden Formen der Herzschwäche geeignet.

Gerhard Madaus schrieb: »Convallaria ist ein gutes Herzmittel, das in seiner Wirkung der Digitalis ähnelt. Es unterscheidet sich von Digitalis durch geringere Haftfähigkeit am Herzmuskel und größerer Gefäßwirkung. (…) Bei Hydrops[94] und schweren Stauungserscheinungen wird man der Digitalis stets den Vorzug geben. Hingegen lassen sich die nervösen Herzbeschwerden (…) besser mit Convallaria als mit Digitalis behandeln« (Madaus 1938: 1097).

Da alle Teile des Maiglöckchens giftig sind, indem sie den Magendarmtrakt reizen und Übelkeit und Erbrechen erzeugen, sollte der Laie die Anwendung eher dem geschulten Kräuterkundigen oder dem Arzt überlassen. Jeder kann jedoch die wohlriechenden Blumen am Hut tragen, um die Welt wissen zu lassen, das er das Glück in der Liebe wiedergefunden hat.

Meerzwiebel (Scilla maritima, Urginea maritima)

Die Weiße Meerzwiebel, ein Hyazinthengewächs, ist an den Küsten des Mittelmeeres heimisch. Sie ist somit zwar keine einheimische Pflanze, da sie aber gelegentlich in unseren Breiten in Töpfen oder Kübeln gezogen wird, wollen wir sie als solche behandeln. Eine Rote Meerzwiebel ist in Algerien und Marokko verbreitet.

Die Weiße Meerzwiebel ist eine ausdauernde Pflanze mit traubigem, weißblühendem Blütenstand und einer faust- bis kopfgroßen, schuppigen Zwiebel.

Sie enthält etwa 15 herzwirksame Glykoside, die zu den mit Krötengift verwandten Bufadienoliden gehören, die auch in der Nieswurz zu finden

---

[93]   Prof. Dr. med. Rudolf Fritz Weiss (1885–1991) setzte sich unermüdlich dafür ein, die Pflanzenheilkunde wieder in die ärztliche Praxis zu bringen. Sein *Lehrbuch der Phytotherapie* gilt als Klassiker der phythotherapeutischen Literatur.

[94]   Hydrops: krankhafte Ansammlung von Flüssigkeiten im Körper.

sind. Sie eignen sich vor allem bei Herzkranken, welche die Cardenoliden (Digitalis, Convallaria, Adonis, Nerium) schlecht vertragen. Die Meerzwiebeldroge stärkt die Herzleistung und wirkt stark harntreibend; sie eignet sich zur Behandlung einer Herzinsuffizienz bei gleichzeitig vorliegender Niereninsuffizienz. Für Nagetiere sind diese Glykoside ein starkes Nervengift. Aus der roten Varietät wird ein hochwirksames Rattengift hergestellt.

Die Meerzwiebel wurde bereits im alten Ägypten verwendet, wie wir aus dem Ebers-Papyrus (etwa 1500 v. u. Z.) erfahren. Plinius und Dioskurides empfahlen es gegen Wassersucht. Die humoralpathologischen Ärzte benutzten die als warm und trocken geltende Droge zum Purgieren des Schleims und bei Asthma, Husten, Verstopfung, Schwellung der Milz, Malaria und Gelbsucht.

Nieswurz (Schwarze Nieswurz, *Helleborus niger*; Grüne Nieswurz, *H. viridis*; Stinkende Nieswurz, *H. foetidus*)
Der englische Dichter Robert Burton (1577–1640) schrieb in seiner Anatomy of Melancholy (1621) bezüglich der Nieswurz:

> *»Borretsch und Helleborus erfüllen zwei Szenen,*
> *Erhabene Pflanzen zum Purgieren der Venen*
> *Von Melancholie und – zur Freude des Herzens –*
> *Von jenen schwarzen Dämpfen, die ihm bringen Schmerzen.«*[95]

Die Chemiker haben inzwischen herausgefunden, dass der Wurzelstock der Nieswurzarten das Steroidsaponinengemisch Helleborin und mehrere Alkaloide aufweisen. Vor allem die Grüne Nieswurz enthält Hellebrin, ein Bufadienolid (Krötengift), das in seiner Herzwirksamkeit den Strophantusglykosiden entspricht (Ammon 2004: 711). Somit wäre die Grüne Nieswurz eine moderne Herzpflanze. Da aber der Glykosidgehalt des hochgiftigen Gewächses stark schwankt und die Wirkung wenig steuerbar ist, wird es in der Schulmedizin nicht mehr verwendet, es sei denn in homöopathischer Zubereitung.

Die Christrose *(Helleborus niger)*, wildwachsend in den östlichen Kalkalpen, ist bei uns vor allem als Gartenpflanze bekannt. Die Nieswurz, der wir im Jura und auf Kalkböden nördlich der Alpen begegnen, ist entweder die Stinkende Nieswurz *(H. foetidus)* oder die Grüne Nieswurz *(H. viridis)*.

---

95 »Borage and hellebore fill two scenes, sovereign plants to purge the veins of melancholy, and cheer the heart, of those black fumes which make it smart.«

Früher aber unterschied man kaum zwischen den verschiedenen Nieswurzarten, man benutzte sie auf gleiche Art und Weise.

Die Nieswurzarten leben konträr zur übrigen Natur. Im Spätherbst, wenn die Bäume ihr Laub fallen lassen, die Blumen welken und Samen bilden, dann beginnen sie Blütenknospen zu entwickeln. Zur Wintersonnenwende schließlich, wenn die Sonne an ihrem Tiefpunkt angelangt ist, öffnen sie ihre Blüten – deswegen wird die weiß blühende *Helleborus niger* auch Christrose genannt. Mit rosa angehauchten, grünlichweißen Blütenblättern und Honigduft lockt sie die letzten frierenden Insekten. Und wenn diese ausbleiben, bestäubt sie sich selbst.

Setzt die Natur in dieser »Schneerose« ein Zeichen, dass trotz der saturnisch düsteren, kalten Jahreszeit im Verborgenen die Wiedergeburt des Lichts stattfindet? Will sie das in tiefster Nacht erscheinende Christkind, diese »innere Sonne« mit ihren Blüten begrüßen? Ein Poet oder Mystiker mag es so auslegen.

Wie bei der Herbstzeitlosen oder dem Efeu, die auch in den Winter hinein blühen, handelt es sich bei der Nieswurz um eine sehr giftige Pflanze. Es ist oft so, dass Gewächse, die sich gegen den natürlichen Rhythmus der Sonne auflehnen, stark toxisch wirken. Tatsächlich enthält die Nieswurz verschiedene Gifte: die Schwarze Nieswurz nieren- und schleimhautreizende Protoanemonine, die im frischen Zustand auch das Nervensystem

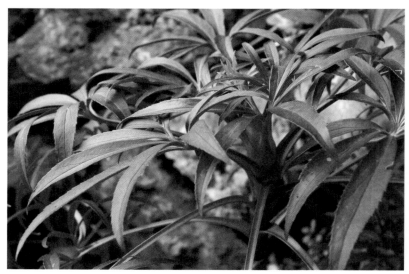

Stinkenden Nieswurz (Helleborus foetidus), Trieb im Jahr vor der Blüte.

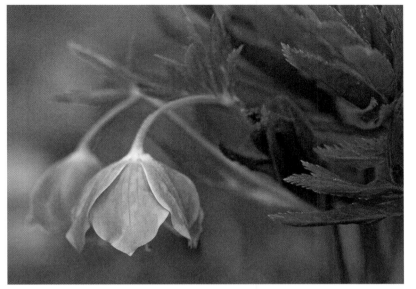

Grüne Nieswurz (Helleborus viridis), mit Blattaustrieb.

stören und Ganglienblockern ähneln. Die Grüne und die Stinkende Nieswurz enthalten vermehrt das Herzglykosid Hellebrin, das – ähnlich wie Digitalis – auf den Rhythmus und die Schlagkraft des Herzens, also der »mikro-
kosmischen Sonne«, einwirken. Dazu kommen Saponine, die stark schleim-
hautreizend, brechreizerregend und drastisch abführend wirken. Das Ver-
giftungsbild ist scheußlich. Es erstreckt sich vom übermäßigen Speichel-
fluss über Übelkeit und Erbrechen bis hin zu heftigen Magen- und Darm-
schmerzen, Durchfall, Schwindel, Ohrenklingen, Blindheit, Zuckungen,
Atemnot und Pulsschwäche. Die Vergiftung endet schließlich bei der
Krampfstarre oder führt gar zum Tod. Aber gerade diese Giftwirkung ist es,
diese unheimliche Kraft vor allem der Wurzel, welche die Nieswurz zu
einer der wichtigsten Heilpflanzen machte. Ob eine Pflanze Heilmittel
oder Gift ist, kommt ja, wie Paracelsus lehrte, vor allem auf die Dosis an.

Die schwarze Wurzel wurde mit anderen Giften, etwa dem Eisenhut, in
die Köder für Wölfe und Füchse gemischt. Vor allem aber sah man darin ein
wertvolles Mittel zur Reinigung. Das Erbrechen, Abführen und Heraus-
schwitzen der Krankheit ist eine der ältesten und universalsten Therapien.
Wahrscheinlich wurde die Wurzel schon in der Steinzeit dazu benutzt. Die
Griechen nahmen das in Honigmet oder in Zedernöl eingelegte Wurzelpulver ein, um »schlechte Säfte«, Schlangengift und Würmer abzuführen.

Das getrocknete Wurzelpulver wurde auch geschnupft: Das darauffolgende explosive Niesen zwang die dämonischen, bösartigen Entitäten, die sich in Mark und Bein eingenistet hatten, den Körper zu verlassen. Man gab es den Besessenen, Wahnsinnigen und Fallsüchtigen. Sogar in den Rauchfang – das ist nach alter Vorstellung der Eingang, den Geistwesen benutzen, um ins Haus zu gelangen – streute man es, um unliebsame Andersweltliche fernzuhalten.

Der ekstatisch-orgiastische Kult des Dionysos, der vor etwa 2500 Jahren von Asien her über Griechenland hinwegbrauste, bereitete den Patriarchen der Stadtstaaten größte Sorge. Der mit Efeu und Schlangen geschmückte Weingott zog immer mehr Leute, vor allem junge Frauen, in seinen Bann. Alle guten Sitten verachtend, zogen sie trunken und rasend durch die Wälder und feierten, vom Weindämon besessen, wilde und oft blutige Orgien. Melampos, ein Seher und Priester des Sonnengottes Apollo, wurde beauftragt, die Auswüchse des Weindämons einzudämmen. Den verzückten Adelstöchtern gab er die Milch von Ziegen zu trinken, die Helleborusblätter gefressen hatten. Augenblicklich wurden die Mädchen nüchtern. Seither wird das ätzende Hahnenfußgewächs auch »Pflanze des Melampos« genannt.

Eine derart mächtige Wurzel darf natürlich nicht einfach so aus dem Boden gebuddelt werden. Es bedarf eines aufwendigen Rituals, damit der Pflanzengeist, der in Gestalt eines Adlers erscheinen kann, nicht zürnt. Der Wurzelschneider zieht zuerst einen Kreis um die Pflanze. Das Gesicht nach Osten gekehrt, betet er zu Apollo und dann zu Asklepios, dem großen Heiler. Er soll etwas Knoblauch essen, ein Glas ungewässerten Wein trinken und dann rasch graben, denn die Ausdünstung der Wurzel verursache eine Schwere des Kopfes.

Die antiken Ärzte, von Hippokrates bis zu Dioskurides, folgten im Grunde genommen dem alten magischen Volksbrauchtum, wenn sie ihren Patienten Helleborus verschrieben, um das wohltuende Erbrechen, Abführen und Harntreiben zu bewirken. Das theoretische Gerüst ihrer Medizinlehre war die »Vier-Säfte-Lehre«. Danach besteht der menschliche Körper aus vier Kardinalsäften oder »Humoren«, die ihrerseits in Verbindung mit den Elementen, den Jahreszeiten, dem Lebensalter, einem Hauptorgan und dem seelischen Temperament stehen.

Die Humore

	Rotes Blut	Gelbe Galle	Weißer Schleim	Schwarze Galle
Eigenschaft	süß, warm, feucht	warm, bitter, trocken	salzig, kalt, feucht	scharf, kalt, trocken
Element	Luft	Feuer	Wasser	Erde
Jahreszeit	Frühling	Sommer	Herbst	Winter
Lebensalter	Kindheit	Jugend	Reife	Greisenalter
Hauptorgan	Herz	Leber	Gehirn	Milz
Temperament	Sanguiniker	Choleriker	Phlegmatiker	Melancholiker

Wenn alle Humore im Gleichgewicht sind, ist der Mensch gesund, er hat »guten Humor«. Wenn jedoch einige Säfte überwiegen, gilt es diese abzuführen, auszuleiten oder zu purgieren. Da ist eine Pflanze wie die Nieswurz ein wahres Göttergeschenk! Als Niespulver zieht sie den Schleim heraus, als Brechmittel die gelbe Galle. Bei der Frau fördert die Nieswurz den Eintritt der Monatsregel, ja kann sogar eine Abtreibung bewirken. Vor allem aber leitet sie die Schwarze Galle ab, die sich im Körper besonders im Hirn ansammelt, aber auch das Herz verdunkelt. Nach dem Prinzip »Gleiches lockt Gleiches an« zieht die schwarze, ätzende Wurzel diesen schädlichen Saft an und leitet ihn über die Milz in den Darm, wo er schnell ausgeschieden wird.

Die alten Ärzte waren bemüht, Krankheiten und Heilmittel im kosmischen Zusammenhang zu verstehen. Ein Leiden, das durch den ungünstigen

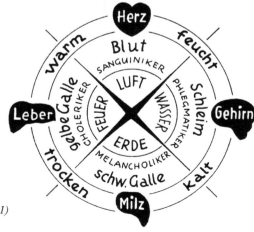

Die vier Kardinalsäfte.
(Skizze von R. Herrlinger, 1961)

Einfluss eines Planeten bewirkt wird, wurde mit einem Heilkraut behandelt, das ebenfalls die Signatur des Planeten trägt. Bei der Nieswurz war es eindeutig: Sie gehört dem Saturn, dem langsamsten der sichtbaren Wandelsterne, dem Greis unter den Planeten. In der Natur manifestiert er sich im dunklen, grauen, kalten Jahresende – gerade wenn diese Pflanze blüht. Im Menschenleben regiert Saturn das hohe Alter: im positiven Aspekt als Weisheit, Nüchternheit und Abgeklärtheit; im negativen Aspekt als Melancholie, Altersstarre, Verkalkung sowie schwerste Gebrechen. Schon Dioskurides, der das erste europäische Kräuterbuch schrieb, benutzte Helleborus für saturnische Leiden wie Gicht, Schwerhörigkeit, chronische Verstopfung und Krätze. »Helleborus heilt den Wahnsinn, der sich als Geiz äußert«, schrieb Horaz – und welche Seeleneigenschaft wäre saturnischer als Geiz!

Selbstverständlich grub man die Saturnpflanze am Saturntag (Samstag) aus, und zwar zur Saturnstunde, zu einer Zeit, in der sich der Planet im eigenen Haus befindet oder sonst gut aspektiert ist.

Wegen seiner Giftigkeit geriet die Nieswurz allmählich in Verruf. Wurm- und Entlausungskuren, Abtreibungen und die Behandlung von Besessenen und Fallsüchtigen verliefen oft tödlich. Auch verwechselte man oft die Schwarze Nieswurz *(Helleborus)* mit der Weißen *(Veratrum album)*. Nur in der Tierheilkunde fand sie noch Anwendung: als Schweinewurz, Saublüml

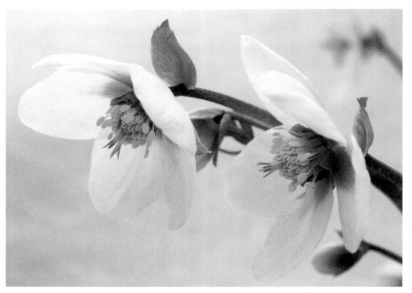

Schwarze Nieswurz (Helleborus niger).

oder Sitterwurz wurde sie zur Behandlung von Rotlauf eingesetzt. Die Bauern bohrten ein Loch ins Ohr des kranken Schweins und steckten ein Stück Wurzel hinein.

Zu Beginn der Neuzeit entdeckte Paracelsus die Pflanze sozusagen neu. Ganz Feuer und Flamme schrieb er in seinem *Herbarius:* »Mehr Tugend und mehr Kraft ist in diesem Kraut, als alle Schriftsteller, die auf den Hohen Schulen gelesen werden, jemals in Bezug auf das lange Leben geschrieben haben« (Pörksen 1988: 27). Ein Arzt – so Paracelsus –, der allein diese Pflanze richtig zu gebrauchen wisse, habe Kunst genug. Die Nieswurz »entfernt aus dem Leib, was nicht in ihm sein soll«. Die Wurzel habe die Macht, vier Krankheiten zu vertreiben: Fallsucht, Gicht, Schlag und Wassersucht. In den Blättern sah Paracelsus vor allem ein »Elixier des langen Lebens«. So hätten es die alten Philosophen gemacht: die Blätter im Schatten durch den Ostwind trocknen, zu Pulver stoßen und mit gleicher Menge feinem Zucker verreiben. Davon soll vom 60. bis zum 70. Lebensjahr jeden Morgen ein halbes Quintlein (2,1 Gramm) eingenommen werden; zwischen dem 70. und 80. Lebensjahr jeden zweiten Tag ein halbes Quintlein und nach dem 80. Lebensjahr jeden sechsten Tag ein Quintlein (Vorsicht! Das ist jeweils eine hohe Dosis!).

Auch in der Volksheilkunde heißt es: »Wer ein Stück Wurzel der Christrose bei sich trägt, wird sehr alt.« Ist also vielleicht doch etwas dran an diesem alten Rezept? Prof. Rudolf Fritz Weiss, der Neubegründer der Phythotherapie, schrieb, dass es durchaus so ist: Es geht um die Verabfolgung eines Herzglykosids in kleinen Mengen. »Paracelsus hatte offensichtlich sehr richtig herausgefunden, dass die getrockneten Blätter besser vertragen werden als Zubereitungen aus dem Wurzelstock« (Weiss 1991: 244).

Rosenlorbeer, Oleander *(Nerium oleander)*

Oleander, ein schönes Hundsgiftgewächs, ist zwar keine einheimische Pflanze – sie kommt aus dem Mittelmeerraum –, aber jeder kennt sie. Wegen ihrer weißen, rosaroten oder rotpurpurnen Blütenpracht wird sie in Mitteleuropa vielerorts als Ziergehölz in Kübeln gezogen. Abends lockt sie die langrüsseligen Nachtfalter mit ihrem lieblichen, nach Vanille oder Jasmin riechenden Blütenparfüm. Das kleine Bäumchen, das so schön blüht und duftet, ist jedoch eine hochgiftige Pflanze. Deswegen galt es einst als Symbol der Falschheit. Die Griechen glaubten, der Oleander stamme aus Kolchis, dem Zaubergarten der Giftmischerin Medea. Alexander der Große hatte auf seinen Feldzügen bekanntlich Probleme mit dem Rosenlorbeer, denn immer wieder starben Zug- und Packtiere, Esel und Pferde, die daran geknabbert hatten. Hegi berichtete von zwölf französischen Soldaten, die 1808 in Spanien ihre Fleischrationen auf Oleanderspießen gebraten hatten – acht starben und vier erkrankten schwer (Hegi V/3 1927: 2057). So giftig ist die Pflanze, dass Mäuse schon beim Durchbeißen der Blätter daran sterben. Deshalb stopft man in Griechenland Oleanderblätter noch immer in die Löcher der ungeliebten Nagetiere. Man glaubte jedoch, dass eine derartige Giftpflanze in Wein gekocht – nach dem Prinzip »Gleiches gegen Gleiches« – bei Schlangenbissen als Gegengift wirkt.

In der mediterranen und arabischen Volksmedizin wird ein Absud aus Oleanderblättern äußerlich bei Hautparasiten und Krätze verwendet, Tinkturen nimmt man innerlich zur Abtreibung der Leibesfrucht. Die Herzwirksamkeit des Oleanders beruht auf digitalisähnlichen Cardenolidglykosiden. Deren Wirkung wurde erstmals 1866 durch den russischen Forscher M. E. Pelikan entdeckt. Die vor der Blüte geernteten Blätter wurden früher bei Herzinsuffizienz und funktionellen Herzstörungen eingesetzt. Seit der Negativmonografie der Kommission E[96] ist der Rosenlorbeer nicht mehr in Gebrauch.

Einheimische Herzpflanzen mit Alkaloiden oder anderen Wirkstoffen

Arnika, Bergwohlverleih (*Arnica montana*)

Goldgelb leuchten uns im Sommer die Scheibenblüten der Arnika auf entlegenen Wald- und Moorwiesen entgegen. Auch wenn sie feuchte Böden nicht meidet, ist die Arnika ganz dem Licht und der Sonne hingegeben. Bis auf 2800 Meter Höhe ist sie anzutreffen. Kalkböden mag sie nicht, Kunstdünger lässt sie verschwinden.

Die Arnika ist eine der Johannisblumen. Einst, als die Bauersfrauen noch ihre Medizin aus Wiesen, Hecken und Wäldern holten, war sie Teil des »Johannismaien« oder »Sonnwendbuschen«, des Kräuterbündels, das am Vorabend des Johannistags gesammelt wurde und die Licht- und Wärmekraft der Mittsommerzeit in pflanzlicher Form enthielt. Nicht nur das heute Johanniskraut genannte *Hypericum perforatum*, sondern unter anderem auch die Schafgarbe, Quendel, Frauenmantel und vor allem die Arnika – auch Goldblume, Feuerblume, Sternenblume, Geel Sankt Johannisblume oder Sonnwendblüml (schwedisch *midsommarblomster*) genannt – kamen mit

96 Siehe Fußnote 87.

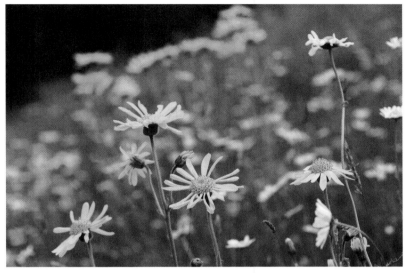

Arnika (Arnica montana), auf einer Bergwiese.

in den Strauß. Als Heilpflanze wurde sie in Teilen Österreichs Kraftwurz oder Kraftrose genannt, in Westfalen *Stoh up un go hen* (»Steh auf und gehe hin«), anderswo Wundkraut, Stichkraut (»wider dem Seitenstich«), Engeltrankwurz, Marientrank, Bruchkraut (»Wenn man sich hart verbrochen hat«), Verfangkraut (»gegen das Verfangen«, Lahmgehen) oder auch Fallkraut, da es bei Prellungen und Verletzungen hilft, wenn man hingefallen ist. Die Christenmönche weihten das Pflänzchen dem heiligen Luzian. Der Heilige, ein Missionar aus Britannien, der im 5. und 6. Jahrhundert im halbheidnischen Graubünden wirkte, erlitt den Martyrertod durch Steinigung. Der Schluss liegt nahe, dass man mit der ihm geweihten Heilpflanze – dem Luzianskraut; niederländisch *Sint Luciaans wond kruid* oder französisch *herbe de Saint-Lucien* – Linderung bei Prellungen, Blutergüssen und dergleichen findet.

Später, nachdem die Europäer tabaksüchtig geworden waren, mischte man die gepulverten Blätter der Arnika mit in den Schnupftabak. So wurde sie zur Schnupftabaksblume (englisch *mountain tobacco*; französisch *Tabac sauvage*, *tabac suisse*; italienisch *Tabacco dei Vosgi*) oder, da das Pulver Niesreiz auslöst, zur Niesblume.

Der bekannteste Name der Pflanze, neben Arnika, ist jedoch Wohlverleih oder Bergwohlverleih. Wohlverleih hat nichts mit »Wohl verleihen« zu tun, sondern mit dem Wolf. Wolfsgelb, Wolfsauge, Wolfsblume sind weitere Namen der Arnika. In der germanischen Pflanzenklassifizierung gilt sie als Wolfspflanze, da sie, wie Wolfsmilch, Eisenhut, Schierling und so weiter, recht giftig ist. Sie ist ein reißender Wolf unter den Kräutern. Vergiftungserscheinungen der hoch dosiert innerlich eingenommenen Pflanze sind Magenschmerzen, Erbrechen, quälender Harn- und Stuhldrang (mit wenig Entleerung), erhöhter Puls und beschleunigte Atmung, Herzstörungen, starkes Schwitzen, Schwindel, Rücken- und Schulterschmerzen, Verminderung der Sehkraft und Reizung der Sexualsphäre. Conrad Gesner, der erste Botaniker, der die Arnika erwähnte (1561), probierte zwei Drachmen (ein Drachmen entspricht 3,75 Gramm) und schrieb, dass es ihm gut bekommen sei. Eine Stunde später war er tot! Die Dosis war zu hoch gewesen. Auch äußerlich kann der Saft stark hautreizend wirken und Quaddeln erzeugen.

Vielleicht aber ist es nicht nur ihre Giftigkeit, der die Pflanze die Wolfsnamen verdankt. Wohlmöglich geht der Name auf uralte mitsommerliche heidnische Korn- und Getreiderituale zurück. Die Volkskundler erzählen uns, dass man sich damals die Wachstumskraft des Feldes als einen ungestümen Vegetationsdämon vorstellte. Dieser erschien in der Gestalt eines alten Weibes (die Kornmuhme, das Zitzenweib, die alte Göttin des Wachstums), einer wilden Sau, eines Bocks (der hörnertragende paläolithische Gott) oder vorwiegend als Wolf. Im wogenden Getreidefeld sah man den Wolf durchs Korn streichen (Bächtold-Stäubli V 1987: 256). Wenn diese als Kornwolf verkörperte Wachstumskraft das Feld verlässt, dann darbt und verdorrt das Korn. Um ihn drinnen zu halten, steckte man die zu dieser Jahreszeit blühende Wolfspflanze, das Arnika, rund um die Felder. Man glaubte, dass sich der Kornwolf bei der Ernte im August in der letzten Garbe, die geschnitten wird, versteckt. Diese wurde dann geschmückt und feierlich ins Dorf getragen. Ursprünglich waren es die Bilwis-Schamanenpriester und -priesterinnen oder die Bilwisschnitter die, als Teil des Mittsommerbrauchtums, den Kornwolf mit ihren Zaubersprüchen ins Feld bannten. Sie sprachen Feldsegen aus und schnitten an den Ecken des Feldes rituell eine Handvoll oder jeweils drei Halme. Die heidnischen Kornpriester wurden nach der Christianisierung zu schädlichen Zauberern und Hexen erklärt. Vielerorts wurde der Begriff Bilwisschnitter[97] gleichbedeutend mit einem bösen Korndämon,

---

97 Die Bilwisse (germanisch *bil*, »wunderkräftig, wirksam, recht, passend«; *wit*, »weiß, wissend«; niederländisch *bilwit*; altenglisch *bilewit*) waren weiß gekleidete Priester mit Zottelhaaren (Bilwislocken; heute als Rastas bezeichnet). Eine Beziehung zum keltischen *Bel* und zum germanischen *Baldr*, *Phol* oder *Beldeg* (angelsächsisch), dem Sonnengott in seiner Mittsommererscheinung, scheint gegeben zu sein (De Vries 2000: 50; Storl 2000: 28). Als *Bilewit*, den »Gütigen«, riefen die Germanen die Götter an. Nach der Bekehrung übertrugen sie das Wort auf Christus, die »geistige Sonne«, später auf die Engel, zuletzt auf einen Naturdämon, der im Laufe der Zeit immer negativer gesehen wurde.

der auf einem Bock durch das Feld reitet oder mit Sicheln an den Beinen wilde Muster ins Getreidefeld schneidet, die Ähren schwarz und rußig macht (Mutterkorn!) und anderen Schaden anrichtet.

Auch wenn die Getreideschamanen verschwunden waren, spielte der Wohlverleih noch weiterhin eine Rolle im Sommersonnwendbrauchtum. Noch lange sammelte man die Arnikablüten für den Johannisbuschen oder legte sie mit in das »Johannisbett« – ein Bett aus Blumen, einst für den Sonnengott Bel oder Baldur gedacht –, in dem sich der Täufer ausruhen sollte. Außerdem steckten die Bauern am Johannisabend Arnikasträuße an den Feldrand, nun aber, um den bösen Korndämon fernzuhalten.

Hildegard von Bingen erwähnte die Arnika, die sie *wolfesgelegena* nannte, nicht als Heilkraut, sondern als Mittel zum Liebeszauber: »Die Wolfesgelegena ist sehr warm, sie hat eine giftige Wärme an sich. Wenn ein Mann oder eine Frau in Liebe erglüht, dann wird, wenn jemand sie oder ihn auf der Haut mit grüner Wolfesgelegena berührt, der Berührte in der Liebe

Arnika, Blütenknospe.

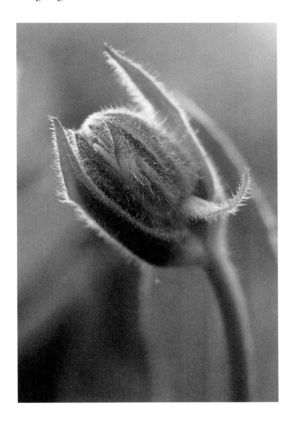

zum anderen verbrennen, und wenn das Kraut vertrocknet ist, dann wird Mann oder Frau durch die Liebesglut fast rasend, sodass sie schließlich unsinnig werden« (Marzell 2002: 290). Wahrscheinlich nimmt diese Aussage der Hildegard ebenfalls Bezug auf das ekstatische Sommersonnwendtreiben, das ja – als Fruchtbarkeitsfest – oft orgiastische Züge annahm.

Wie andere Mittsommerblüten, etwa die Holunderblüte oder die Lindenblüte, welche die Wärme der Sonne einfangen und nach der Einnahme einen erkalteten Körper erwärmen und zum Schwitzen bringen, so galt auch die Arnika als Schwitzkraut. Dazu wurde sie in Bier gesotten. Auch gegen das mitsommerliche Unwetter, gegen Blitz und Hagelschlag, die das reifende Korn bedrohten, setzte man die am Johannisabend gepflückte »Donnerblume« ein. Dazu hängte man sie in den Herrgottswinkel, unters Dach oder man räucherte damit, wobei man den Spruch aufsagte:

>*»Steck Arnika an, steck Arnika an,*
>*dass sich das Wetter scheiden kann.«*

Es geht aus diesem hier kurz Skizziertem hervor, dass die Arnika mit ihrer Lichtnatur einen Bezug zum lebenserhaltenden Korn und zur Sonne, dem Herzen des Makrokosmos, hat. Wie die Sonne, die den Kreislauf des Jahres und den natürlichen Wasserkreislauf (Verdunstung, Wolkenbildung, Abregnung) in Gang hält, so hilft diese kleine Blumensonne dem menschlichen Herz und dem Blutkreislauf – etwa bei schlechter Durchblutung der feinen Gefäße oder bei Altersherz und koronarer Herzkrankheit (mit oder ohne Angina pectoris). Ein Tee aus den Blüten der Arnika, langsam und schluckweise getrunken oder fünf bis zehn Tropfen der Arnikatinktur haben eine anregende Wirkung auf das müde Herz. Arnika wirkt schnell, schneller als Weißdorn, und ist für kurzfristige Zustände gedacht. Im Gegensatz zu Weißdorn sind hohe Dosierungen gefährlich, führen zu Schwindel, Herzjagen, Rhythmusstörung und eventuell Kollaps. Für eine langdauernde, kurmäßige Behandlung sollte man lieber zum Weißdorntee greifen (Weiss 1991: 228). Die Arnika enthält übrigens weder Alkaloide noch Glykoside, sondern ätherische Öle, Carotinoide und Flavonide.

In seinen hohen Jahren griff Goethe immer wieder zu der Pflanze. Im Februar/März 1823 musste der 74-jährige Dichterfürst wegen schwerer Atemnot und Herzschmerzen – »den ungeheuren Massen des Krankheitsstoffes«, die »seit dreitausend Jahren« auf ihm lasteten – neun Tage und Nächte sitzend in seinem Lehnstuhl verbringen. Er hatte wortwörtlich ein »gebrochenes Herz«, nach der entsagungsreichen Liebe zur jungen Ulrike von Levetzow. Den Ärzten und ihren Künsten begegnete er, wie immer, mit Skepsis. Es waren Blutegel und, vor allem, die Arnika, die die Krise behoben (Nager 1992: 35). Begeistert huldigte er daraufhin »dieser herrlichen Pflanze, die den freien Höhen des Urgesteins angehört, die an den Stufen von Götterthronen steht!« In blumiger Sprache beschrieb er ihr Wachsen bis zur sich öffnenden Blütenknospe: »(…) schon sprengt sie die Enge, gelb-rote Feuerwirbel stehen im Lichte der Johannissonne. Welche Würze, welcher Duft! (…) Was da duftet, wie spreche ich es mir aus? Heilsame Gewalt möchte ich es nennen. (…) In jeder Art ist Energie in die Arnika hineingedrängt. Schon die Erinnerung an sie gießt mir Feuerströme ums Herz. Aber hier ist Kraft mit zarter Gestalt gepaart. Nichts Sprödes, Hartes stellt sich der bildenden Himmelskraft entgegen, jung und lebensfrisch erwählte sie der Sonnengott. Seht die Blüte doch an, wie sie sich öffnet, wie sie sich in Licht, in Sonnenglut auflöst. (…) Hier ist die Pflanze der raschen Heilung, der kräftigen Entscheidung. Sei dir von außen gewaltsam Schaden getan, Stoß, Hieb, schneidende Wunde – in ihr ist dir wunderbare Hilfe nahe. Die Lebenskräfte strömen, der Puls kräftigt, das Herz ermutigt sich; was als blutiger Erguss, als Blutgeschwulst sich verlor, besinnt sich auf die richtige Bahn. Muskeln und Sehnen straffen sich, die Gestalt, verletzt und beschädigt, stellt sich her; durchaus aber auch das Nervensystem, das schwer zu heilende. Die organische Empörung über den erlittenen Schaden, den wir Schmerz heißen, lindert sich, verebbt. (…) Fühlte ich doch, als Leben und Tod in mir den Kampf begannen, dass die Lebensscharen mit dieser Blume auf ihrem Panier den Durchbruch erzwangen und dem Feindlich-Stockenden, Tödlich-Bedrückenden sein Austerlitz[98] bereitet wurde. In der Genesung verjüngt, preise ich sie höchstlich, und es ist doch nur sie selbst, die sich preist, die wahrhaft unerschöpfliche Natur, die jene Blume erzeugt (…)« (Goethe 1948: 249f.).

Besenginster (*Cytisus scoparius*, früher *Sarothamnus scoparius*)

Der Besenginster ist ein hellgelb blühender Schmetterlingsblütler, der gern auf sandiger Heide oder an den Rändern von Eichenwäldern wächst. Für die Kelten war die im Mai üppig blühende Pflanze ein Symbol des siegreichen jungen Sonnengottes Belenos, der sich zum Maivollmond mit der Göttin vermählt. In der mittelalterlichen Blumensprache bedeutete der Besenginster Demut und Erniedrigung. Als im 12. Jahrhundert Fürst Gottfried von

98 Austerlitz bereiten: vernichtend schlagen; die Wendung bezieht sich auf die Schlacht in Austerlitz in Mähren, wo Napoleon den österreichischen und russischen Heeren eine vernichtende Niederlage zufügte.

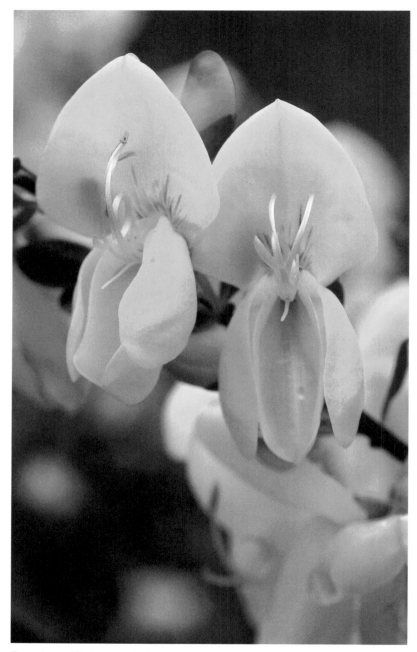

Besenginster (Cytisus scoparius).

Anjou sein Kreuzzugsgelübde ablegte, nahm er seinen stolzen Federbusch vom Helm und ersetzte ihn, als Zeichen seiner demütigen Unterordnung unter die Macht der Kirche, durch einen Ginsterzweig. Der verwandte Stechginster *(Úlex europaéus)*, mit seinen garstigen Dornen, galt im Mittelalter dagegen als Symbol der Sünde und des Höllenfeuers.

Der Besenginster (englisch *broom*) gilt auf den britischen Inseln als eine der neun Elfenpflanzen. Die alten angelsächsischen Heiler und die walisischen Myddfai-Ärzte benutzten die harntreibende Pflanze vor allem bei Wassersucht und zur »Öffnung« von Milz, Leber oder Nieren. Im Mittelalter kam ein Gebräu aus den gekochten Zweigspitzen als »Blutreiniger« zur Anwendung bei Rheuma, Gicht und Gelbsucht.

Erst in der Neuzeit kam man auf den Besenginster als eine Heilpflanze für Herzprobleme. Der Schmetterlingsblütler enthält keine Glykoside, aber Flavonide und, vor allem, Chinolizidin-Alkaloide, die ähnlich wie Nikotin als Ganglienblocker hemmend und dämpfend auf die Reizleitung des Herzens einwirken. Sie sind bei tachykarden Rhythmusstörungen, wenn das Herz unausgeglichen schlägt, stolpert oder Extraschläge macht, sowie bei Vorhofflimmern angesagt. Ginster unterstützt nicht nur bei Kreislaufregelstörungen, sondern hilft bei zu niedrigem Blutdruck und verbessert den venösen Rückfluss des Blutes.

Herzgespann, Löwenschwanz *(Leonurus cardiaca)*

Der Lippenblütler Herzgespann war schon immer eine Herzpflanze, aber nicht im modernen Sinn. Der Name Herzgespann oder Herzgesperr bezeichnete früher Druck und Beklemmung in der Brust. Man vermutete dabei eine Verspannung der »Herzbänder«. Auch Verspannungen im Zwerchfell und Magen wurden so bezeichnet. Im *Hortus Sanitatus* (Mainz, 1485) lesen wir: »diß krut gestoissen vnd den safft genutzet benympt das wee deß hertzen und machet dem Hertzen gut geblüde. Dis krut ist gut dem zyttern hertzem« (Marzell II 1943–79: 1242). Die so gestoßene Wurzel wurde auf die Brust gelegt. Teuichrut heißt das Herzgespann in Schaffhausen, es wurde verwendet, wenn beim Vieh die »Teui« (die Verdauungskraft) verlorenging.

Mutterkraut und Wildmutterkraut sind weitere Benennungen, denn es wurde bei Frauenkrankheiten, etwa bei »Mutterweh« (Gebärmutterproblemen) angewendet. So erfahren wir bei dem englischen Kräuterarzt Nicholas Culpeper vom »Mutterkraut« *(motherwort)*: »Das Kraut gehört der Venus und steht im Tierkreiszeichen Löwe. Es gibt kein besseres Kraut, um die melancholischen Dämpfe vom Herzen zu vertreiben, es zu stärken

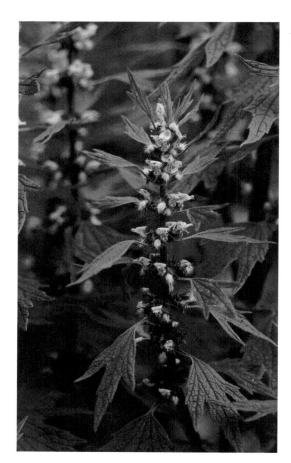

Herzgespann
(Leonurus cardiaca).

und fröhlich zu machen (...) Außerdem macht es Frauen zu fröhlichen Müttern und beruhigt den Uterus, weswegen es Mutterwurz genannt wird. Brauchbar ist es bei zitterigen Herzen und Ohnmachtsanfällen, weswegen es Cardiaca genannt wird. Ein Löffel Pulver in Wein hilft leidenden Frauen und unterdrückt die aufsteigende (Gebär-)Mutter. Es treibt den Harn, regt die Monatsblutung an, treibt kalten Schleim von der Brust und tötet Würmer im Magen. Es erwärmt und trocknet die kalten Humore, die sich in den Blutgefäßen, Gelenken und Sehnen des Körpers einnisten, und hilft bei Krämpfen und Konvulsionen« (Culpeper 1653: 121). In Sachsen, Thüringen und der Lausitz war es auch ein Beschreikraut (sorbisch *pódrjene zelo*), das den Kindern in die Wiege oder unters Kopfkissen gelegt wurde, wenn sie unruhig schliefen, weil sie behext worden sind.

Die heutigen Indikationen der Herzgespanndroge sind etwas anders. An erster Stelle wird sie bei vegetativen funktionellen Herzbeschwerden verwendet; sie wirkt herzberuhigend. Zweitens wirkt sie – ähnlich wie der Wolfstrapp *(Lycopus europaeus)* – bei überaktiver Schilddrüse (Hyperthyrose) und drittens bei Wechseljahrbeschwerden wie zum Beispiel Hitzewallungen, Angstzuständen und nervöse Unruhe. Herzgespann wirkt uteruskontrahierend und krampflösend auf die »Mutter« und hilft bei ausbleibender und nachlassender Regel.

Herzglykoside sind nicht vorhanden, dafür Diterpenbitterstoffe, Betaine, Flavonide, Kaffeesäurederivate und Triterpene. Die Herzgespanndroge wird am besten kurmäßig als Tee über einen längeren Zeitraum getrunken, oder in Form einer Tinktur eingenommen.

Immergrün *(Vinca minor)*

Immergrün, ein blaublühendes Hundsgiftgewächs, das gern an schattigen, verwunschenen Stellen, auf Friedhöfen oder alten Burgruinen wächst, galt immer als Zauberkraut. Vinca, der lateinische Name, kommt von *vincere*, »binden, umwinden, schnüren, fesseln« und »übertragen, verpflichten, bannen, bezaubern«. Im *Gart der Gesundheit* (Mainz, 1485) findet sich: »Berwunca, syngrun[99] (…) wer dieses Kraut bei sich trägt, über den hat der Teufel keine Gewalt. Keine Zauberei kann in das Haus kommen, wo dieses Kraut über die Haustür gehängt wird. Mit dem Kraut kann man feststellen, in wem der böse Geist wohnt. Am besten wirkt es, wenn es mit anderen Kräutern auf unserer Lieben Frau ihren Tag (Mariawürzweih, am 15. August) geweiht wird.« Nicholas Culpeper, der die immergrüne Pflanze unter die Herrschaft der Venus stellte, schrieb: Wenn ein Mann und eine Frau zusammen die Blätter essen, wird es Liebe zwischen beiden bewirken (Culpeper 1653: 139). Den Christen war das Immergrün ein Symbol der ewigwährenden Treue, und seine himmelblauen Blüten galten als Zeichen der Jungfrau Maria.

In alten Kräuterbüchern wird es gegen Nasenbluten, Bauchfluss (Diarrhöe), Zahnschmerzen, den Biss giftiger Tiere, bei Kopfschmerzen (»Teufel« im Kopf), Gedächtnisstörungen und Schwindel verwendet. Noch im 19. Jahrhundert hängten die Bauern ihren Kindern ein kleines Säckchen mit Immergrünwurzeln um den Hals, damit sie in der Schule immer aufmerksam sind und gescheit werden (Zerling 2007: 124).

---

99 Alte Namen für das Immergrün. Plinius nannte es *vinca pervinca*, daher alte Bezeichnungen wie Berwunca, Berwinkel oder englisch *periwinkle*. Das althochdeutsche *Singrun* ist zusammengesetzt aus *sin* (»immer, nicht nachlassend«) und *grun* (»grün«), das heißt die Blätter welken nicht.

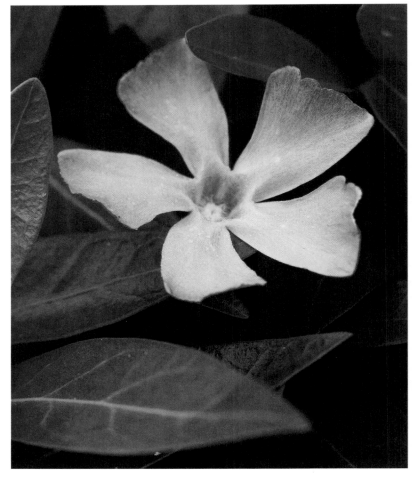

Immergrün (Vinca minor).

Heute wird – trotz Negativmonografie der Kommission E[100] – Immergrün in der Behandlung zur Steigerung der Herz- und Hirndurchblutung verwendet. Das Indolalkaloid Vincamin wirkt blutdrucksenkend, es entspannt das vegetative Nervensystem und erhöht die Sauerstoffaufnahme des Hirns. Nach Schlaganfällen und leichten Hirnverletzungen ist Immergrün angebracht, auch bei Schwindel, Altersschwerhörigkeit und Ohrengeräuschen. In diesem Sinn hat es eine ähnliche Wirkung wie Ginkgo.

100 Siehe Fußnote 87.

Knoblauch *(Allium sativum)*

Den Knoblauch haben wir schon im letzten Kapitel im Zusammenhang mit dem Bärlauch besprochen. Aber es sei nochmals erwähnt, dass der Knoblauch einen blutdrucksenkenden Effekt bringt, Blutwerte verbessert, Arterienverkalkung vorbeugt, Thrombosegefahr mindert und die Durchblutung fördert.

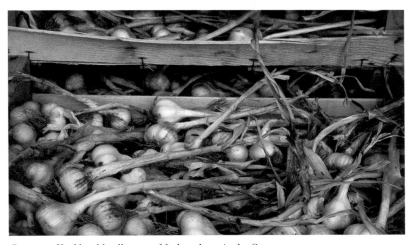

Geerntete Knoblauchknollen zum Nachtrocknen in der Sonne.

Mistel *(Viscum album)*

Auch die Mistel, die alte Zauberpflanze, offenbarte ihre herzwirksamen Eigenschaften erst in jüngeren Zeiten. Der französische Mediziner Gaulthier war es, der 1907 die blutdrucksenkende Wirkung von Mistelauszügen entdeckte. Als Wirkprinzip wird ein acetylcholinähnliches Cholinderivat ausgemacht, das den Parasympathicus anregt, wobei durch die folgende Gefäßentlastung der Blutdruck gesenkt wird (Madaus 1938: 2838). Inzwischen zählen Misteltee bzw. ein Kaltwasserauszug oder Misteltropfen zu den beliebtesten Mitteln gegen Arterienverhärtung und Hypertonie sowie bei den durch zu hohen Blutdruck bedingten Schwindelanfällen und Ohrensausen. Einige Autoren sprechen von einer harmonisierenden, adaptogenen Wirkung: Mistel senkt einen zu hohen Blutdruck und hebt einen zu niedrigen. Rudolf Fritz Weiss erwähnte einen bewährten »Blutdrucktee«, bestehend aus einer Mischung von Mistelkraut (zur Blutdrucksenkung), Weißdorn (zur Förderung der koronaren Durchblutung) und Melisse (zur Beruhigung des nervösen Herzens) (Weiss und Fintelmann 2002: 191). Wegen dieser blutdrucksenkenden Wirkung ist es wahrscheinlich, dass die Mistel schon bei den Römern als Mittel gegen die Fallsucht (Epilepsie) eingesetzt wurde. Auch bei Schwindel, der Umfallkrankheit (St.-Valentin-Krankheit) und dem Veitstanz, der Tanzwut, die im Mittelalter immer wieder auftrat, sollte die Pflanze, die schwindelfrei hoch oben auf den Bäumen wächst, helfen.

Wenn mächtige Andersweltliche sich der Menschenseele nähern, verlieren die Menschen den Verstand, ihnen wird schwindlig, die Seele windet sich aus dem Leibesgefüge. Nach Ansicht der antiken Ärzte wird während des epileptischen Anfalls die Seele aus dem Körper herauskatapultiert. In diesem Fall ist eine Zaubermedizin vonnöten. Die Mistel ist eine solche, denn sie ist schon von ihrem Aussehen und Habitus her keine normale Pflanze: Das seltsame schmarotzende Riemenblumengewächs *(Loranthaceae)* hat sich gegenüber dem normalen kosmisch-solaren Rhythmus emanzipiert. Es bleibt trotz Winterkälte grün, blüht, wenn es noch schneit, und bildet seine Früchte im November und Dezember. Die Mistel vermag nicht auf dem Erdboden zu wachsen, sondern nur im Geäst von Bäumen. Sie hat keine echten Wurzeln, sondern grüne »Rindenwurzeln«. Sie wächst auch nicht der Sonne entgegen, sondern bildet eine immergrüne Kugel, wobei sich die Blätter nie über das Stadium des Keimblattes hinausentwickeln. Sie kann sich nicht selbst aussäen, sondern ist auf Drosseln angewiesen, die ihre klebrigen, schleimigen, giftigen Beeren auf andere Bäume übertragen. Sie hat keine Borke, sie welkt nicht, sie kann ihre Wunden nicht heilen.

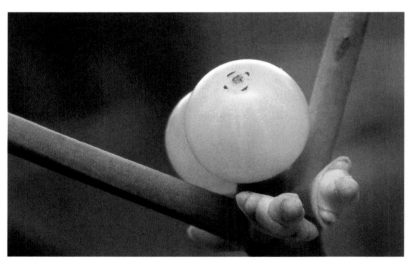

Misteltrieb (Viscum album) mit Beeren.

Sie ist weder Baum noch Kraut. Sie ist, wie es die Kelten empfanden, ein »Zwischending«, ein Wesen zwischen dem Diesseits und der Anderswelt, zwischen Himmel und Erde. In den Ländern, in denen sich die keltische Kultur noch lange hielt, hängt man noch heutzutage in der »Zwischenzeit« der Wintersonnenwende, zwischen dem alten und dem neuen Jahr, einen Mistelstrauß in den Türrahmen, der Schwelle zwischen Innen und Außen. Wer unter diesem Strauch steht, ist frei von gesellschaftlichen Verhaltensregeln, er befindet sich in einem magischen Raum, wo alles möglich und nichts fix ist. In solchen magischen »Weder-Noch-Räumen« ist Schicksalswandel, Metamorphose, Heilung möglich.

Wie die griechische Sage von Aeneas, der mit dem »goldenen Zweig« in die Unterwelt stieg, andeutet, vermittelt die Mistel auch zwischen dem Reich der Lebenden und der Toten. Auch die skandinavische Baldursage deutet das an. Baldur, der unsterbliche Sonnengott, kann einzig und allein von einem Mistelzweig getötet werden. Der *blaut-tain*, der Opferwedel oder Opferzweig aus Mistel, mit dem im keltischen wie im germanischen Kult das Blut geopferter Tiere versprengt wurde, galt als »alles heilender Blutzweig«; auch Epilepsie wurde damit behandelt, da dieses Leiden von den Andersweltlichen herrührt.

Da die Mistel Zugang zur Anderswelt, zu den Toten, verschaffen kann, ist sie auch fruchtbarmachend, denn Fruchtbarkeit ist ein Geschenk der Ahnen. Aus diesem Grunde vollzogen die keltischen Druiden alle 30 Jahre bei der Thronbesteigung eines neu gekrönten Königs ein Ritual des Mistelschneidens, um die Potenz und Fruchtbarkeit des Herrschers zu gewährleisten. Der König galt als Gatte der Göttin des Landes, er war für die Fruchtbarkeit der Herden, der Wiesen und Äcker verantwortlich. Der römische Staatsbeamte Plinius der Ältere (23–79) beschrieb das fürstliche Ritual, bei dem »am sechsten Tage des Mondes, zu Beginn der dreißigjährigen Periode[101] « die Mistel, die »alles Heilende«, von weißgewandeten Priestern mit einer goldenen Sichel von einem Baum, »den sie für eine Eiche halten«, geschnitten und auf einem weißen Tuch aufgefangen wird. Dabei werden zwei große weiße Stiere, deren Hörner nie gebunden waren, mit Gebet geopfert. Die schleimigen Mistelbeeren galten als die Samentropfen des himmlischen Stiers, der die Erdgöttin befruchtete.

Kein einfacher Bauer, kein keltisches Kräuterweib würde solchen Aufwand betreiben, um an die Mistel zu kommen: Das Ritual gehört eindeutig zur hohen Kultur. Das heißt aber nicht, dass das einfache Volk die »alles

---

101 Dreißig Jahre gilt als die Zeitspanne eines Generationswechsels.

Heilende« nicht ebenfalls zu Heil- und Zauberzwecken anwendete. In der europäischen Volksmedizin gilt die Mistel noch immer als Mittel bei Unfruchtbarkeit. In einem alten Kräuterbuch liest man:»Drei Mistelzweige in einem halben Liter alten Weißwein mit Zucker drei Minuten lang gesotten und acht Tage vor dem Eintritt der Periode getrunken, bewirkt unfehlbar die Schwangerschaft.« Maria Treben, die aus dieser Tradition schöpft, gibt an, dass frischer Mistelsaft die Unfruchtbarkeit einer Frau beheben kann (Treben 2008: 99). Auch bei Schwindel und Fallsucht, Geschwülsten, Blutungen, Blutspeien, Krampfanfällen, Wechseljahrbeschwerden und »schlechten Säften« nahm man das »Fallkraut«, den »Heil aller Schäden«, in Anspruch. Die klebrigen, schleimigen Beeren, auch Schnuderbeeren (Schnuder:»Rotz«) genannt, wurden, da giftig, weniger verwendet.

Durch Rudolf Steiner hat die Schmarotzerpflanze eine neue therapeutische Indikation als Krebsheilmittel erhalten. Für die anthroposophische Medizin ist sie *das* Krebsmittel. Experimente bestätigen, dass der gespritzte Mistelextrakt das Immunsystem anregt, die Wucherungen werden gehemmt und die im Thymus gereiften Killerzellen (T-Zellen) nehmen zu. Diese immunstimulierende Wirkung wurde wahrscheinlich schon von Hippokrates erkannt, der angeblich Mistel gegen Milzsucht verschrieb. Die Milz, ein Lymphorgan, ist bekanntlich Teil des Immunsystems. »Die Mistel klebt Geist, Seele, Lebenskraft wieder an den physischen Leib, womit die Immunschwäche behoben wird« (Reinhard 1993: 143).

Noch immer spielt die Mistel eine Rolle im Volksaberglauben. Schon die Benennungen deuten an, dass mit ihr nicht alles geheuer ist: Hexennest, Hexenbesen, Teufelsast, Teufelsbesen, Trudennest (Trud oder Drud: Druckgeist), Gespensterrute, Alpranken (Alp: Druckgeist, Verursacher von Alpträumen), Marentake (plattdeutsch *mare*, »Mahr, Nachtgeist«; *take*, »Zweig«), französisch *buchon de sorcière* oder *gui des druides*. Eine in Silber gefasste Mistelbeere als Amulett getragen oder Mistelzweige in den Stall oder unters Dach gehängt, sollen Hexen, Druden und andere unholde Astralwesen fernhalten. In Bier gekocht, ist Mistel ein Heiltrank für bezaubertes Vieh. Wenn die Mistel auf einem alten Hasel wächst, dann ist es ein Zeichen, dass darunter ein Schatz vergraben ist oder sich dort sogar ein Haselwurm, eine weiße Schlange mit goldener Krone, befindet (Wer den Haselwurm fängt und von seinem Fleisch isst, der wird alle Heilpflanzen erkennen und die Sprache der Tiere verstehen können). Wo Mistel wächst, da schlägt kein Blitz ein, und schädliche Erdstrahlen werden abgemildert.

Selbstverständlich sammelte man einen solchen Zauberzweig mit größter Sorgfalt. Er durfte nicht abgeschnitten werden, sondern wurde mit einem

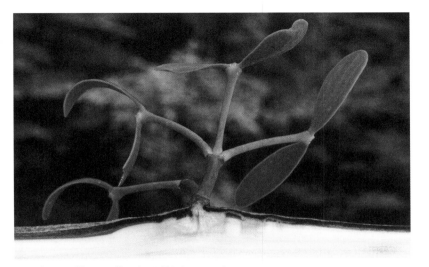

Mistelzweig (Viscum album) mit Rindenwurzel.

Pfeil oder Stein heruntergeschossen und mit der linken Hand aufgefangen. Auf jeden Fall sollte er nicht die Erde berühren. Am besten holte man ihn bei Neumond, wenn die Sonne im Schützen steht, oder etwa zu Johanni, dem alten Fest des Sonnengottes, den ein Mistelpfeil tödlich verwundete.

Wie das Herz vermittelt die Mistel zwischen den Kräften des Unten und Oben. Rutengänger versicherten mir, dass das Mistelgewächs die Säfte der Wirtsbäume beeinflusst, sodass sie besser fähig werden, mit geomantischen oder elektromagnetischen Störfeldern zurechtzukommen.

Weißdorn *(Crataegus spp.)*

Um 1850, einige Jahrzehnte nachdem William Withering zufällig auf die Herzwirksamkeit des Fingerhuts gestoßen war, führte der irische Homöopath Dr. Thomas Green Selbsterprobungen mit dem Weißdorn durch. So fand er ein Mittel für Herzkranke, von denen es im Zuge der Industrialisierung immer mehr gab. Seine Praxis in Dublin wurde zum Geheimtipp für Herzpatienten. Wie ist er zu diesem Strauch oder kleinen Baum gekommen? Vielleicht war es seine Offenheit für das morphogenetische Feld Irlands, das Land seiner Vorfahren, das ihn zu dieser Entdeckung führte. Weißdornhecken durchziehen die Grüne Insel und trennen als Hag die Weiden. Seit vielen Jahrhunderten wurde hier, wie anderswo in Europa, das harte feste Weißdornholz gedrechselt, gehobelt und gebohrt, um Hämmer, Beilstiele, Dreschflegel, Drillinge (die Triebräder und Getriebe von Mühlen),

Kämme, Spazierstöcke und Briar-Pfeifenköpfe herzustellen. Die mehligen roten Früchte, auch Mehlfässchen genannt, wurden als Mehlzusatz mit ins Brot gebacken, kamen mit ins Schweinefutter oder wurden zu einem bierähnlichen Getränk gebraut oder zu Branntwein gebrannt; die Wurzel und Rinde diente den Tuchmachern zum Gelbfärben von Textilien.

Aber abgesehen von diesem praktischen Nutzen galt der Weißdorn bei den Iren und den anderen keltischen Völkern schon immer als heiliger Baum. Er wurde als einer der »Häuptlingsbäume« angesehen, dessen widerrechtliches Fällen hart bestraft wurde. Zum Maifest (irisch *Beltaine*) trug die Maikönigin, die Dorfschönste, die die Göttin Olwen (»die weiße Spur«) verkörperte, einen Kranz aus blühender Weißdornpracht. Dieses orgiastische Fest, das die Vermählung der Vegetationsgöttin mit dem Sonnengott feierte, fand statt, wenn der Vollmond in die Weißdornblüte fiel. Der Jungfrau gab man den kräftigsten jungen Burschen – er verkörperte den Sonnenhelden Belenos – zum Gefährten und war überzeugt, dass ihre Anwesenheit die Äcker reichlich mit Getreide und die Gärten mit Obst segnen würden (Storl 2000: 188).

In einer bretonischen Geschichte erfahren wir, dass Merlin, der Archetypus des keltischen Druiden, bis ans Ende der Zeit unter einem alten Hagedornbusch süße Träume träumend schläft. Der Zauberer hatte sich in die schöne Fee Viviane (Nimue) verliebt. Diese nahm den alten Weisen zärtlich bei der Hand, umwand ihn mit ihren anmutigen Armen wie der Efeu die Eiche, liebkoste ihn und entlockte ihm mit süßen Worten all seine Zaubergeheimnisse. Als er sich eines Tages in dem heiligen Hain des Belenos (Broceliande) unter dem Weißdorn niederließ, fragte sie ihn, ob er ihr verraten würde, wie eine Frau einen Mann fessele, ohne Ketten, ohne Turm, rein durch die Kraft des Zaubers, sodass er ihr nie mehr entweichen könne. Er verriet es ihr. Und als er mit dem Kopf in ihrem Schoß eingeschlafen war, vollendete sie die Bezauberung, ganz so, wie er es sie gelehrt hatte; neun Mal umwandelte sie ihn, neun Mal wiederholte sie die Zauberworte. Und seither sitzt er, lächelnd wie der Buddha, unter dem Weißdorn. Es wäre jedoch falsch zu glauben, dass der Entrückte unglücklich sei. Unter den Ästen der Weißdornlaube fand der Waldweise die weibliche Hälfte seines Wesens, er fand seine Herzensmitte.

Für die Germanen bedeutete die Weißdornhecke Geborgenheit; schützend umgibt sie Hof und Felder, sie gewährte einen guten Schlaf und gute Träume. Die Hagedornhecke war auch der Ort, wo die alten Frauen Kräuter und neunerlei Holz sammelten. In der Hecke saß die »Hagesuzze«, der wir das Wort Hexe verdanken. Die Slawen erkannten im Weißdorn ein

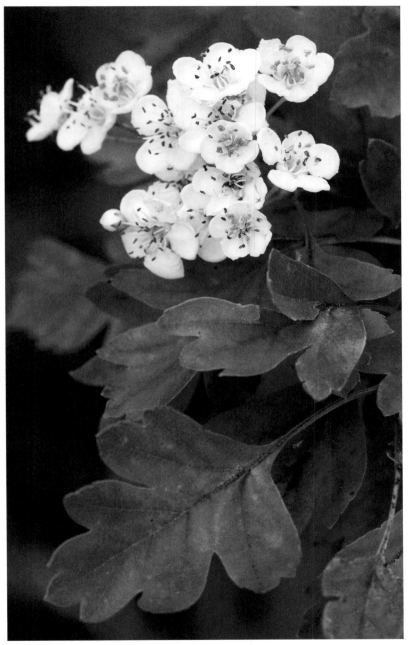

Weißdorn (Crataegus spp.), Blatt und Blüte.

Schutzmittel gegen blutsaugende Vampire. Das Herz der Leichen von Widergängern, oder solchen, von denen man befürchtete, dass sie es werden, wurde mit Weißdornpfählen durchbohrt.

Viele solche Brauchtümer und Geschichten umranken den Dornenstrauch, aber in der Volksheilkunde spielte er keine große Rolle. Das Beerenmus wurde eventuell bei Magen-Darm-Grippe oder Durchfall eingenommen, und die harten Samen wurden zerstampft, gekocht und als Sud bei Blasen- und Nierensteinen gegessen. Letzteres beruht wahrscheinlich auf der missverstandenen Signaturenlehre. Ansonsten wurden Weißdornzweige an die Türen gesteckt, um Hexen fernzuhalten, verhexte Milch wurde mit den Zweigen geschlagen, um den Neidzauber zu vertreiben.

Inzwischen ist der Weißdorn eines unserer besten und am leichtesten zu vertragenden, nicht-toxischen Herzpflegemittel. Der Tee (Aufguss), oder auch Fertigpräparate aus Blüten und Blättern, ist ein wunderbares Mittel bei nervösen Herzbeschwerden, bei Herzjagen, Herzstolpern, Herzstechen und dem Gefühl der Enge in der Brust. Anwendungsgebiete sind Altersherz, Fettherz, Herzinsuffizienz, Hypertonie, Durchblutungsstörungen, Angina pectoris und andere Formen der koronaren Herzerkrankungen. Vor allem die Herzkranzgefäßdurchblutung wird gefördert. Die Impulsübertragung von taktgebenden Nervenknoten im Herzen zu den Herzmuskelzellen wird verbessert. Der arterielle Gefäßwiderstand sowohl im Herzen wie auch im Körper wird gesenkt. Die Kontraktionskraft der Herzmuskeln wird gestärkt. Diese *mite*-Droge (nach Rudolf Fritz Weiss) kann langfristig über Jahre hinweg getrunken werden. Als »Nebenwirkungen« sind folgende bekannt: Schutz vor Gelenkknorpelschäden und Verbesserung bei Arterienverkalkung. Die Früchte – man kann diese auch dem Blätter-Blütentee beimischen – bessern die Symptome bei chronisch-entzündlichen Darmerkrankungen (Kaden 2007: 44).

Für diese Wirkungen macht man heutzutage die Bioflavonide Rutin und Querzetin verantwortlich. Diese vermindern die Durchlässigkeit der kleinen Blutgefäße und entspannen die Arterien, helfen Blutdruck und Herzschlag regulieren und wirken als Antioxidanzien. Weitere Wirkstoffe sind Triterpenoide, Procyanidine, das kreislaufanregende Trimethylamin in den Blüten, Phenole, Kumarine und Tannine.

Zwischen 200 und 1000 zum Teil schwer zu unterscheidende Arten und Unterarten von Weißdorn soll es geben. Sie wachsen vor allem in kühl-gemäßigten Regionen des nördlichen Erdkreises. In Europa sind es vor allem der Weißdorn (*Crataegus monogyna*), mit einem Griffel und gelappten Blättern, und der Zweigrifflige Weißdorn (*Crataegus oxyacanthus*, syn. *C. laevigata*),

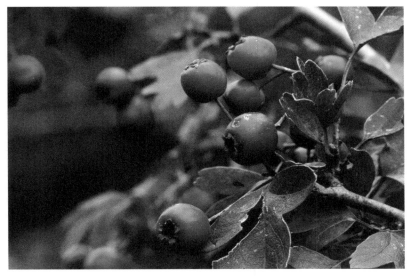

Weißdorn (Crataegus spp.), Früchte.

der auch in einer rotblühenden Variante als »Rotdorn« erscheinen kann. Bastardisierte Zwischenformen (Hybride) gibt es außerdem. Für den Heilpflanzenkundigen sind diese Unterschiede ohne Belang, beide Arten sind gleich wirksam. Auch die verschiedenen nordamerikanischen Crataegus-Arten *(C. arnoldiana, C. diffusa, C. flava, C. mollis, C. prunifolia, C. phaenopyrum, C. punctata, C. viridis* usw.*)*, die oft längere, stärkere Stacheln und größere Früchte haben und zum Teil als Gärtnerzüchtungen bei uns wachsen, eignen sich gut als Herzmittel (Erichsen-Brown 1979: 155). Die Indianer sammelten vor allem die getrockneten Beeren für ihre winterlichen Nahrungsvorräte oder verwendeten sie – ähnlich wie die Chinesen den *Crataegus pinnatifida* (chinesisch *shanzha*) – vor allem als Magen-Darm-Mittel.

Der Weißdorn ist ein Rosengewächs aus dem Tribus *Crataegae*, zu dem auch die Zwergmispel, der Feuerdorn und die Mispel gehören. Das kleine Bäumchen wird rund 600 Jahre alt, die Samenkeimung dauert 18 Monate. Der Weißdorn – auch Dornbeere, Stechdorn, Hagedorn, Heckendorn, Hagapfelbaum, Rothagen, Zaunrose und, im Norden, Wiebelken, Jipkes oder Wifke genannt – hat, wie viele andere Rosengewächse auch, eine allgemein stärkende, harmonisierende und tonisierende Wirkung.

Arjun, Arjunbaum *(Terminalia arjuna)*

Der Indische Mandelbaum oder Myrobalenenbaum gehört zur Familie der Flügelsamengewächse *(Combretaceae)*. Der mächtige Baum ist in den Monsunwäldern Südasiens zuhause. Im indischen Kulturkreis trägt er den Namen des Helden des Mahabharata-Epos, Arjuna. Dieser Epos erzählt die Geschichte von einem blutigen Zwist zwischen zwei verwandten Sippen aus königlichem Geschlecht. Der edle Krieger Arjuna und seine Brüder wurden vor die Wahl gestellt, ob sie die Macht und Herrlichkeit der Welt zu ihren Füßen gelegt haben wollten oder ob sie sich mit Gottes (Vishnus) Gegenwart begnügen würden. Das ist eigentlich eine Wahl, die jede Menschenseele im Leben treffen muss – die Wahl zwischen dem Weg der weltlichen Herrlichkeit und dem des Herzens. Arjuna entschied sich für den Weg des Herzens, seine ihm feindlich gesinnten, machtgierigen Verwandten für den Weg der Welt. Nach seiner Entscheidung nahte sich ihm das göttliche Selbst. Aber Arjuna erkannte es nicht, denn es hatte die Gestalt seines Dieners Krishna angenommen, des Lenkers seines Streitwagens, kurz vor der großen Schlacht, die zwischen den Heeren der verfeindeten Verwandtengruppen toben sollte. Arjuna war niedergeschlagen, Gewissensbisse plagten ihn, er wollte nicht kämpfen, er wollte nicht töten und Schuld auf sich laden. Da wandte sich sein junger Wagenlenker an ihn und ließ ihn sein wahres unergründliches göttliches Wesen schauen. Er beruhigte den zaudernden

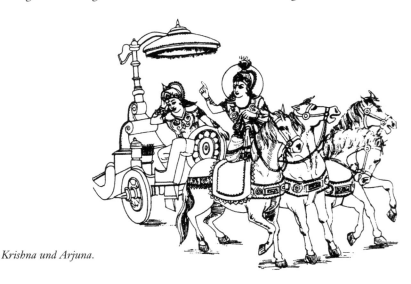

Krishna und Arjuna.

Krieger, erinnerte ihn an die Unsterblichkeit der Seelen und mahnte ihn, seine karmische Pflicht zu tun. Daraufhin lenkte Krishna (Sinnbild des göttlichen Selbst) die Pferde (Sinnbild der Sinne) sicher durch das Schlachtengetümmel (Sinnbild des täglichen Lebens) und führte Arjuna zum Sieg.

In Bezug auf unser Thema könnte man diese Geschichte aus der *Bhagavadgita*, dem heute bekanntesten Teil des Mahabharata, auf folgende Weise deuten. Wer das Göttliche in seine Seele einkehren lässt, der wird auch ein gesundes Herz haben; wer dem falschen Glanz der Welt nachjagt und von den Gelüsten nach Macht und Reichtum oder von sexueller Gier getrieben ist, dessen Herz ist in Gefahr, es wird seinen Rhythmus verlieren und zerbrechen. Wenn so etwas der Fall ist, dann kann der Arjunbaum helfen. Arjun ist ein Kardiotonikum, das nachweislich schon in frühen Sanskrit-Texten (2700 v. u. Z.) Erwähnung fand (Bakhru 1993: 25).

Arjunbaumrinde ist bei koronarer Herzkrankheit (Sanskrit *hridroga*), Tachykardie, Angina, Herzversagen, Herzinfarkt und Bluthochdruck angezeigt (Zoller/Nordwig 1997: 501). Die Wirkung ist kardiotonisch, antihypertonisch, der Herzmuskel wird besser genährt, die Kontraktion gesteigert und zugleich die Frequenz gesenkt. Als Herzdroge dient das Pulver oder die Abkochung der kalziumhaltigen, silberweißen Rinde des Baumes. Arjunpulver kann zur Stärkung der Herzmuskulatur nach einem Infarkt oder zur Vorbeugung eingenommen werden. In der ayurvedischen Medizin werden dabei die drei Grundprinzipien (*Tridoshas*: Vata, »Wind«; *Kapha*, »Schleim«; *Pitta*, »Feuer«), die im menschlichen Mikrokosmos wie auch in der Natur prägend wirken, mit berücksichtigt. Bei jedem Menschen, je nach Naturell, steht eines der *Dosas* im Vordergrund. Auch Krankheiten zeigen sich in diesen drei Formen. Wenn die Herzkrankheit eine Vata-Natur hat, dann sollte das Pulver mit Butterschmalz *(Ghee)* gemischt werden; wenn es eine feurige Pitta-Natur hat, dann wird es mit Milch eingenommen; wenn es Kapha-Natur hat, dann sollte das Rindenpulver mit Honig oder Pfeffer gemischt werden (Dash 1995: 71).

Neue klinische Untersuchungen ergaben, dass die Arjundroge ein Antioxidans ist; sie verbessert das Endothelgewebe (Innenauskleidung der Gefäße) auch bei Rauchern; sie macht das Blut flüssiger, hilft den Blutdruck zu regulieren und bewirkt, dass LDL-Cholesterol schneller von der Leber verstoffwechselt wird. Verantwortlich für die Wirkung sind Triterpenglykoside; ein sogenanntes Co-Enzym Q-10 schützt vor Herzinfarkt und senkt Blutdruck; Flavonide wirken als Antioxidantien.[102]

225

---

102 www.morphemeremedies.com/arjuna.htm.

Der Baumriese Arjun ist selbstverständlich auch ein heiliger Baum. Es soll einer der letzten 24 Buddhas in Sri Lanka unter einem Arjun die Erleuchtung gefunden haben. Zur Entstehung des Baumes erzählt man auf dem Subkontinent folgende Legende: Der König der Waldbaumgeister hatte zwei Söhne. Eines Tages, als sie zu viel berauschenden Wein getrunken hatten, streiften sie ihre Kleidung ab und jagten himmlischen Jungfrauen hinterher. Lachend und jaulend rannten sie an einem alten Weisen vorbei, ohne ihn anstandsvoll zu grüßen. Da verfluchte der Yogi die nackten Jünglinge und verwandelte sie in Arjunbäume. Zur Strafe werden nun aus ihren hölzernen Körpern Boote und Werkzeuge hergestellt, und mit ihrer Haut wird Leder gegerbt. Die Menschen, die diese Bäume fällen, sind dennoch nachsichtig. In der Nacht zuvor, ehe sie die Bäume fällen, sprechen sie Gebete und opfern ihnen Blumen und Räuchereien. Sie besprengen die Stämme mit heiligem Wasser und reiben die Axtklingen mit Butter und Honig ein. Und ehe man gewöhnliche Gegenstände aus dem Holz anfertigt, schnitzt man zuallererst eine kleine Götterstatue (Patnaik 1993: 79).

Ginkgo, Japanischer Tempelbaum (*Ginkgo biloba*)

Der Ginkgo oder Japanische Tempelbaum, auch Fächerblattbaum und Mädchenhaarbaum genannt, ist uralt. Er ist ein lebendes Fossil. Schon im Erdmittelalter vor 300 Millionen Jahren wuchs er hier und gehörte, wie andere Nacktsamer, auch mit zum Futter der Dinosaurier. Da man die fächerartigen Blätter nur aus Abdrücken in der Steinkohle kannte, glaubte man, die Pflanze sei, wie die Riesenechsen, längst ausgestorben. Doch dann entdeckte der deutsche Arzt Engelbert Kämpfer, der eine holländische Gesandtschaft begleitete, den Baum in einem buddhistischen Kloster in Japan. 1712 veröffentlichte er die erste wissenschaftliche Beschreibung des Baumes und 1737 pflanzte er den ersten Ginkgo im europäischen Utrecht. Seit dem 18. Jahrhundert werden sie nun fleißig als Parkbäume angepflanzt. Goethe war von dem Baum begeistert und widmete ihm ein Gedicht, das mit folgenden Zeilen anfängt:

> »*Dieses Baumes Blatt, der vom Osten*
> *Meinem Garten anvertraut,*
> *Gibt geheimen Sinn zu kosten,*
> *Wie's den Wissenden erbaut.*«

Heutzutage wird der Ginkgo vor allem in Städten gepflanzt, da er sich besonders widerstandsfähig gegen Luftverschmutzung, Autoabgase, Handy-

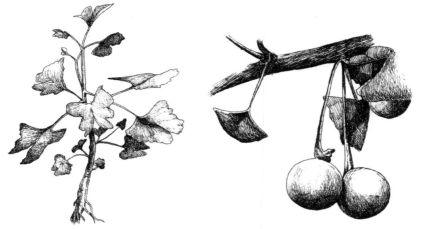

Ginkgo (Ginkgo biloba), Blätter und Früchte.

strahlen, Mehltau, Viren und Parasiten erweist. Wie widerstandsfähig er ist, hat er in Hiroshima gezeigt: Der Abwurf der Atombombe hatte das Stadtzentrum pulverisiert und alles Leben im Umkreis ausgelöscht. Im nächsten Frühjahr, nicht weit von *ground zero*, gewahrte man ein Wunder: Aus dem schwarz verkohlten Stumpf eines Ginkgos wuchs ein zarter junger Trieb hervor. Für die Menschen wurde dieser Trieb, der inzwischen zu einem hohen Baum geworden ist, ein Symbol der Hoffnung.

Der Ginkgo ist in seiner Wildform praktisch verschwunden. Buddhistische und taoistische Mönche in Ostasien jedoch hüteten das lebende Fossil in ihren Tempelwäldern. Mit Räucherstäbchen und Ritualen verehrten sie den Baum, der weit über 30 Meter hoch wachsen kann und bis zu 2000 Jahre lebt, als Symbol des langen Lebens und der Weisheit. Chinesische Mönche kauten die Blätter, um geistig rege zu bleiben und selbst ein hohes Alter zu erreichen. Wahrscheinlich haben diese Mönche den Baum vor dem Aussterben gerettet.

Der Ginkgo, der entwicklungsgeschichtlich zwischen Baumfarnen und Koniferen anzusiedeln ist, ist zweihäusig, es gibt männliche und weibliche Bäume. Die weibliche Frucht hat die Farbe und Größe einer Mirabelle. Diese »Eier« werden nicht nur von den durch die Luft getragenen Pollen (Spermatozoiden) in lichten Höhen befruchtet, auch wenn sie vom Baum auf den Erdboden gefallen sind, können sie noch von den mit Geiseln ausgestatteten männlichen Spermatozoiden »geschwängert« werden. Diese schwimmen auf dem feuchten Boden auf die »Eier« zu, vereinen sich mit ihnen, und ein neues Ginkgoembryo wächst heran.

In Ostasien werden die Früchte – die Chinesen nennen sie *Yin Xing*, »Silberaprikosen« – fleißig gesammelt, denn die Kerne gelten, geröstet oder gekocht, als Delikatesse. Roh genossen sind sie toxisch. Ehe man jedoch an Kerne kommt, muss die fleischige Außenschicht entfernt werden. Diese verströmt nach der Reife einen unangenehmen Geruch, der – je nach Beschreibung – an ranzige Butter, Hundekot, Ziegenbock oder Erbrochenes erinnern soll. Aus diesem Grund trifft man im Westen kaum auf weibliche Exemplare des Ginkgos. Einer der vielen chinesischen Namen des Baumes ist *Kung Sun Shu*, »Großvater-Enkel-Baum«. Dreißig bis vierzig Jahre dauert es bis zur Geschlechtsreife, sodass ein gütiger Großvater den Baum für seine Enkel pflanzen muss, damit diese die Delikatesse genießen können.

Die Kerne des Ginkgos sind in der Traditionellen Chinesischen Medizin (TCM) offizinell. Sie unterstützen das Lungen-Qi und helfen bei chronischem Husten, Asthma und Lungenverschleimung. Inzwischen hat man entdeckt, dass die darin enthaltene Ginkgolsäure das Wachstum von Tuberkulosebakterien hemmen kann. Auch bei vaginalem Ausfluss, trübem Urin, Spermatorrhöe und Harnträufeln werden die Samen eingesetzt (Hempen/Fischer 2007: 840). Anders als in der heutigen westlichen Phytotherapie werden die Blätter wenig verwendet.

In Europa ist der Tee oder die Tinktur aus Ginkgoblättern eines der inzwischen am meisten verwendeten Medikamente. Die Indikationen sind periphere arterielle Verschlusskrankheit (Durchblutungsstörungen der äußeren Gewebe); zerebrale Ischämie (mangelnde Blutzufuhr zum Hirn), Altersherz, Schwindel und Ohrensausen. Als Wirkstoffe gelten Flavonglykoside und Terpene (Ginkgolide). Diese lassen das Blut flüssig bleiben, sodass die Gefahr von Thrombosen und Schlaganfällen reduziert wird. Sie wirken entzündungshemmend und antioxidativ (als Radikalfänger). Ginkgopräparate sollten nicht zusammen mit anderen Blutverdünnern oder mit MAO-Hemmern eingenommen werden.

Jiaogulan, Amachazuru *(Gynostemma pentaphyllum)*

Jiaogulan, auch »Südlicher Ginseng« oder »Ginseng des armen Mannes« genannt, ist in der Bergregion im südlichen Mittelchina (Regionen Guangxi und Shicuan) einheimisch. Dort wird er von der armen Landbevölkerung viel verwendet. Die Volkszählung der chinesischen Regierung in den 1970er Jahren zeigte, dass die Lebenserwartung in diesen Gebieten besonders hoch ist, es gibt überverhältnismäßig viele Hundertjährige. Die statistische Langlebigkeit der Menschen in der Region erregte das Interesse der chinesischen Akademie für wissenschaftliche Medizin. Man untersuchte den Einfluss der Erbanlagen, des Klimas, der Ernährung und andere Faktoren. Die Einwohner selbst führten ihre gute Gesundheit auf das Trinken von Tee aus dem wildwachsenden *Xiancao* (»Kraut der Unsterblichkeit«) zurück. Der Tee, der sonst in der offiziellen TCM kaum eine Rolle spielt, würde die Vitalität steigern, behaupteten die Eingeborenen. 1978 untersuchte eine Gruppe von 16 Wissenschaftlern unter Leitung von Prof. Jialiu Liu diese Pflanze und dokumentierte die Wirkung in rund 300 Studien.[103]

In Japan heißt die Pflanze Amachazuru (*ama*, »süß«, *cha*, »Tee«, *zuru*, »Ranke«). Japanische Wissenschaftler stießen bei der Suche nach Alternativen zu den gesundheitlich problematischen künstlichen (kalorienarmen) Süßstoffen auf dieses Gewächs aus der Familie der Kürbisgewächse. Die Pflanze hat eine natürliche Süße, ist aber bei weitem nicht als Zuckerersatz geeignet. In den 1980er Jahren unternahmen die Japaner intensive Analysen der chemischen Zusammensetzung. Sie dokumentierten 82 Saponine (Gypenoside), die den Panaxosiden (Ginsenoside) des Ginseng *(Panax ginseng)* ähneln, dazu Spurenelemente, Aminosäuren, Polysaccharide und Vitamine.

In den USA wurde das neuentdeckte Kraut als »Anti-Aging-Pflanze« (Pflanze gegen das Altern) zum Modephänomen in der Wellness-Bewegung und der Alternativmedizin. Zu dem Erfolg trug das Buch (*Jiaogulan: The Imortality Herb*, 1999) von Michael Blumert und Prof. Jialiu Lui bei.

Folgende Eigenschaften werden der Pflanze in dem Buch zugeschrieben:
• Der Blutdruck wird im normalen Bereich gehalten, die Pflanze wirkt, ähnlich wie Ginseng, adaptogen (»Anpassung bewirkend«). Das heißt, zu hoher Blutdruck wird gesenkt, zu niedriger gehoben.
• Jiaogulan wirkt antioxidativ, indem es das körpereigene Enzym Superoxiddismutase (SOD) anregt.
• Als Herzstärkungsmittel verbessert es die Pumpleistung des Herzens und die allgemeine Durchblutung.
• Es senkt die Blutfettwerte, vor allem den LDL-Spiegel und die Triglyceride.
• Indem es der Verklumpung der Blutplättchen entgegenwirkt, beugt es Thrombose, Schlaganfall und Herzinfarkt vor.
• Es stärkt die Tätigkeit der weißen Blutkörperchen und kräftigt dadurch das Immunsystem (wichtig nach radiologischen oder chemotherapeutischen Behandlungen).
• Es enthält das tumorhemmende Glykosid Ginsenosid Rh2.

Die neueren Herzpflanzen

[103] www.immortalitea.Com/J_history.htm.

- Durch die adaptogene Wirkung der Gypenoside bewirkt es bessere Stressverträglichkeit. Es beruhigt die Nerven.
- Es verbessert die Kapillar- und Herzdurchblutung.
- Nebenwirkungen sind keine bekannt.

Kaffee *(Coffea arabica)*

»Ein guter Kaffee muss heiß sein wie die Küsse
eines jungen Mädchens am ersten Tag,
süß wie ihre Liebe am dritten Tag,
und schwarz wie die Flüche der Mama,
wenn sie es erfährt.«
Altorientalische Kaffeehausweisheit

Den Kaffee, beziehungsweise die geröstete Kaffeebohne, kennt jeder. Gewonnen aus den Samen eines Rötegewächses, ursprünglich aus dem äthiopischen Bergland, hebt der Kaffee die Stimmung und macht leicht euphorisch – eine Eigenschaft, die bereits islamische Derwische zu schätzen wussten. Mitte des 17. Jahrhunderts wurden die ersten Kaffeehäuser in Italien eröffnet. Nach Mitteleuropa kam das Getränk, nachdem die Türken, die 1683

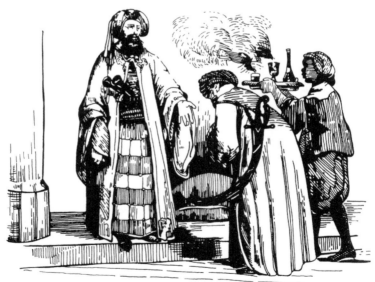

Arabisches Kaffeehaus.

Wien belagerten, in die Flucht geschlagen wurden. Unter den vielen Vorräten, die sie zurücklassen mussten, waren auch Säcke mit Kaffeebohnen. Kamelfutter sei das wohl, glaubten die meisten. Ein kluger Kopf jedoch eröffnete bald darauf das erste Wiener Kaffeehaus. Das schwarze, bittere Gebräu wurde zum Treibstoff der Intellektuellen der Aufklärungszeit. Zeitungen und Enzyklopädien wurden unter seinen Einfluss geschrieben. In den Kaffeehäusern wurden angeregte Gespräche geführt und revolutionäre Ideen, die das feudale System in Frage stellten, ausgebrütet. Es gab Ärzte, die den Kaffee fast als Allheilmittel propagierten und ihre Patienten lieber ins Kaffeehaus schickten als in die Apotheke (Müller 1982: 680). Von Anfang an gab es auch warnende Stimmen. Das harntreibende Getränk trockne Nieren, Nerven und Hirn aus. Der große Mediziner Albrecht von Haller (1708–1777) meinte, Kaffee bewirke eine »Erhitzung des Geblüts«. Er zerrütte die Nerven, und führe letztlich zur allgemeinen Erschlaffung und Impotenz. Ein – heutzutage politisch nicht korrekter – Kinderkanon warnt:

»C-A-F-F-E-E,
trink nicht zu viel Kaffee,
nicht für Kinder ist der Türkentrank,
schwächt die Nerven,
macht dich blass und krank.
Sei doch kein Muselman,
der das nicht lassen kann.«

Auch heute wird der Kaffee noch in Frage gestellt. Das Purinalkaloid Coffein beschleunigt den Puls und kann die Herzleistung beeinträchtigen, indem es die diastolische Entspannung vermindert. Überdosierungen führen zu einer Irritation der Magenschleimhaut, Herzrasen, Hämorrhoiden, Erregbarkeit und Schlaflosigkeit. Immer wieder wurden Vorwürfe laut, dass Kaffee das Herzinfarktrisiko erhöht.

Inzwischen unterstreichen zahlreiche Untersuchungen, dass Kaffee weder Herzinfarkt noch Schlaganfall verursacht (Pollmer/Warmuth 2003: 174). Im Gegenteil, Koffein wirkt stimulierend auf die Großhirnrinde und direkt auf den Herzmuskel, dessen Tonus er erhöht. Daher wird Kaffee bei Schockwirkung, Durchblutungsstörungen und Kreislaufschwäche verordnet. Zudem verbessert er die Nierendurchblutung und dadurch die Harnabsonderung. Lediglich Patienten mit Myokardinfarkt, Bluthochdruck und Schilddrüsenüberfunktion sollten das Getränk meiden.

Schellenbaum, Gelber Oleander *(Thevetia peruviana)*
Der Gelbe Oleander ist ein Hundsgiftgewächs aus dem tropischen Amerika, dessen Blätter dem verwandten Rosenlorbeer (Oleander) ähneln. Er wird auch Schellenbaum genannt, da die Indianer die hartschaligen Früchte als Schellen oder Klappern bei ihren Tänzen verwenden. Die Samen sind hochgiftig, acht bis zehn sind für den Menschen tödlich. Vielerorts wird das Pulver bei der Schädlingsbekämpfung eingesetzt. Die karibischen Indianer benutzten den Milchsaft der Pflanze zur Herstellung von Pfeilgiften oder zur Giftfischerei. In Indien, wo der Strauch zur Zierde gepflanzt wird, benutzen Hindus und Buddhisten die gelbe Blüte gern als Blumenopfer bei ihren Puja-Ritualen.

Die Pflanze enthält herzwirksame Cardenolidglykoside, die bei Herzinsuffizienz und Altersherz in Frage kommen. Sie wirken schnell nach Einnahme, reichern sich nicht im Gewebe an, das heißt sie haben einen geringen kumulativen Effekt (Schönfelder 2004: 444).

Schlangenwurzel, Schlangenholz, Rauwolfia *(Rauvolvia serpentina)*
Der Schlangenholzbusch ist ein Hundsgiftgewächs, das im Vorgebirge des Himalaya zuhause ist. Die bitter schmeckende Wurzel der Pflanze, in Hindi *Chota Chand* (»Kleiner Mond«) und im Sanskrit *Sarpagandha* (»Schlangenverletzer«) genannt, findet im Ayurveda und in der indischen Volksheilkunde seit mindestens 4000 Jahren Anwendung bei Nesselsucht, hohem Fieber, Verstopfung, Epilepsie, Wahnsinn, Schlaflosigkeit, Darmparasiten, hohem Blutdruck und sexueller Überreiztheit. Frauen benutzten es als Wehenmittel, um die Geburt zu beschleunigen. Schlangenbisse, Skorpion-, Skolopender- und Insektenstiche werden mit dem »Schlangenverletzer« behandelt. Vor allem bei Geisteskrankheiten, die sich in Angst und Aggressionszuständen äußern, ist die Schlangenwurzel ein wirksames Mittel. Es beruhigt den Geist und verbessert die *Ojas* (»Lebensenergie«). Rauwolfia war die »Droge« Mahatma Ghandis. Der indische Freiheitskämpfer trank jeden Abend sein Tässchen Rauwolfia-Tee, um sich abzuregen. Seine Massenbewegung des passiven, gewaltlosen Widerstandes gegen die britischen Kolonialbehörden wäre ohne Hilfe der Schlangenwurzeldroge nicht denkbar gewesen.

Das uralte pflanzliche Heilmittel wurde im Westen im Labor untersucht. 1952 isolierte der Chemiker Emil Schletter den Hauptwirkstoff, das Alkaloid Reserpin. Als neues Wundermittel zur Blutdrucksenkung kam es auf den Markt. Aber bald häuften sich die alarmierenden Berichte der Ärzte. Die Behandlung mit dem Reinalkaloid führte bei vielen Patienten zu manisch-depressiven Zuständen, die vereinzelt bis hin zum Selbstmord führten. Auch schien es bei längerer Anwendung zu Schüttellähmung (Parkinson-Syndrom) zu kommen. Bei der ganz belassenen Pflanzendroge, in der nicht nur Reserpin, sondern weitere 160 verschiedene Alkaloide festgestellt wurden, kommt es nicht zu solchen Nebenwirkungen. Indische Mütter geben sogar Kleinkindern den beruhigenden *Chota-Chand*-Tee zu trinken, ohne dass sich Probleme ergeben.

In den 1970er Jahren jedoch wurde nicht nur das Reinalkaloid Reserpin unter Rezeptpflicht gestellt, sondern auch die pflanzliche Droge. Heute ist die wertvolle Heilpflanze, deren Export vielen armen indischen Bauern einst ein Einkommen bescherte, nicht mehr erhältlich, dafür aber verschiedene dubiose Synthetika aus dem pharmazeutischen Labor. Es ist das vereinfachende, reduktionistische Denken, das die Wirkung einer Heilpflanze auf *einen* wesentlichen Wirkstoff zurückführen will. Bei diesen Wirkstoffen, meist Alkaloiden, handelt es sich vor allem um quasi tote, aus dem Lebensstrom herausgefallene und in Sonderzellen abgelagerte, eher toxisch wirkende Molekülkomplexe. Diese Stoffe sind relativ leicht zu extrahieren und zu raffinieren, sie lassen sich über lange Zeiträume lagern und leicht synthetisch nachbauen. Die Reinsubstanzen sind einfach – oral oder hypodermisch – zu verabreichen und deswegen marktgerechter (und profitabler) als die eigentlichen Kräuter (Storl 2006b: 18). Nach Rudolf Fritz Weiss ist nicht der Einzelstoff, sondern die Zusammenwirkung aller Alkaloide bei der Rauwolfia wichtig. Der Gesamtkomplex verbessert die Verträglichkeit und mildert die Gefahr einer Überempfindlichkeit (Weiss 1991: 210). Reserpin ist ebenso wenig die Schlangenwurz, wie Koffein Kaffee oder Kokain Kokablatt ist (Weil 1988: 124).

Die Rauwolfiawurzel senkt Bluthochdruck, indem sie die peripheren Gefäße erweitert und die Herzfrequenz verlangsamt. Sie wirkt auf das Steuerungszentrum im Zwischenhirn, von dem der Blutdruck abhängig ist. Auch bei psychosomatisch bedingten Herzleiden, und dem damit verbundenen Schwindel und der Herzbeklemmung ist die Heilpflanze anwendbar. Für Rudolf Fritz Weiss war die Rauwolfia unter den pflanzlichen Mitteln zur Hypertoniebehandlung die wirksamste. Er schlug eine kurmäßige Anwendung des Gesamtextrakts in kleineren und mittleren Dosen vor. Wenn gleichzeitig ein Koronarschaden vorliegt, könne die Droge auch mit Weißdornpräparaten verbunden werden. Weiss kam zu dem Schluss: *Rauvolia serpentina* ist das mildeste der hypotensiven Mittel und eines der nützlichsten (Weiss 1991: 213).

Strophantus, Kombé, Kletteroleander *(Strophanthus spp.)*
Über 40 Arten der Gattung Strophanthus sind in den Tropenwäldern Afrikas und Südasiens heimisch. Strophantus bedeutet »gedrehte Blüte« (griechisch *strephein*, »drehen«; *anthos*, »Blüte«). *Poison rope* (»Giftseil«) ist der englische Name; die Buren Südafrikas nennen das Hundsgiftgewächs *Gifttou* (»Gifttau«). Die Namen passen, denn die milchführenden Schlingsträucher sind allesamt äußerst giftig. Aus den Samen stellen afrikanische Waldbewohner Pfeilgifte (Kombé, Quabain, Kuna usw.) her, mit denen in kürzester Zeit auch die mächtigsten Tiere, Elefanten, Büffel und Nilpferde, zur Stecke gebracht werden können. Auch Menschen mussten dran glauben, das Leben manch eines portugiesischen Söldners, Sklavenjägers oder Missionars endete im Giftpfeilhagel. Das Gift, das Alkaloid Strophantin, ist stärker als alle Schlangengifte. Gegenmittel gibt es keine, heißt es in der Literatur, aber afrikanische Medizinmänner sagen, sie kennen Gegengifte, die sie aber geheim halten.

Für die Afrikaner gilt das Hundsgiftgewächs, mit dem sie sich Fleisch besorgen und das ihnen ihre Feinde vom Leibe hält, als heilig. Sie sagen, eine Gottheit oder der Geist des Leoparden oder Löwen hätte es ihnen offenbart. Die Wilé aus Burkina Faso erzählen, dass es die Kleinen Leute waren, die Zwerge, die sie in der Anwendung unterwiesen. Vor langer Zeit verirrte sich ein Jäger bei der Verfolgung eines Stachelschweins tief in den Urwald. Drei Tage und drei Nächte irrte er umher, ehe er erschöpft zusammenbrach. Plötzlich hörte er Geschrei und den Lärm von Kriegstrommeln. Voller Schreck sah er gefährlich aussehende, langhaarige Zwerge aus einer Höhle kommen, gefolgt von einer Herde Stachelschweine. Die mit Keulen und Messern bewaffneten Geister umzingelten ihn und drohten ihm mit dem Tod, denn die Menschen hatten das Kleine Volk immer misshandelt und vertrieben, und jetzt wollten sie an ihm Rache nehmen. Er aber fasste Mut, erzählte von seinem Missgeschick und bat um Gnade. Da berieten die Geister des Berges miteinander und sagten schließlich: »Wir wollen dir Schutz geben, und wenn du gut und aufrichtig bist, dann werden wir dir vieles von unserem Wissen beibringen wie die Kunst, Krankheiten, Schlangenbisse und Vergiftungen zu heilen, Heilkräuter zu sammeln und Gifte und Gegengifte zu beschaffen.« Der Jäger folgte den Pygmäen in die Höhle des Berges und lernte tausend Dinge, unter anderem auch die Herstellung vergifteter Pfeile aus *yabé* (Strophantus). Im Laufe der Zeit jedoch wurde er immer trauriger, er hatte Heimweh. Nachdem sieben Jahre, sieben Monate und sieben Nächte und Tage vergangen waren, schickten die Zwerge ihn wieder zurück in sein Dorf. Dort wurde er für sein Wissen um die Kunst des Heilens und der Giftzubereitung verehrt, aber auch gefürchtet. Er unterrichtete seine Söhne, und das Zauberwissen lebt in ihnen bis zum heutigen Tage fort (Neuwinger 1998: 149).

Mit großer Vorsicht werden die Pflanze und ihre Samen behandelt. Wer das Hundsgiftgewächs pflanzen will, muss den Waldgeistern zuerst ein schwarzes Huhn opfern. Der Klan- oder Dorfälteste überreicht ihm die notwendigen Samen. In aller Frühe beim ersten Hahnenschrei geht derjenige dann in den Wald, gräbt Löcher, in die er jeweils drei Samen legt. Beim Hineinlegen muss er den Rücken gegen Osten kehren – Osten ist die Richtung des Lebens, aber hier geht es um eine todbringende Pflanze – und die Augen schließen. Falls er sie offen hält, wird er erblinden, wenn die Samen keimen oder spätestens, wenn die Schlingpflanze die ersten Früchte trägt.

Die Giftzubereitung ist mit vielen Geboten und Verboten belegt. So darf der Zubereiter während der Arbeit keine Frau im gebärfähigen Alter berühren, keinen Geschlechtsverkehr haben und mit keinem unreinen Menschen sprechen. Er muss die Ahnen anrufen, böse Zauberer aus dem Kreis bannen und ein Huhn opfern. Das Torkeln und Sterben des Vogels dient ihm als Orakel. Das brodelnde Gebräu aus den Giftsamen wird mit Zugaben – Köpfe von Giftschlangen, verwestes Fleisch, Skorpione – potenziert (Neuwinger 1998: 150).

Die Herzwirksamkeit des Samens wurde 1859 von Dr. John Kirk durch Zufall entdeckt. Er war Teilnehmer der Urwaldexpedition (1858–1864) David Livingstones. Während der beschwerlichen Reise erkrankte er an einer Tropeninfektion, die ihm beklemmende, stechende Schmerzen in der Herzgegend bereitete. Eines Tages, zu seiner Überraschung, bemerkte er während des Zähneputzens, dass die Schmerzen plötzlich wie weggeblasen waren. Der Pulsschlag und das rasende Herz hatten sich beruhigt. Dann sah er, dass einer der Strophantussamen, die er gedankenlos in seinen Toilettensachen aufbewahrt hatte, zwischen den Borsten seiner Zahnbürste steckengeblieben war. Er erschrak, denn er wusste, dass es sich um ein berüchtigtes Pfeilgift handelte. Würde sein Herz stillstehen, wie bei einem weidgeschossenen Elefanten? Doch sein Herz blieb ruhig und schlug weiterhin gleichmäßig.

Zurückgekehrt nach England, berichtete Dr. Kirk von seinem seltsamen Erlebnis beim Zähneputzen. Der schottische Arzt und Pharmakologe Thomas Frazer machte sich daraufhin (1872) daran, aus den Samen des Strophanthus ein amorphes, in Wasser lösliches Glykosid zu isolieren. Weitere Chemiker befassten sich daraufhin mit der Substanz und erkannten die digitalisähnliche Wirkung: Die Zahl der Pulsationen wird verringert, die

Diastole – die rhythmische Erweiterung des Herzens vor einer neuen Systole (Zusammenziehung) – wird größer und länger, die Systole kräftiger, die Eingeweidegefäße werden kontrahiert, die des Gehirns und der Nieren erweitert. Kleine Strophantusgaben regen die glatte Muskulatur an, insbesondere die des Herzens. Ab 1904 stand das Medikament als Reinsubstanz zur oralen Verabreichung zur Verfügung.[104]

Der deutsche Landarzt Albert Fraenkel behandelte zu der Zeit erstmals schwer Herzkranke mit diesem Medikament. Er war dabei sehr erfolgreich und glaubte, dass Strophantin am besten intravenös verabreicht wird. Er erkannte auch, dass Strophantus hilft, wo Digitalis versagt. Die Unverträglichkeit von Digitalis bei Patienten, die es über längere Zeit einnehmen, rührt daher, dass sich die Wirkstoffe anreichern, bis Vergiftungserscheinungen auftreten. Das Strophanthusglykosid (Strophantin) hat aber eine geringere Haftfähigkeit, es ist nach sechs Stunden schon wieder aus dem Herzmuskel ausgeschieden. Die Gefahr einer kumulativen Wirkung ist daher viel geringer. Aber vielleicht ist es nicht nur die Anreicherung, die bei Digitalis zum Problem wird, wahrscheinlich ist es auch, dass die Fingerhutderivate selbst krankhafte Veränderungen im Herzmuskelgewebe hervorrufen. Solche Schädigungen kommen bei der Strophanthuseinwirkung nicht zustande (Schmidsberger 1988: 53). Die beiden Herzglykoside gleichen einander nur, was die Wirksamkeit auf die Pumpschwäche des Herzens betrifft. Strophantin ist vor allem bei Missempfindungen des Herzens angezeigt, die auf Sauerstoffmangelzuständen der Herzzellen beruhen. In akuten Fällen wird Strophantin vorwiegend intravenös angewandt. Inzwischen verordnen immer mehr Ärzte orale Präparate, um dem Entstehen von Herzmuskelschäden, die auf Sauerstoffmangelzustände der Zellen zurückzuführen sind, vorzubeugen (Schmidsberger 1988: 167).

Zusammenfassend kann gesagt werden: Strophantin kann weitgehend die Angina-pectoris-Anfälle verhindern, indem es die Durchblutung des Herzmuskels und des Gehirns verbessert. Strophantin steigert den Wirkgrad des Sauerstoffs, verbessert den Fluss der roten Blutkörperchen durch die Kapillaren, beschleunigt dadurch die Oxidation von Säuren und hebt den pH-Wert in der Herzmuskulatur innerhalb kurzer Zeit. Strophantus hat eine entspannende Wirkung auf das vegetative Nervensystem und senkt die Stresshormone in Blut und Herzmuskel. Es senkt den Blutdruck, wirkt leistungssteigernd und verhindert Herzhypertrophie. Strophantus zeigt also Qualitäten einer ganzen Reihe von heute üblichen Einzelmedikamenten,

Die neueren Herzpflanzen

---

104 www.kugener.com/abfrage.php?id=1188.

die eventuell sogar mehr oder weniger ersetzt werden können. So zum Beispiel Kalziumantagonisten, Durchblutungsförderer, Betarezeptoren-Blocker, Blutdrucksenker, Aspirin, Entzündungshemmer und Nitropräparate (Petry/Schaefer 2007: 47). Die Autoren des hervorragend recherchierten Buches *Die Lösung des Herzinfarkt-Problems*, dem diese Information entnommen wurde, sind überzeugt, dass die orthodoxe Medizin Strophantin eindeutig fehlbeurteilt. Diese bemängelt die angeblich niedrige und unsichere Resorption des Strophantus-Glykosids. Digitalis-(Digoxin-)Befürworter und Strophantus-Anhänger in der Herzmedizin stehen sich heutzutage als feindselige Lager gegenüber. Für letztere steht außer Zweifel, dass mit Hilfe dieser afrikanischen Pflanze eine Welt ohne Herzinfarkt Realität sein könnte.

Nachwort

Chang Chih Tung machte in seiner Studienanleitung (*Ch'üan-hsüeh p'in*, 1898) folgende Bemerkung: »Die chinesische Wissenschaft ist die Wissenschaft des Inneren; die europäische Wissenschaft ist die Wissenschaft des Äußeren. Ziel der chinesischen Wissenschaft ist die Regulierung des menschlichen Herzens, während die europäische Wissenschaft sich auf die Erfordernisse des äußeren Lebens einstellt.« Ein bisschen Chinesisch würde uns sicherlich gut tun!

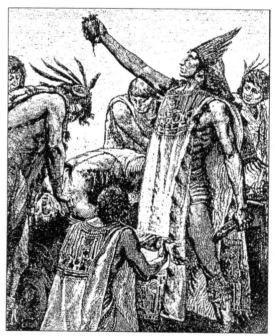

Der Sonne gehört das Herz: Aztekisches Herzopfer.

Literaturverzeichnis

Ammon, Hermann P. T. (Hrsg.), *Hunnius – Pharmazeutisches Wörterbuch*.
    Berlin: Walter de Gruyter, 2004
Bächtold-Stäubli, Hanns (Hrsg.), *Handwörterbuch des deutschen Aberglaubens*.
    Berlin: Walter de Gruyter, 1987
Bakhru, H. K., *Herbs that Heal*. New Delhi/Bombay: Orient Paperbacks, 1993
Bardeau, Fabrice, *Die Apotheke Gottes*. Frankfurt am Main/Berlin: Ullstein, 1993
Bartens, Werner, *Lexikon der Medizinirrtümer*. Frankfurt am Main: Eichborn, 2006
Bäumler, Siegfried, *Heilpflanzen Praxis heute*. München/Jena: Urban & Fischer, 2007
Beyer, Rolf, *Die andere Offenbarung*. Wiesbaden: Fourier, 1996
Bichmann, Wolfgang, »Gesundheitssysteme im internationalen Kontext. Der
    Blick nach draußen«, in: Beatrix Pfleiderer, Katarina Greifeld und Wolfgang
    Bichmann (Hrsg.), *Ritual und Heilung*. Berlin: Dietrich Reimer, 1995
Blech, Jörg, *Fragwürdige Therapien und wie Sie sich davor schützen können*.
    Frankfurt am Main: S. Fischer, 2005
Blüchel, Kurt G., *Heilen verboten, töten erlaubt*. München: Bertelsmann, 2003
Bock, Hieronymos, *New Kreuterbuch*. Strassburg: Wendel Rihel, 1539
Böttiger, Helmut, *Klimawandel*. Petersberg: Imhof, 2008
Bühring, Ursel, *Alles über Heilpflanzen*. Stuttgart: Eugen Ulmer, 2007
dies., *Praxis-Lehrbuch der modernen Pflanzenheilkunde*. Stuttgart: Sonntag, 2005
Cannon, Walter B., »Voodoo Death«, in: William A. Lessa und Evon Z. Vogt
    (Hrsg.), *Reader in Comparative Religion. An Anthropological Approach*. New York:
    Harper & Row, 1965 (Reprint von: *American Anthropologist*, XLIV, 1942)
Chopra, Deepak, *Healing the Heart*. London etc.: Rider, 2001
Coleman, Vernon, *Wie Sie Ihren Arzt davon abhalten, Sie umzubringen*.
    Rottenburg: Kopp, 2006
Culpeper, Nicholas, *The Complete Herbal*. London: 1653. Reprint: Delhi:
    Sri Satguru Publications, 1999
Dash, Bhagwan, *Ayurvedic Cures for Common Diseases*. Delhi: Hind Pocket Books,
    1995
de vries, herman, »heilige bäume, bilsenkraut und bildzeitung«, in:
    F.-T. Gottwald und C. Rätsch (Hrsg.), *Rituale des Heilens*. Aarau: AT Verlag, 2000
Dinzelbacher, Peter, *Heilige oder Hexen?* Zürich: Artemis, 1995
Engels, Friedrich, *Die Lage der arbeitenden Klasse in England* (1. Auflage 1845).
    Berlin: Dietz, 1964
Erichsen-Brown, Charlotte, *Medicinal and other Uses of North American Plants*.
    New York: Dover Publications, 1979
Frazer, James G., *The golden Bough*. New York: Macmillan, 1951
Friedman, M. und R. H. Rosenmann, *Type A Behavior and Your Heart*.
    New York: Alfred A. Knopf, 1974
Frohn, Birgit, *Klostermedizin*. München: dtv, 2001

Früh, Sigrid (Hrsg.), *Märchenreise durch Deutschland*. Frankfurt am Main: Fischer, 1996

Fulder, Stephen, *Tao der Medizin*. Basel: Sphinx, 1985

Gallwitz, Esther, *Kleiner Kräutergarten*. Frankfurt am Main/Leipzig: Insel Taschenbuch 1992

Garrett, Laurie, *Das Ende der Gesundheit*. Berlin: Siedler, 2001

Geesing, Hermann, *Herz-Fit*. München: Herbig, 2003

Goethe, Johann Wolfgang, *Gesamtausgabe*, hrsg. von E. Beutler. Zürich: 1948

Grabner-Haider, Anton und Helma Marx, *Das Buch der Mythen aller Zeiten und Völker*. Wiesbaden: Marix, 2005

Grieve, M., *A Modern Herbal*. New York: Dover, 1981

Grimm, Jacob, *Deutsche Mythologie*. Nachdruck der 4. Auflage (1875–78), Wiesbaden: Fourier, 2003

Grimm, Jacob und Wilhelm Grimm, *Deutsches Wörterbuch*. Leipzig: S. Hirzel, 1877

dies., *Kinder- und Hausmärchen*. Marburg: Elwert, 1922

Habinger-Tuczay, Christa, *Magie und Magier im Mittelalter*. München: Diederichs, 1992

Hageneder, Fred, *Geist der Bäume*. Saarbrücken: Neue Erde, 2004

Harris, Marvin, *Wohlgeschmack und Widerwillen*. Stuttgart: Ernst Klett, 1991

Hasenfratz, Hans-Peter, *Die religiöse Welt der Germanen*. Freiburg: Herder 1992

Hegi, Gustav, *Ill. Flora von Mitteleuropa*. Wien: A. Pichler's Witwe & Sohn, 1927

Heidelberger, Michael und Sigrun Thiessen, *Natur und Erfahrung*. Reinbek bei Hamburg: Rowohlt, 1981

Heinrich, Michael, *Ethnopharmazie und Ethnobotanik*. Stuttgart: Wissenschaftliche Verlagsgesellschaft, 2001

Heise, Thomas, *Chinas Medizin bei uns*. Berlin: VWB 1996

Hempen, Carl-Hermann und Toni Fischer, *Leitfaden Chinesische Phythotherapie*. München/Jena: Urban & Fischer, 2007

Hildegard von Bingen, *Heilkunde*. Salzburg: Otto Müller Verlag, 1957

dies., *Liber simplices medicinae (Das Buch der Pflanzen)*, hrsg. von Peter Riethe, Salzburg: Otto Müller Verlag, 2007

Hiller, Karl und Matthias F. Melzig, *Lexikon der Arzneipflanzen und Drogen*. Heidelberg/Berlin: Spektrum Akademischer Verlag, 2003

Hoerner, Wilhelm, *Zeit und Rhythmus*. Stuttgart: Urachhaus, 1978

Hovorka, O. v. und A. Kronfeld, *Vergleichende Volksmedizin*, Bd. I und II. Stuttgart: Strecker & Schröder, 1909

Hultkrantz, Åke, *Schamanische Heilkunst und rituelles Drama*. New York: Cross Road, 1992

Huxley, Francis, *The Way of the Sacred*. New York: Dell, Laurel Edition, 1976

Kaden, Marion, »Dorniger Geselle mit Herz«, in: *Natürlich*. Aarau: März 2007

Kalweit, Holger, *Das Totenbuch der Kelten*. Düsseldorf: Albatros, 2006

Keller, Erich, *Duft und Gemüt*. Münsingen-Bern: Fischer Druck, 1991

Knappert, Jan, *Lexikon der indischen Mythologie*. München: Heyne, 1994

Kneipp, Sebastian, *Meine Wasserkur*. Kempten: Jos. Kösel'sche Buchhandlung, 1894

Köbl, Konrad, *Köbl's Kräuterfiebel*. München: Reprint-Verlag Konrad Köbl, 1993

Konz, Franz, *Der große Gesundheits-Konz*. München: Universitas, 2000

Kumar Parvathi, K., *Shirdi Sai Sayings*. Wermelskirchen: Edition Kulapati, 1997

Künzle, Johann, *Das große Kräuterbuch*. Olten: Otto Walter, 1945
ders., *Chrut und Uchrut*. Wangs bei Sargans: Selbstverlag des Verfassers,
  Oktober 1911. Neuauflage: Baden: AT Verlag, 2008
Lazarou, J. B. et al., »Incidence of adverse drug reactions in hospitalized patients«,
  in: *Journal of the American Medical Association*, 279, 1998.
Legros, Waltraud, *Was die Wörter erzählen*. München: dtv, 2003
Lipp, Frank J., *Herbalism*. Boston/New York/Toronto/London: Little, Brown and
  Company, 1996
Lonicerus, Adam, *Kreuterbuch*. Frankfurt: Matthäus Wagner, 1679
Ludvik, Catherine, *Hanuman*. Delhi: Motilal Banarsidass Publ., 1994
Lurker, Manfred, *Götter und Symbole der alten Ägypter*. München: Goldmann, 1981
Mabey, Richard, *Das neue BLV Buch der Kräuter*. München/Wien/Zürich: BLV, 1993
Madaus, Gerhard, *Lehrbuch der biologischen Heilmittel*, Bd. I–III. Leipzig, 1938.
  Nachdruck: Georg Olms Verlag, Hildesheim, 1979
Marzell, Heinrich, *Wörterbuch der deutschen Pflanzennamen*, Bd. I–V. Leipzig:
  S. Hirzel, 1943–1979
ders., *Geschichte und Volkskunde der deutschen Heilpflanzen*. Stuttgart: Hippokrates
  Verlag, 1938. Nachdruck: St. Goar: Reichl, 2002
Matthioli (Matthiolus), Pietro Andrea, *New Kreüterbuch*. Prag, 1563
Mauch, Walter, *Die Bombe in der Achselhöhle*. München: Bettendorf, 2007
Maxen, Andreas v., Gabi Hoffbauer, Andreas Heeke, *Kursbuch: Medikamente und
  Wirkstoffe*. Augsburg: Weltbild, 2005
McIntyre, Anne, *Das große Buch der heilenden Pflanzen*. München: Hugendubel, 1998
McLuhan, T. C., *Touch the Earth*. New York: Outerbridge & Dienstfrey, 1972
McTagggart, Lynne, *Was Ärzte Ihnen nicht erzählen*. Kernen: Sensei, 2000
Merchant, Carolyn, *Der Tod der Natur*. München: C. H. Beck, 1987
Minker, Margaret, *Wörterbuch der Medizin*. Niedernhausen: Falken, 1992
Müller, Ingo Wilhelm, *Humoralmedizin*. Heidelberg: Karl F. Haug, 1993
Müller, Irmgard, *Die pflanzlichen Heilmittel bei Hildegard von Bingen*.
  Freiburg im Breisgau: Herder Spektrum, 1993
dies., »Einführung des Kaffees in Europa«, in: *Rausch und Realität*, hrsg. von
  Gisela Völger und Karin von Welck, Reinbek bei Hamburg: Rowohlt, 1982
Nager, Frank, *Der heilkundige Dichter: Goethe und die Medizin*. Düsseldorf/Zürich:
  Artemis & Winkler, 1992
Nettle, Daniel and Suzanne Romaine, *Vanishing Voices*. New York: Oxford University
  Press, 2000
Neuwinger, H. D., *Afrikanische Arzneipflanzen und Jagdgifte*. Stuttgart: WVG, 1998
Novalis, *Im Einverständnis mit dem Geheimnis*. Freiburg im Breisgau: Herder, 1980
Orth, Gerhard, *Unheilbare Krankheiten*. Ritterhude: Waldthausen, 1996
Ots, Thomas, *Medizin und Heilung in China*. Berlin: Dietrich Reimer, 1990
Pahlow, C. F., *Das Große Buch der Heilpflanzen*. München: Gräfe und Unzer, 1979
Patnaik, Naveen, *The Garden of Life*. New Delhi: Aquarian, 1993
Paullini, C. F., *Neu-Vermehrte, Heylsame Dreckapotheke*. Frankfurt: Koch, 1734
Pearsall, P., G. Schwartz und L. Russek, »Changes in Heart Transplant Recipients
  that Parallel the Personalities of their Donors«, in: *Journal of Near-Death
  Studies*, Vol. 20, No. 3, Dordrecht (Holland), 2002

Pelikan, Wilhelm, *Heilpflanzenkunde*, Bd. I–III. Dornach: Philosophisch-Anthroposophischer Verlag, 1975

Pelletier, Kenneth H., *Die neue Medizin*. Frankfurt am Main: Fischer 1988

Perger, K., Ritter von, *Deutsche Pflanzensagen*. Stuttgart und Oehringen: Verlag von August Schaber, 1864

Petry, Rolf-Jürgen und Hans Schaefer, *Die Lösung des Herzinfarkt-Problems durch Strophantin*. Bremen: Florilegium, 2007

Pfeifer, Wolfgang (Hrsg.), *Etymologisches Wörterbuch des Deutschen*. München: dtv, 1995

Pfleiderer, Beatrix, Katarina Greifeld und Wolfgang Bichmann, *Ritual und Heilung*. Berlin: Dietrich Reimer, 1995

Phaneuf, Holly, *Herbs Demystified*. New York: Marlowe & Co., 2005

Pörksen, Gunhild, *Paracelsus – Vom eigenen Vermögen der Natur. Frühe Schriften zur Heilmittellehre*. Frankfurt am Main: Fischer Taschenbuch, 1988

Pollmer, Udo und Susanne Warmuth, *Lexikon der populären Ernährungsirrtümer*. Augsburg: Weltbild, 2003

Porter Roy, *Die Kunst des Heilens*. Heidelberg/Berlin: Spektrum Akad. Verlag, 2003

Rätsch, Christian, »Zaubersprüche als Therapie – zur Ethnomedizin der Lakandonen im mexikanischen Regenwald«, in: Christine E. Gottschalk-Batschkus und Joy C. Green (Hrsg.), *Handbuch der Ethnotherapien/Handbook of Ethnotherapies*. München: Ethnomed, Institut für Ethnomedizin, 2002

Reinhard, Jürg und A. Baumann, *Unerhörtes aus der Medizin*. Bern: Hallwag, 1992

Reinhard, Jürg, *Sanfte Heilpraxis*. Bern/Stuttgart: Hallwag, 1993. Neuauflage: Baden: AT Verlag, 2008

Rigveda, übersetzt von Karl F. Geldner. Göttingen, 1923

Rippe, Olaf, Margret Madejsky, Max Amman, Patricia Ochsner und Christian Rätsch, *Paracelsusmedizin*. Aarau: AT Verlag, 2001

Rippe, Olaf und Margret Madejsky, *Die Kräuterkunde des Paracelsus*. Baden/München: AT Verlag, 2006

Rippe, Olaf, »Mut und Willensstärke durch Kräuter«, in: *Naturheilpraxis Spezial: Traditionelle Abendländische Medizin*. München: Pflaum, 2005

Röhrich, Lutz, *Lexikon der sprichwörtlichen Redensarten*, Bd. 2. Freiburg: Herder, 2001

Rosenman, R. H. und M. Friedman et al., »A Predictive Study of Coronary Heart Disease: The Western Collaborative Group Study«, in: *Journal of the American Medical Association*, Vol. 189, 1964

Sahlins, Marshall, *Stone Age Economics*. New York: Aldine, 1972

Scheffer, Mechthild und Wolf-Dieter Storl, *Die Seelenpflanzen des Edward Bach*. Kreuzlingen/München: Heinrich Hugendubel, 2007

Schiller, Reinhard, *Hildegard Pflanzenapotheke*. Augsburg: Pattloch, 1991

Schmertzing, Georg, *Kraftfeld Herz*. Güllesheim: Silberschnur, 2002

Schmidsberger, *Heilpflanzen*. Bindlach: Gondrom, 1988

Schmidt, Heinrich und Georgi Schischkoff, *Philosophisches Wörterbuch*. Stuttgart: Alfred Kröner 1978

Schnurrer, J. U. und J. C. Frölich, »Zur Häufigkeit und Vermeidbarkeit von tödlichen unerwünschten Arzneimittelwirkungen« in: *Der Internist 44*. Heidelberg: Springer, 2003

Schönfelder, Peter und Ingrid, *Das neue Handbuch der Heilpflanzen*. Stuttgart: Franckh-Kosmos, 2004

Schrödter, Willy, *Pflanzen-Geheimnisse*. St. Goar: Reichl, 1997

Schwemmer, Ulrike, *Medizin im neuen Jahrtausend*. Wien/München: Franz Deutike, 2000

Sheldrake, Rupert, *Die Wiedergeburt der Natur*. Wien: Scherz, 1993

Simonis, Werner Christian, *Der rote Fingerhut*. Dornach/Schweiz: Philosophisch-Anthroposophischer Verlag am Goetheanum, 1970

Steiner, Rudolf, *Geisteswissenschaft und Medizin*. Dornach: Rudolf Steiner Nachlassverwaltung, 1961

Stoffler, Hans-Dieter, *Kräuter aus dem Klostergarten*. Stuttgart: Jan Thorbecke, 2002

Storl, Wolf-Dieter, Vorwort in M. Treben, *Meine Heilpflanzen*. Steyr, 2008

ders., *Streifzüge am Rande Midgards*. Burgrain: KOHA, 2006a

ders., *Kräuterkunde*. Bielefeld: Aurum in J. Kamphausen, 2006b

ders., *Naturrituale*. Baden/München: AT Verlag 2005a

ders., »Würmlein klein, ohne Haut und Bein – schamanische und ethnobotanische Aspekte der indigenen Heilkunde Nordeuropas«, in: *Der große Lebenskreis: Ethnotherapien im Kreislauf von Vergehen, Sein und Werden*. München: Ethnomed, Institut für Ethnomedizin, 2005b

ders., *Der Bär*. Baden/München: AT Verlag, 2005c

ders., *Von Heilkräutern und Pflanzengottheiten*. Bielefeld: Kamphausen, 2004a

ders., *Götterpflanze Bilsenkraut*. Solothurn: Nachtschatten, 2004b

ders., *Ich bin ein Teil des Waldes*. Stuttgart: Kosmos, 2003

ders., *Shiva, der wilde gütige Gott*. Burgrain: KOHA, 2002

ders., *Der Kosmos im Garten*. Aarau: AT Verlag, 2001

ders., *Pflanzen der Kelten*. Aarau: AT Verlag, 2000

Tabernaemontanus, Jacobus Theodorus, *Kreuterbuch*. Basel, 1591

Tietze, Henry G., *Entschlüsselte Organsprache*. München: Knaur, 1987

Treben, Maria, *Meine Heilpflanzen*. Steyr: Ennsthaler, 2008

Waldenberger, Ferdinand R., *Handbuch für Herzbesitzer*. Wien: Ueberreuter, 2003

Walker, Barbara G. *Das geheime Wissen der Frauen*. Engerda: Arun-Verlag, 2003

Watts, Alan, *Der Lauf des Wassers*. Frankfurt am Main: Suhrkamp, 1983

Weil, Andrew, *Heilung und Selbstheilung*. Weinheim/Basel: Beltz, 1988

ders., *Spontanheilung*. München: C. Bertelsmann, 1995

Weiss, Rudolf Fritz, *Moderne Pflanzenheilkunde*. Bad Wörishofen: Kneipp-Verlag, 1982

Weiss, Rudolf Fritz und Volker Fintelmann, *Lehrbuch der Phythotherapie*. Stuttgart: Hippokrates, 2002

Wolters, Bruno, »Die ältesten Heilpflanzen«, in: *Deutsche Apotheker Zeitung* Nr. 39, 30.9.1999

Zacharias, I., *Die Sprache der Blumen*. Rosenheim: Rosenheimer Verlagshaus, 1982

Zerling, Clemens, *Lexikon der Pflanzensymbolik*. Baden/München: AT Verlag, 2007

Zoller, Andrea und Hellmuth Nordwig, *Heilpflanzen der Ayurvedischen Medizin*. Heidelberg: Karl F. Haug, 1997

Register

Register

Zum Autor

Wolf-Dieter Storl, Mag. Dr. phil., geboren 1942, Kulturanthropologe und Ethnobotaniker. Der ehemalige Fulbright Scholar der Universität Bern lehrte als Dozent an verschiedenen Universitäten u.a. Sociology of Medicine und Medical Anthropology. Studienreisen, ethnografische und ethnobotanische Feldforschungen. Ehrenmitglied der Ethnomedizinischen Gesellschaft (AGEM), Dozent bei ETHNOMED (Institut für Ethnomedizin, München). Zahlreiche Artikel und Bücher. Seit 1988 lebt er auf einem Einödhof im Allgäu.

www.storl.de

Von Wolf-Dieter Storl sind im AT Verlag u.a. erschienen:

Borreliose natürlich heilen
Ethnomedizinisches Wissen, ganzheitliche Behandlung und praktische Anwendungen

Erkenne dich selbst in der Natur
Gespräche unter dem Regenbogen

Naturrituale
Mit schamanischen Ritualen zu den eigenen Wurzeln finden

Wolf-Dieter Storl
Heilkräuter und Zauberpflanzen zwischen Haustür und Gartentor
Eine Entdeckungsreise zum geheimen Wesen der Pflanzen

In Zusammenarbeit mit Claudia Müller-Ebeling und Christian Rätsch
Hexenmedizin
Die Wiederentdeckung einer verbotenen Heilkunst –
schamanische Traditionen in Europa

2. Auflage, 2010

© 2009
AT Verlag, Baden und München
Lektorat: Diane Zilliges, Wörthsee-Steinebach
Umschlagbild sowie Fotos Inhalt: Frank Brunke, Buchenberg
Satz: Giorgio Chiappa, Zürich
Lithos: Vogt-Schild Druck, Derendingen
Druck und Bindearbeiten: AZ Druck und Datentechnik, Kempten
Printed in Germany

ISBN 978-3-03800-320-5